David Hochmann

Prüf- und Bewertungsmethoden für Knieorthesen

Forschung für die Rehabilitationstechnik

Herausgegeben von
Marc Kraft und Hans Georg Näder

Band 1

David Hochmann

Prüf- und Bewertungsmethoden für Knieorthesen

DE GRUYTER

Von Diplom-Ingenieur David Hochmann
der Fakultät V – Verkehrs- und Maschinensysteme
der Technischen Universität Berlin
zur Erlangung des akademischen Grades
Doktor der Ingenieurwissenschaften
vorgelegte Dissertation
Berlin 2009

D83

Das Buch enthält 100 Abbildungen und 56 Tabellen.

ISBN 978-3-11-026776-1
e-ISBN 978-3-11-026784-6

Library of Congress Cataloging-in-Publication Data
A CIP catalog record for this book has been applied for at the Library of Congress.

Bibliografische Information der Deutschen Nationalbibliothek
Die Deutsche Nationalbibliothek verzeichnet diese Publikation in der Deutschen Nationalbibliografie; detaillierte bibliografische Daten sind im Internet über http://dnb.dnb.de abrufbar.

Satz: Meta Systems GmbH, Wustermark
Druck und Bindung: Hubert & Co., Göttingen
Gedruckt auf säurefreiem Papier
Printed in Germany
www.degruyter.com

Für Katrin

Editorial zur Reihe „Forschung für die Rehabilitationstechnik"

In der Reihe erscheinen herausragende Forschungsbeiträge zu aktuellen, auch über ein Fachpublikum hinaus relevanten Themen. Sie halten den ersten Band der wissenschaftlichen Buchreihe „Forschung für die Rehabilitationstechnik" in den Händen. Die Herausgeber dieser Buchreihe leiten die Forschungseinrichtung Rehabtech Research Lab GmbH in Berlin, die vom Akademischen Senat der Technischen Universität Berlin als „Institut an der TU Berlin" anerkannt wurde. Diese Forschungseinrichtung am Otto Bock Science Center Medizintechnik hat die Aufgabe, den Dialog zwischen Wissenschaft und Wirtschaft zu intensivieren und den Technologietransfer zu fördern. Genau diesem Ziel ist auch unsere Buchreihe verpflichtet, die jüngste Forschungsergebnisse aus der Rehabilitationstechnik publiziert.

Der erste Band ist ein besonderer: Für die, in dieser Reihe veröffentlichte Dissertation mit dem Titel „Prüf- und Bewertungsmethoden für Knieorthesen" erhielt der Autor David Hochmann auf dem süddeutschen Orthopädenkongress 2010 den ersten Preis der Fachzeitschrift Medizinisch-Orthopädische Technik (MOT). Dieser wissenschaftliche Preis wird jährlich für eine innovative Arbeit auf dem Gebiet der Technischen Orthopädie vergeben. Mit den von Dr. David Hochmann entwickelten Laborprüfverfahren lassen sich Knieorthesen erstmals objektiv hinsichtlich ihrer wichtigsten physikalischen Eigenschaften beurteilen. Diese messtechnische Charakterisierung einer Orthese ist auch für klinische Studien zur Feststellung ihres medizinischen Nutzens eine wichtige Voraussetzung. Die Übertragbarkeit von Studienergebnissen wird erst durch eine biomechanische Klassifizierung der eingesetzten Hilfsmittel möglich.

Knieorthesen sind orthopädische Hilfsmittel, die beispielsweise nach Knieverletzungen, Operationen oder auch im Rahmen der Rehabilitation von Behinderungen eingesetzt werden. Die Anzahl der verschiedenen, auf dem Markt verfügbaren Knieorthesen ist hoch und deren mechanische Eigenschaften sehr unterschiedlich. Sie gehören zu den häufigsten verordneten orthopädischen Hilfsmitteln.

Dr. David Hochmann entwickelte in seiner mit „Auszeichnung" abgeschlossenen Dissertation völlig neue Ansätze, um die Stützwirkung von Knieorthesen in verschiedenen Ebenen, ihre Betriebsfestigkeit und ihre mikroklimatischen Eigenschaften bewerten zu können. Dazu wurden im ersten Schritt die Knieorthesen instrumentiert. Fehlende Daten zu den mechanischen Wechselwirkungen zwischen Mensch und Orthese konnten in umfangreichen klinischen Untersuchungen sowie Probandentests erfasst werden. Diese Messdaten bildeten die Basis für die Entwicklung und Validierung der Prüftechnik, welche die experimentell erfassten Gegebenheiten so genau wie möglich abbildet und wiederholbare Messungen erlaubt.

Die neue Funktionsprüfvorrichtung besitzt ein Beinmodell, das die Eigenschaften der Haut, des darunter liegenden Fettgewebes und der Muskulatur (in Form pneumatisch gefüllter Schläuche) am Ober- und Unterschenkel nachbildet. Die Prüfvorrichtung ermöglicht eine Bewertung der lasttragenden Wirkung von Knieorthesen. Muss beispielsweise nach einem Kreuzbandriss das Rutschen des Knies in der seitlichen Ebene verhindert werden, ist die hier notwendige Stützwirkung einer Orthese nun anhand der Messung von „Kraft-Weg-Kennlinien“ quantifizierbar. Die Betriebsfestigkeitsprüfungen liefern Aussagen über die Lebensdauer einer Orthese, also die maximal mögliche Anzahl von Beugebewegungen des Knies, bis erste Teile des Hilfsmittels versagen. Gute mikroklimatische Eigenschaften einer Orthese verringern das Schwitzen, da für einen Austausch von Feuchtigkeit und Wärme gesorgt wird. Auch diese Eigenschaften können getestet nun werden.

Der 1970 in Kischinjow, Moldawien, geborene Autor Dr. David Hochmann studierte von 1992 bis 2002 Maschinenbau mit dem Schwerpunkt Biomedizinische Technik an der TU Berlin. Parallel dazu arbeitete er als Softwareentwickler bei einem Unternehmen. Nach dem Studium war er zunächst als Wissenschaftlicher Mitarbeiter und später als Wissenschaftlicher Assistent am Fachgebiet Medizintechnik der TU Berlin tätig. Seit 2009 arbeitet er als Entwicklungsingenieur/Projektleiter bei Otto Bock Healthcare GmbH und ist darüber hinaus in die neu gegründete Forschungseinrichtung Rehabtech Research Lab GmbH eingebunden.

Marc Kraft und Hans Georg Näder

Danksagung

An dieser Stelle möchte ich mich herzlich bei allen Menschen bedanken, die zum Gelingen dieser Arbeit beigetragen haben.

Ganz besonders danke ich Prof. Dr. Marc Kraft für sein uneingeschränktes Vertrauen, seine volle Unterstützung und die langjährige erfolgreiche Zusammenarbeit.

Ohne die Finanzierung durch die Otto-Bock-Stiftung wäre das dieser Arbeit zugrunde liegendes Forschungsprojekt nicht möglich gewesen. Mein besonderer Dank gilt Prof. Hans-Georg Näder und dem Kuratorium der Stiftung für ihr Vertrauen und das große Interesse an den Projektergebnissen.

Eine der wichtigsten Voraussetzungen für das Gelingen des Forschungsprojektes und die Entstehung dieser Arbeit war die stets gute, freundschaftliche, motivierte und zielorientierte Zusammenarbeit im Projektteam. Ich bedanke mich bei den im Projekt beschäftigten studentischen Mitarbeitern Jannes Arnold, Sebastian Bunke, Matthias Kröger, Lucas Thieme und Bruna Wiechmann und meinen in das Projekt eingebundenen Kollegen Martin Tettke und Ulrich Wegener für ihre Kreativität, Selbständigkeit und Motivation. Ohne Euren Einsatz wäre diese Arbeit niemals entstanden.

Einen wichtigen Beitrag zum Projekterfolg lieferten auch die Studenten, die im Rahmen des Projektes ihre Studien-, Projekt- und Diplomarbeiten angefertigt haben. Dafür möchte ich mich herzlich bei Mareike Kracht, Killian Prahmschiefer und Dominik Schwittau bedanken.

Großen Dank schulde ich allen meinen Kollegen im Institut. Ohne Bernd Paul hätten die Prüfstände nicht gebaut werden können. Ohne Olaf Tonätt und Dr. Wolfram Rossdeutscher würden wir noch immer mit Messtechnik-Problemen kämpfen. Ohne den wissenschaftlichen Austausch mit Simone Oehler und Wulf Wullf wäre die eine oder andere Idee nicht entstanden. Ohne die Unterstützung von Patricia Mortensen im Institutsalltag hätte ich keine Zeit für die Fertigstellung dieser Arbeit gehabt. Ihnen und allen anderen Kollegen, die für ein sehr angenehmes Arbeitsklima im Institut gesorgt haben, möchte ich von ganzem Herzen danken.

Dr. Peter Diesing von der Berlin Cert möchte ich meinen herzlichen Dank aussprechen für die umfangreichen Vorarbeiten zur Methodik der Hilfsmittelprüfung und die Erfahrungen, die ich aus früheren Forschungsprojekten unter seiner Leitung mitnehmen konnte.

Ohne einen Austausch mit der Industrie wäre diese Arbeit ebenfalls undenkbar gewesen. Ich danke ganz herzlich Herrn Olaf Kroll-Orywahl und Dr. Michael Hasenpusch von der Otto Bock Healthcare GmbH für die Begleitung und die Unterstützung des Projektes. Allen Herstellern, die ihre Produkte für die vergleichende Untersuchung zur Verfügung gestellt haben, möchte ich ebenfalls danken.

Auch die Zusammenarbeit mit anderen wissenschaftlichen Einrichtungen war für das Gelingen dieser Arbeit von großer Bedeutung. Den Mitarbeitern des Julius

Wolff Institut der Charité spreche ich für die Zusammenarbeit bei der Durchführung der klinischen Untersuchung an ACL-verletzten Patienten und der Stiftung Oskar-Helene-Heim für den Zugang zum Stand-MRT meinen Dank aus. Herrn Prof. Veit Senner von der TU München und Herrn Jürgen Mitternacht vom Klinikum rechts der Isar danke ich für die Informationen zu den am BASiS- Institut entstandenen Arbeiten und Prüfständen.

Nicht zuletzt danke ich meinen Eltern und meiner Familie von ganzem Herzen für ihre Liebe, ihren unerschütterlichen Glauben an mich und die Fähigkeiten, die sie mir mitgegeben haben.

Dem wichtigsten Menschen in meinem Leben bin ich nicht nur für ihre Geduld und ihr Verständnis, sondern auch für das Beseitigen von unzähligen Tippfehlern zu großem Dank verpflichtet. Wenn etwas nicht sofort gelang, fand sie immer aufmunternde Worte. Ohne ihre Unterstützung wäre diese Arbeit nicht entstanden.

Berlin, April 2011 David Hochmann

Inhalt

Abkürzungen

A/P	anteroposterior
AAOS	American Academy of Orthopaedic Surgeons
ACL	vorderes Kreuzband (anterior cruciate ligament)
BA	Belastungsantwort
BMI	Body-Mass-Index
BSG	Bundessozialgericht
BW	Körpergewicht (bodyweight)
CD	Standardabweichung
CFK	kohlefaserverstärkter Kunststoff
CV	Variationskoeffizient
DAQ	Datenerfassung (data acquisition)
DICOM	Digital Imaging and Communications in Medicine (Dateiformat)
DKD	Deutsche Kalibrierdienst
DMS	Dehnungsmessstreifen
DVM	Druckverteilungsmessung
EMG	Elektromyografie
FEM	Finite-Elemente-Methode
FOV	Field of View
FSR	Force-Sensing Resistor
GA	Ganganalyse
GKV	gesetzliche Krankenversicherung
GZ	Gangzyklus
HMV	Hilfsmittelverzeichnis
HPLC	Hochleistungsflüssigkeitschromatografie
KO	Knieorthese
LCL	laterales Seitenband (lateral collateral ligament)
MCL	mediales Seitenband (medial collateral ligament)
MDS	Medizinische Dienst des Spitzenverbandes Bund der Krankenkassen
MRT	Magnetresonanztomographie
MSt	mittlere Standphase
MVM	Münchener Vorgehensmodell (nach Lindemann)
ODR	Orthogonal Distance Regression
OP	Operationsverstärker
PCL	hinteres Kreuzband (posterior cruciate ligament)
PG	Produktgruppe (des HMV)
PHMV	Pflegehilfsmittelverzeichnis
PMMA	Polymethylmethacrylat
RF	Risikofaktor
RRR	relative Risikoreduktion
SGB	Sozialgesetzbuch

TAS	Tegner Activity Score
TSt	terminale Standphase
VRS	Verbal Rating Scale
VSw	Vor-Schwungphase

Verzeichnis medizinischer Fachwörter

Abduktion	Bewegung vom Körper weg
anterior	vorn
Außenrotation	Auswärtsdrehung
Compliance (klin.)	Maß für die Dehnbarkeit von Körperstrukturen
Compliance (psychol.)	Bereitschaft eines Patienten zur Zusammenarbeit mit dem Arzt
distal	von der Rumpfmitte entfernt liegend
Extension	Streckung eines Gelenks
Femur	Oberschenkelknochen
Fibula	Wadenbein
Flexion	Beugung eines Gelenks
Innenrotation	Einwärtsdrehung
Inzidenz	Anzahl der Neuerkrankungen in einer Bevölkerungsgruppe an einer bestimmten Krankheit während einer bestimmten Zeitspanne
ipsilateral	auf der gleichen Seite (liegend)
Kondylus	Knochenvorsprünge
kontralateral	auf der entgegengesetzten Seite
lateral	seitwärts, von der Mitte weg
M. gastrocnemius	Zwillingswadenmuskel
M. quadriceps femoris	Schenkelstrecker
M. semimembranosus	Plattsehnenmuskel
medial	zur Mitte, auf die Medianebene zu
Patella	Kniescheibe
posterior	hinten
Propriozeption	Wahrnehmung der Stellung u. Bewegung des Körpers im Raum
proximal	auf den Rumpfansatz der Gliedmaßen zu
quengeln	Allmähliches Lösen von Gelenkversteifungen durch z. B. redressierende Verbände
Redression	Rückführung von Fehlstellungen durch Korrektur u. Überkorrektur mit anschließender Fixation durch Verbände
Retention	Ruhigstellung
Tibia	Schienbein

1 Einleitung

Nach einer Analyse der Unternehmensberatung Frost & Sullivan soll das Umsatzvolumen des europäischen Gesamtmarktes für Orthesen und Bandagen von ca. 402,4 Millionen US-Dollar im Jahr 2003 auf 536,2 Millionen US-Dollar im Jahr 2010 ansteigen. Dabei stellt Deutschland im Vergleich der europäischen Länder mit einem Anteil von 32,6 % (2002) den bei weitem größten regionalen Markt dar. Im Bereich Orthesen wird von Umsatzsteigerungen von jährlich durchschnittlich 3,7 % ausgegangen. Ausschlaggebend dafür ist vor allem die demographische Entwicklung in Europa, mit der altersbedingte degenerative orthopädische Erkrankungen einhergehen, sowie der anhaltende Fitness-Trend, der mit Sportverletzungen verbunden ist. Zusätzliche Wachstumsimpulse sind durch technologische Fortschritte und wirksames Marketing erreichbar [83].

Die Orthesen und Bandagen zur Kniegelenkversorgung stellen nach Frost & Sullivan die orthopädischen Hilfsmittel mit dem zweitgrößten Umsatzanteil dar [83]. Baumgartner und Greitemann bezeichnen sie gar als die am häufigsten verordneten orthopädischen Hilfsmittel [14]. Nach Angaben der Gmünder Ersatzkasse, die einen sog. „Hilfsmittelreport" zur Versorgungsprävalenz veröffentlicht, wurden 2005 1.157.487,77 € für Knieorthesen und Bandagen ausgegeben [123].

Trotz der positiven Umsatzprognose stehen die Orthesen-Hersteller kurz- bis mittelfristig vor großen Herausforderungen, die durch die Erstattungs- und Zulassungspolitik der Kostenträger bedingt sind. Die Einsparungen im Gesundheitswesen führen zu einem zunehmenden Kostendruck, der die Hersteller zum Einsatz neuer Materialien und Fertigungstechnologien zwingt. Da jedoch die entsprechenden normativen Vorgaben fehlen, ist die Beurteilung der durch die Modifikation entstandenen Beeinträchtigung der funktionellen Eigenschaften in Vorfeld kaum möglich.

Auf der anderen Seite kamen in den letzten Jahren die ersten mechatronischen Orthesen auf den Markt. Das kann als ein Schritt angesehen werden, der zu einer Revolution in Bereich der Knieorthethik führen wird, wie sie in der Prothetik mit der Einführung integrierter Sensorik und mikroprozessorgesteuerter Komponenten bereits stattgefunden hat. Im Gegensatz zur Prothetik besteht jedoch in der Orthetik im Allgemeinen und Knieorthetik im speziellen eine Reihe offener Fragen, die bisher nur unzureichend wissenschaftlich beantwortet wurden. Dies führt wiederum dazu, dass nach wie vor eine kontroverse Debatte über die Effektivität und den medizinischen Nutzen von Knieorthesen geführt wird. Seit den 90er Jahren wurde zwar eine Vielzahl verschiedener Evaluierungstudien an Knieorthesen mit Modellen unterschiedlicher Komplexität und Validität sowie mit Leichenpräparaten durchgeführt, ein grundsätzlicher Nachweis der Wirksamkeit konnte bisher jedoch nicht erbracht werden. Die Gründe dafür liegen nicht nur in der hohen Variabilität der untersuchten Orthesen hinsichtlich verwendeter Materialien, versorgter Gelenkart und Indikation, sondern vor allem darin, dass die biomechanische Wirksamkeit von Orthesen von einer Vielzahl von Parametern abhängig ist. Es ist daher erforderlich, diese Parameter messtechnisch zu erfassen und zu bewerten, um einerseits die Randbedingungen für zukünftige Studien an Knieorthesen zu definieren und um andererseits physikalische Modelle für standardisierte Laborprüfverfahren entwickeln und validieren zu können.

Diese Arbeit ist aus der Überzeugung entstanden, dass in einem durch Einsparungen geprägten Gesundheitsmarkt die Versorgungsqualität unbedingt kontrolliert werden muss. Die Kostenträger haben durch das Gesetz zur Stärkung des Wettbewerbs in der Gesetzlichen Krankenversicherung (GKV-WSG) die Möglichkeit erhalten, besondere Qualitätsanforderungen an Hilfsmittel festzulegen. Es ist unbedingt erforderlich, dass diese Qualitätsanforderungen klar und transparent festgelegt werden. Wenn das nicht der Fall ist, können durch den ständigen und mit den Ausschreibungen noch weiter zunehmenden Kostendruck verstärkt minderwertige Billigprodukte auf den Markt kommen. Das kann nicht im Interesse der Patienten, der Leistungserbringer oder der Kostenträger sein.

Da die Kosten für flächendeckende klinische Studien an Hilfsmitteln nicht tragbar sind, können letztendlich nur standardisierte und klinisch validierte Laborprüfverfahren sicherstellen, dass eine hohe Qualität der Patientenversorgung gewährt bleibt und dabei die Qualität von Hilfsmitteln objektiv und transparent bewertet wird.

Ziel dieser Arbeit ist es, einerseits Prüf- und Bewertungsverfahren für Knieorthesen zu entwickeln, die den hohen Anforderungen an Genauigkeit, Wiederholbarkeit und klinische Validität gerecht werden, und andererseits eine systematisch-methodische Herangehensweise für die Entwicklung von Laborprüfverfahren vorzuschlagen und zu erproben.

2 Entwicklung von Laborprüfverfahren für medizinische Hilfsmittel

2.1 Hilfsmittelverzeichnis der Krankenkassen

Gemäß SGB V § 33 haben die Versicherten Anspruch auf Versorgung mit Hörhilfen, Körperersatzstücken, orthopädischen und anderen Hilfsmitteln, die im Einzelfall erforderlich sind, um den Erfolg der Krankenbehandlung zu sichern, einer drohenden Behinderung vorzubeugen oder eine Behinderung auszugleichen. Darüber hinaus haben Pflegebedürftige nach § 40 Abs. 1 SGB XI Anspruch auf Versorgung mit Pflegehilfsmitteln, die zur Erleichterung der Pflege oder zur Linderung der Beschwerden des Pflegebedürftigen beitragen oder ihm eine selbständigere Lebensführung ermöglichen.

Die grundsätzliche Problematik im Hilfsmittelbereich wie in der gesamten gesetzlichen Krankenversicherung liegt in der Diskrepanz zwischen steigenden Ausgaben und den verfügbaren Finanzierungsmöglichkeiten. Vom Gesetzgeber wird seit Jahren nach mehr Wirtschaftlichkeit in der Hilfsmittelversorgung verlangt. Die in der Vielzahl und der Heterogenität der Hilfsmittel begründete Unübersichtlichkeit des Hilfsmittelmarktes erschwert jedoch die Sicherung von Wirtschaftlichkeit und Qualität der Versorgung.

Neben der effizienten Mittelverwendung und der Markttransparenz stellt die Qualität der Produkte eine entscheidende Voraussetzung für eine wirtschaftliche Versorgung dar. Zur Sicherung einer ausreichenden, zweckmäßigen, funktionsgerechten und wirtschaftlichen Versorgung der Versicherten mit Hilfsmitteln entwickeln die Spitzenverbände der Krankenkassen (ab 1. 7. 2008 der GKV-Spitzenverband) Qualitätsstandards für bestimmte Hilfsmittel, diese sind im Hilfsmittelverzeichnis zu veröffentlichen (SGB V § 139) [261].

Mit der Einführung des Hilfsmittelverzeichnisses der Krankenkassen (HMV) im Jahre 1989 wurde primär das Ziel verfolgt, mehr Transparenz im Hilfsmittelbereich zu ermöglichen und eine Orientierungshilfe für die Beteiligten zu schaffen. Weitere Zielsetzungen liegen neben den bereits angesprochenen Qualitätssicherungsaufgaben in der Zuordnung einzelner Produktarten zu den entsprechenden Indikationen sowie in der Information hinsichtlich leistungsrechtlicher Fragestellungen, Hilfsmittel-Wiedereinsatz etc.

Das Hilfsmittelverzeichnis und als Anlage dazu das Pflegehilfsmittelverzeichnis (PHMV) werden gemäß § 128 SGB V unter Berücksichtigung der relevanten gesetzlichen Vorschriften von dem GKV-Spitzenverband in Zusammenarbeit mit dem Medizinischen Dienst des Spitzenverbandes (MDS) erstellt. Das Verzeichnis enthält die von der Leistungspflicht der GK umfassten Produkte und wird regelmäßig fortgeschrieben. Im Rahmen von Anhörungen werden die Spitzenorganisationen der betroffenen Hersteller und Leistungserbringer, bestimmte Interessenvertretungen der Patienten sowie die Verbände der Pflegeberufe und Behinderter bei der Erstellung und Fortschreibung der Produktgruppen des HMV einbezogen [261].

In den meisten Fällen werden die Kosten für ein Hilfsmittel nur dann durch die GKV übernommen, wenn dieses im Hilfsmittelverzeichnis gelistet ist. Zwar ist das HMV rechtlich gesehen keine „Positivliste", hat aber durch seine marktsteuernde Wirkung massive Auswirkungen auf die Berufsausübungsfreiheit der Hilfsmittelhersteller. Daher ist die Entscheidung über die Aufnahme von Produkten in das HMV ein Verwaltungsakt (BSG Urteil B 3 KR 21/99 R). In begründeten Einzelfällen ist jedoch eine Kostenübernahme auch bei fehlender Nennung im HMV möglich. In mehreren Urteilen stellte das Bundessozialgericht fest, dass „das Hilfsmittelverzeichnis nicht die Aufgabe hat, abschließend darüber zu befinden, welche Hilfsmittel der Versicherte im Rahmen der Krankenbehandlung beanspruchen kann" (u. a. BSG Urteile B 3 KR 9/97 R, B 3 KR 25/05 R).

Durch die Struktur des HMV werden die von der Leistungspflicht der GKV umfassten Hilfsmittel systematisch in derzeit 33 Produktgruppen (zzgl. 6 Produktgruppen des PHMV) klassifiziert (Tabelle 1).

01 Absauggeräte	10 Gehhilfen	19 Krankenpflegeartikel	28 Stehhilfen
02 Adaptionshilfen	11 Hilfsmittel gegen Dekubitus	20 Lagerungshilfen	29 Stomaartikel
03 Applikationshilfen	12 Hilfsmittel bei Tracheostoma	21 Messgeräte für Körperzustände-/Funktionen	30 nicht besetzt
04 Badehilfen	13 Hörhilfen	22 Mobilitätshilfen	31 Schuhe
05 Bandagen	14 Inhalations- und Atemtherapiegeräte	23 Orthesen/Schienen	32 Therapeutische Bewegungsgeräte
06 Bestrahlungsgeräte	15 Inkontinenzhilfen	24 Prothesen	33 Toilettenhilfen
07 Blindenhilfsmittel	16 Kommunikationshilfen	25 Sehhilfen	
08 Einlagen	17 Hilfsmittel zur Kompressionstherapie	26 Sitzhilfen	
09 Elektrostimulationsgeräte	18 Kranken-/Behindertenfahrzeuge	27 Sprechhilfen	99 Verschiedenes

Tab. 1: Produktgruppen des Hilfsmittelverzeichnisses [261].

Die Produktgruppen werden weiter unterteilt, indem gleichartige bzw. gleichwertige Produkte nach bestimmten Kriterien und Merkmalen die zu Produktuntergruppen und Produktarten zusammengefasst werden. Die aufgenommenen Hilfsmittel werden in der Produktübersicht des HMV aufgelistet und erhalten eine zehnstellige individuelle Hilfsmittelnummer.

Voraussetzung für die Aufnahme neuer Hilfsmittel in das Hilfsmittelverzeichnis ist, dass der Hersteller die Funktionstauglichkeit und den medizinischen Nutzen des Hilfsmittels sowie dessen Qualität nachweist. Der Umfang der Nachweispflicht der Hersteller wurde durch den Gesetzgeber mit dem Gesetz zur Stärkung des Wettbewerbs in der Gesetzlichen Krankenversicherung (GKV-WSG) stark verändert (Abbildung 1).

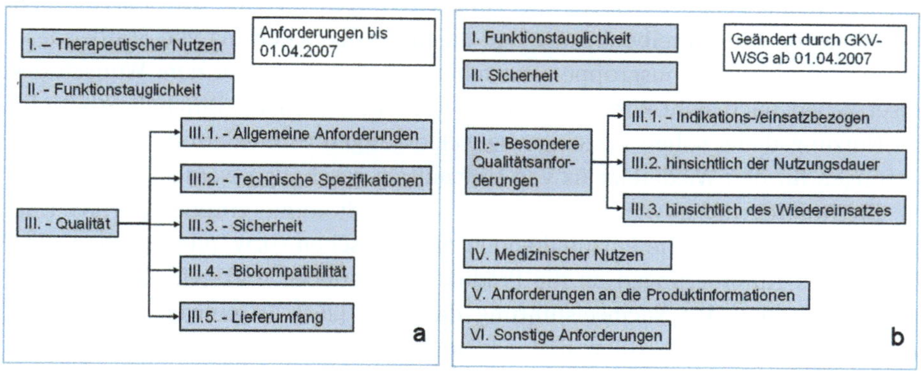

Abb. 1: Struktur der Anforderungen bei der Aufnahme ins HMV a) vor GKV-WSG; b) nach GKV-WSG.

Demnach entfällt die bisher geforderte Überprüfung der Funktionstauglichkeit und Sicherheit. Der Nachweis dieser beiden Merkmale gilt durch die CE-Kennzeichnung gemäß der Richtlinie 93/42 EWG grundsätzlich als erbracht. Der bisher separat geforderte Nachweis der Biokompatibilität entfällt ebenfalls. Diese Veränderungen müssen jedoch zum Teil als kritisch angesehen werden.

Die meisten (ca. 90 %) der Produkte im HMV gehören zu Klasse I nach § 13 MPG. Für diese Klasse – mit Ausnahme von Sonderanfertigungen und Produkten mit Messfunktion – genügt die Erklärung, dass die Herstellung entsprechend den EU-Regelungen erfolgte (EG-Konformitätserklärung). Der Hersteller vergibt selbsttätig das CE-Zeichen, ohne dass eine unabhängige Kontrolle der Produktqualität durch eine Benannte Stelle erfolgt. Die Anerkennung des CE-Zeichens bedeutet also, dass man sich bei der Bewertung von Funktionstauglichkeit und Sicherheit der großen Mehrheit der Hilfsmittel auf die Selbstbeurteilung der Hersteller verlässt. Bei begründetem Anlass kann jedoch die Durchführung zusätzlicher Prüfungen verlangt werden.

Da die Biokompatibilität aus Sicht des Gesetzgebers den biologischen Aspekt der Sicherheit darstellt, gilt der Nachweis ebenfalls mit der CE-Kennzeichnung als erbracht. Nach MPG ist die Bewertung der Biokompatibilität jedoch nur bei Produkten mit direktem Hautkontakt erforderlich. Eventuelle Risiken, die durch eine langsame Diffusion zytotoxischer Substanzen durch eine vorhandene Zwischenschicht entstehen können, werden dadurch nicht abgefangen. In den Fällen, in denen ein Kontakt mit bereits geschädigter Haut besteht, z. B. bei Hilfsmitteln gegen Dekubitus, ist dieser Umstand als besonders kritisch zu betrachten. Zudem zeigt die bisherige Praxis der Prüfstellen, dass trotz einer vorhandenen CE-Kennzeichnung ein beträchtlicher Teil der geprüften Produkte nicht biokompatibel ist.

Die Kostenträger haben nach GKV-WSG jedoch die Möglichkeit erhalten, produktspezifische Qualitätsanforderungen, die sich in indikations-/einsatzbezogene, nutzungsdauerbezogene und wiedereinsatzbezogene Anforderungen gliedern, festzulegen. Damit sollen einerseits die Voraussetzungen für eine transparente und vergleichende Hilfsmittelbewertung und damit für die Schaffung von Festbetrags-, Vertrags- und Indikationsgruppen entstehen. Andererseits wird dem Wunsch des Gesetzgebers nach mehr Wirtschaftlichkeit Rechnung getragen. Durch die Kontrolle der Nutzungsdauer sollen vorzeitige Neuversorgungen vermieden und die Voraussetzungen für den Wiedereinsatz von Hilfsmitteln geschaffen werden.

Die Anforderungen werden jeweils für eine Produktuntergruppe des HMV festgelegt. Dabei werden die einzuhaltenden medizinischen (bzw. pflegerischen) und technischen Anforderungen an die Produkte beschrieben und ggf. die Methoden und der Umfang der Nachweisführung dargelegt [261]. In einigen Fällen (z. B. Inkontinenz-Hilfsmittel, Hilfsmittel gegen Dekubitus, Elektrostimulationsgeräte) sind die Prüfmethoden durch den MDS vorgeschrieben und Bestandteil der Produktgruppe.

2.2 Generelle Möglichkeiten der Hilfsmittelbewertung

Über die Verfahren zur Bewertung von Hilfsmitteln wird seit Jahren kontrovers diskutiert, wobei hier oft nicht die wissenschaftlich-methodischen Aspekte, sondern die aktuelle Rechtslage bzw. die wirtschaftlichen Interessen der Beteiligten im Vordergrund stehen. Daher soll hier kurz auf die aus unserer Sicht bestehenden methodischen Vor- und Nachteile einzelner Verfahren eingegangen werden.

Die Bewertung von Hilfsmitteln bezüglich ihres medizinischen Nutzens bzw. ihrer Funktionstauglichkeit kann erfolgen über:
- Klinische Studien auf unterschiedlichen Evidenzniveaus,
- Laboruntersuchungen an Probanden bzw. Leichenpräparaten,
- Laboruntersuchungen mit einem standardisierten Prüfmodell,
- Analytische bzw. rechnergestützte Simulation.

Klinische Studien werden je nach Studiendesign so genannten Evidenzniveaus zugeordnet. Je niedriger das Evidenzniveau, desto höher die Aussagekraft der Studie. Evidenzstufe I bedeutet für den Hersteller, den Nachweis durch wenigstens eine randomisierte kontrollierte Studie zu führen. Es ist jedoch zu beachten, dass auch eine Studie mit hoher Evidenzstufe nicht unbedingt eine Aussage zur individuellen Fragestellung ermöglicht. Auch Studien hoher Evidenzstufe können mangelhaft durchgeführt oder statistisch unzureichend ausgelegt sein. Außerdem müssen die Randbedingungen (Ein- und Ausschlusskriterien) der jeweils vorliegenden Studie mit dem eigenen individuellen Fall vergleichbar sein. Klinische Studien bedürfen der Zustimmung der Ethik-Kommission, wobei sich die unter ethischen Gesichtspunkten vertretbare Vergleichsbasis für zukünftige Studien mit jeder erfolgreich durchgeführten klinischen Studie verändert.

Es sind aber weniger die methodischen Nachteile, die gegen eine generelle Verwendung von klinischen Studien hohen Evidenzgrades für den Nachweis des medizinischen Nutzens bzw. der Funktionstauglichkeit sprechen, sondern die Praktikabilität einer solchen Vorgehensweise. Eine an der TU Berlin durchgeführte Pilotstudie mit geriatrischen Patienten zur klinischen Bewertung von Antidekubitussystemen hat die Randbedingungen der Durchführung solcher Studien untersucht. Es hat sich herausgestellt, dass an den drei beteiligten Kliniken ca. 3 bis 4 Patienten pro Monat für die Studie rekrutiert werden können und nur ca. 58 % aller randomisierten Patienten die Studie durchlaufen. Bei einer für aussagekräftige Studien geforderten Irrtumswahrscheinlichkeit von 5 % und einer Power von 80 % würde die Rekrutierung der erforderlichen Patientenanzahl 9 Jahre betragen. Die damit verbundenen Kosten und zeitlichen Verzögerungen können sicherlich keinem Hersteller zugemutet werden. Nach den Erfahrungen der Autoren sind für die Betreuung der Studien unbedingt ausgebildete hauptamtliche Monitoren bzw. Studienschwestern erforderlich. Solche „research nurses“ gibt es in Deutschland aber kaum. [57]

Die Bewertung von Hilfsmitteln anhand von Probandenversuchen kann dagegen schnell und kostengünstig erfolgen. Die Bewertung basiert nicht, wie bei den Studien, auf dem klinischen Outcome, sondern ein oder mehrere Bewertungsparameter werden bei einem kleinen Probandenkollektiv direkt oder indirekt gemessen. Das Hauptproblem solcher Untersuchungen besteht in der mangelnden Reproduzierbarkeit, Wiederholbarkeit und Trennschärfe. Die Ursachen dafür liegen in den Unterschieden der Untersuchungsmethoden und der verwendeten Messtechnik, aber vor allem in der intraindividuellen Variabilität der Probanden. Da solche Laboruntersuchungen aus Kostengründen nur an einer beschränkten Zahl von Probanden durchgeführt werden, ist die statistische Analyse bzw. Absicherung nur eingeschränkt möglich. Eigene Erfahrungen zeigen, dass man durch „gezielte“ Probandenselektion die Prüfergebnisse massiv beeinflussen kann. Werden gesunde Probanden hinzugezogen, besteht zudem kaum klinische Relevanz der Ergebnisse.

Die Probandenvariabilität erlaubt bei Untersuchung kleiner Kollektive zudem nicht, die Unterschiede zwischen einzelnen Hilfsmitteln trennscharf zu beurteilen. Somit kann mit einem solchen Prüfverfahren keine Charakterisierung eines Hilfsmittels, sondern nur eine Bewertung nach dem „fail-pass“-Prinzip erfolgen. Bei einem „fail-pass“-Prinzip wird ein (oft willkürlicher und klinisch nicht validierter) Grenzwert festgelegt. So wird bei den derzeit gültigen Mikroklimamessungen an

Bandagen und Orthesen eine relative Feuchte unterhalb von 80 % rF und eine Temperatur unterhalb von 35° C gefordert. Wie gut die mikroklimatischen Eigenschaften der Bandage tatsächlich sind, ist nicht von Belang, solange die Grenzwerte eingehalten werden.

Bei einem standardisierten Laborprüfverfahren werden die relevanten Eigenschaften des menschlichen Körpers in einem physikalischen Modell möglichst realitätsnah abgebildet. Laborprüfverfahren können keine Aussage über den medizinischen Nutzen des Hilfsmittels treffen. Ist der Nutzen jedoch bereits belegt, ist durch ein geeignetes Laborprüfverfahren eine schnelle, kostengünstige und reproduzierbare Prüfung möglich, die in der Lage ist, auch feine Unterschiede zwischen einzelnen Hilfsmitteln zu detektieren und sich dadurch auch für die entwicklungsbegleitende Prüfung von Prototypen bestens eignet.

Ein wesentliches Problem eines Laborprüfverfahrens stellt die Validität des Prüfmodells und der verwendeten Prüf- und Bewertungskriterien dar. Ein Prüfverfahren kann nur dann eine für die Praxis relevante Charakterisierung des Hilfsmittels liefern, wenn das zugrunde liegende Modell alle relevanten klinischen Faktoren berücksichtigt. Eine klinische Validierung des Simulationsmodells und der Bewertungsparameter ist daher unbedingt erforderlich. In der bisherigen Praxis wurden Laborprüfverfahren aber leider oft aus analytischen Überlegungen und Annahmen heraus und ohne eine valide klinische Basis entwickelt.

Eine rechnergestützte Simulation verwendet anstelle eines physikalischen ein numerisches Modell und bedarf ebenfalls einer klinischen Validierung. Der wesentliche Vorteil einer solchen Methode liegt darin, dass die Modelle im Vergleich zum Laborprüfverfahren wesentlich komplexer sein und ggf. schnell angepasst werden können. Bei der Bewertung von konkreten Hilfsmitteln spielen diese Verfahren jedoch kaum eine Rolle, da bei jeder Prüfung ein numerisches Modell des Hilfsmittels erstellt und validiert werden muss.

2.3 Anforderungen an Laborprüfverfahren für Hilfsmittel

Auf Grund der mangelnden Praktikabilität von flächendeckenden klinischen Studien und der fehlenden Reproduzierbarkeit von Probandenuntersuchungen ist eine Funktionsbewertung von Hilfsmitteln bei der Aufnahme ins Hilfsmittelverzeichnis der Krankenkassen nur auf Basis standardisierter Laborprüfungen möglich. Die entwicklungsbegleitende Prüfung von Prototypen mit nachfolgender Festlegung der weiterzuverfolgenden Variante stellt eine weitere wichtige Einsatzmöglichkeit von Laborprüfverfahren dar. Probandenversuche sind keine Alternative, da die Probandenvariabilität normalerweise weit höher liegt als die zu detektierenden Unterschiede der Prototypen. Gerade im Bereich der orthopädischen Hilfsmittel, wo eigene Erfahrungen und Meinungen der Orthopädie-Mechaniker nach wie vor eine große Rolle spielen, sind die Hersteller stark an Prüfverfahren zur objektiven Bewertung interessiert.

Das Ziel eines idealen Laborprüfverfahrens ist es, eine kostengünstige, objektive, transparente und wiederholbare Charakterisierung der Hilfsmittel zu ermöglichen, ohne den Bezug zur klinischen Realität zu verlieren. Im Grunde genommen sind Laborprüfverfahren für Hilfsmittel technische Modellierungen definierter Wechselwirkungen zwischen Patient und Hilfsmittel, die sich durch starke Zweckorientierung und einen hohen Abstraktions- und Vereinfachungsgrad auszeichnen. Es hängt maßgeblich von der Qualität der Modellierung und Validierung ab, ob und in welchem Maße klinisch relevante Einflussfaktoren bei der Modellierung nicht berücksichtigt werden und eventuell bei der Anwendung des Modells nicht zur Verfügung stehen.

Zu den wichtigsten Eigenschaften eines Laborprüfverfahrens für medizinische Hilfsmittel gehören unter anderem:
- Validität – wie gut spiegelt das Prüfverfahren die (klinische) Realität wider,
- Empfindlichkeit – wie gut können die Unterschiede zwischen den Prüfobjekten detektiert werden,
- Wiederholbarkeit – wie gut lassen sich die Testergebnisse in einem Labor bei gleichen Geräten und gleichem Prüfer wiederholen,
- Reproduzierbarkeit – wie gut lassen sich die Testergebnisse in unterschiedlichen Laboren reproduzieren,
- Robustheit – wie stark werden die Testergebnisse durch eine Veränderung der Testbedingungen verfälscht.

Darüber hinaus spielen die Angemessenheit des Kosten- und Zeitaufwands sowie die geringe Komplexität – so komplex wie nötig, so einfach wie möglich – eine wichtige Rolle bei der Umsetzung eines Laborprüfverfahrens in die Praxis. Generell gilt: je komplexer und hochtechnisierter ein Prüfverfahren ist, desto schwieriger ist die Gewährleistung der Reproduzierbarkeit.

Die Konzeption und die Anwendung des Prüfverfahren müssen alle wesentlichen Funktionsprinzipien der zu charakterisierenden Hilfsmittel berücksichtigen. So kann beispielsweise die druckentlastende Wirkung einer viskoelastischen Matratze nicht mit einem Prüfverfahren erfasst werden, das die Wärmeabgabe durch den menschlichen Körper unberücksichtigt lässt. Die erarbeiteten Prüfverfahren müssen daher regelmäßigen Prüfungen unterzogen werden, ob deren Inhalte noch den aktuellen Stand von Wissenschaft und Technik widerspiegeln. Werden Defizite aufgedeckt, müssen die Prüfverfahren angepasst oder gar neu entwickelt werden.

Einige Besonderheiten weisen die nutzungsdauerbezogenen Prüfverfahren auf. Da hier weniger die klinischen, sondern vielmehr die wirtschaftlichen Fragestellungen im Vordergrund stehen, ist unter Umständen ein höherer Abstraktionsgrad der Modellierung als bei indikationsbezogenen Prüfungen vertretbar, wenn dadurch z. B. eine erhebliche Steigerung der Prüffrequenz und damit eine Senkung der Prüfkosten erreichen lässt. Hier können die für die zu prüfende Beanspruchungsart unwesentlichen Wechselwirkungen vernachlässigt werden. Die Anwendung von

Funktionsprüfverfahren zum Zweck der Dauerprüfung ist meist nicht nur unwirtschaftlich, sondern führt auf Grund der unnötig hohen Komplexität zu wenig reproduzierbaren Ergebnissen.

Die formellen Anforderungen an die in einem Prüflabor eingesetzten Prüf- und Kalibrierverfahren legt EN ISO/IEC 17025:2005 fest. Für die Anwendung von neu entwickelten, nicht in normativen Dokumenten festgelegten Verfahren sieht die Norm folgende Angaben vor:

- geeignete Kennzeichnung,
- Anwendungsbereich,
- Beschreibung der Art des zu prüfenden oder zu kalibrierenden Gegenstandes,
- zu bestimmende Parameter oder Größen und Bereiche,
- Geräte, Einrichtungen einschließlich der technischen Anforderungen,
- erforderliche Bezugsnormale und Referenzmaterialien,
- die erforderlichen Umgebungsbedingungen sowie eventuell benötigte Stabilisierungszeiten,
- Beschreibung des Verfahrens mit folgendem Inhalt:
  - Anbringen von Kennzeichnungen, Handhabung, Transport, Lagerung und Vorbereitung von Gegenständen,
  - vor Beginn der Arbeiten durchzuführende Prüfungen,
  - Prüfungen der Einrichtungen auf ordnungsgemäße Funktion und, soweit erforderlich, Kalibrierung und Justierung der Einrichtungen vor jedem Gebrauch,
  - die Verfahren für die Aufzeichnung der Beobachtungen und Ergebnisse,
  - alle einzuhaltenden Sicherheitsmaßnahmen,
- die Kriterien und/oder Normen für Annahme/Rückweisung,
- aufzuzeichnende Daten sowie die Methode für die Auswertung und Wiedergabe der Daten,
- die Messunsicherheit oder die Verfahren zur Schätzung der Unsicherheit. [63]

Wenngleich ISO 17025 nur die Angabe einer Messunsicherheit vorsieht, ist bei Laborprüfverfahren mit standardisierten Modellen eine Abschätzung der Gesamtunsicherheit des Prüfverfahrens sinnvoll. Diese ist weniger von den eingesetzten Messgeräten, sondern vielmehr von den Eigenschaften des Modells bzw. der verwendeten Referenzkörper abhängig.

2.4 Methodische Vorgehensweise bei der Entwicklung von Prüfverfahren

2.4.1 Grundlagen

Während das Lösen von Aufgaben des täglichen Lebens in der Regel intuitiv erfolgt und die einzelnen Schritte unbewusst gedanklich ablaufen, haben sich problemorientierte systematische Vorgehensweisen bei der Lösung von komplexen soziologischen, ökonomischen und technischen Aufgaben fest etabliert. Durch ein geplantes Vorgehen, das in definierte Phasen und mit konkreten Handlungsanweisungen versehene Arbeitsschritte unterteilt ist, wird das Erarbeiten von nicht zufallsbedingten optimalen Lösungen erleichtert. Nach Lindemann [138] gilt das insbesondere beim Auftreten von Problemfällen, wenn:

- der Weg zur Erreichung des Ziels unbekannt und kein Rückgriff auf „automatisierte" Handlungsabläufe möglich ist,
- bekannte Wege aufgrund besonderer Randbedingungen nicht beschritten werden können,
- das Ziel unklar ist.

Im Bereich der Produktentwicklung existiert eine Vielzahl von unterschiedlichen Vorgehensmodellen, die sich an der allgemeinen Vorgehensweise der Systemtechnik orientieren [138] [177] [237] [238]. In den meisten Fällen handelt es sich dabei um Prozessmodelle mit stark sequenziellem Charakter, die den Konstruktionsprozess in einzelne Phasen mit zunehmendem Konkretisierungsgrad unterteilen.

Die VDI-Richtlinie 2221, die den derzeitigen Stand der Entwicklung der Konstruktionsmethodik repräsentiert, unterteilt den Ablauf beim Konstruieren branchen- und produktunabhängig in vier Phasen und sieben Einzelschritte mit klar definierten Ergebnissen. Obwohl die Modelldarstellung stark phasenorientiert ist, wird die Notwendigkeit von Iterationsschritten ebenfalls betont [238].

In ihrem Grundlagenbuch beschreiben Pahl und Beitz den generalisierten Konstruktionsprozess im Maschinenbau. Sie unterscheiden dabei zwischen vier Hauptphasen:

- Planen und Klären der Aufgabenstellung (informative Festlegung),
- Konzipieren (prinzipielle Festlegung),
- Entwerfen (gestalterische Festlegung),
- Ausarbeiten (herstellungstechnische Festlegung).

Für die Hauptphasen schlagen die Autoren operative Hauptarbeitsschritte vor, die das Erarbeiten eines bedeutsamen Arbeitsergebnisses ermöglichen. Nach den Hauptphasen und einigen wichtigen Hauptarbeitsschritten sind Entscheidungsschritte vorgesehen, die nach einer Beurteilung der Arbeitsergebnisse die folgenden Hauptphasen oder Hauptarbeitsschritte freigeben oder eine Iterationsschleife initiieren. [177]

Die VDI-Richtlinie 2206 „Entwicklungsmethodik für Mechatronische Systeme" beschreibt ergänzend zur VDI-Richtlinie 2221 das interdisziplinäre Vorgehen beim Entwurf mechatronischer Systeme. Das ursprünglich aus der Softwareentwicklung stammende V-Modell beschreibt dabei einen Makrozyklus, der in die Phasen „domänenübergreifender Systementwurf", „domänenspezifischer Komponentenentwurf" und „domänenübergreifende Systemintegration" eingeteilt ist. [237]

Das Münchener Vorgehensmodell (MVM) nach Lindemann beinhaltet sieben Hauptschritte, die im Gegensatz zu linearen Modellen in Form eines Netzwerks aufgebaut sind. Dieses Modell soll dem Anwender die Abkehr vom vorgegebenen Grundmuster erleichtern und ein iteratives oder gar rekursives Vorgehen ermöglichen. Der Standardweg bei der Problemlösung folgt der Sequenz: Ziel planen ⇢ Ziel analysieren ⇢ Ziel strukturieren ⇢ Lösungsalternativen suchen ⇢ Eigenschaften ermitteln ⇢ Entscheidungen herbeiführen ⇢ Ziel absichern. Das Modell weist vom Grundprinzip her keine Einschränkungen bezüglich der Reihenfolge einzelner Schritte auf. Dadurch sind neben dem Standardweg auch alternative Wege, Iterationen und Rekursionen möglich. [138]

Die bekannten Vorgehensmodelle sind mit Fokus auf ihre jeweilige Domäne entstanden und betonen unterschiedliche Prozessaspekte, ähneln sich jedoch im grundsätzlichen Vorgehen, das von der Zieldarstellung über die Lösungssuche zu einer Entscheidung führt. Nach Dörner kann es auf Grund der Vielzahl und der Heterogenität der Einflussfaktoren prinzipiell kein ideales Vorgehen für alle denkbaren Entwicklungsprozesse geben. Das bedeutet, dass, obwohl die Mehrzahl der existierenden Vorgehensmodelle ihre Berechtigung in der jeweiligen Domäne nachgewiesen hat, sie sich jedoch nicht ohne umfangreiche Adaptionen auf eine andere, unter Umständen noch komplexere, Domäne übertragen lassen. [138]

Die Anwendung existierender Modelle im Bereich Medizintechnik wird dadurch erschwert, dass es neben der Beteiligung klassischer mechatronischer Domänen (Maschinenbau, Elektrotechnik, Informatik) der Zusammenarbeit mit mindestens einer nicht-ingenieurtechnischen Domäne, nämlich der Medizin, bedarf. Darüber hinaus ist die Beachtung von normativen und regulativen Dokumenten zwingend erforderlich. Eine auf die Entwicklungen im Bereich Medizintechnik spezialisierte Entwicklungsmethodik existiert bisher nicht. Im Rahmen der Recherche wurde zwar eine Quelle identifiziert [262], diese beschäftigt sich jedoch vorrangig mit der Werkstoffauswahl und der aufbereitungsgerechten Gestaltung von Medizinprodukten.

2.4.2 Bisherige Ansätze

Die Entwicklung von Prüfverfahren für Medizinprodukte im Allgemeinen und Hilfsmitteln im Speziellen weist verglichen mit dem klassischen Konstruktionsprozess eine höhere Komplexität auf. Erschwerende Faktoren sind unter anderem:

- Auf Grund der Vielzahl und der Heterogenität der in die Hilfsmittelprüfung involvierten Interessengruppen (Kostenträger, Hersteller, Patienten, Leistungserbringer etc.) sind die Anforderungen schwieriger festzulegen und zu quantifizieren,
- die existierende Wissensbasis ist in der Regel unvollständig und lückenhaft,
- der medizinische Nutzen vieler Hilfsmittel ist nicht belegt,

- auf Grund normativer Anforderungen kann die Lösungsauswahl nicht mehr empirisch erfolgen,
- endgültige Festlegungen sind nur eingeschränkt möglich,
- große Streuungen der Werte bei Patienten mit gleicher Indikation, dadurch erheblich erschwerte Modellierung,
- die Entwicklung des Prüfverfahrens endet nicht mit dem Erarbeiten einer Lösung, sondern bedarf einer kontinuierlichen Weiterentwicklung.

Dies verdeutlicht, dass es kaum möglich ist, mit einem vertretbaren Aufwand ein Prüfverfahren zu entwickeln, das allen Anforderungen absolut gerecht wird. Eine pragmatische Herangehensweise ist daher unerlässlich, sie darf jedoch nicht dazu führen, dass die Entwicklung von Prüfverfahren allein auf analytischen Festlegungen basiert und damit der klinische Bezug verloren geht.

Die Entwicklungsprozesse der meisten bisher entwickelten Prüfverfahren für Hilfsmittel, auch solcher, die durch harmonisierte Normen vorgeschrieben werden, sind nicht ausreichend dokumentiert. Das legt die Vermutung nahe, dass es sich dabei um mehr oder minder zufallsbedingt entstandene Ergebnisse von stark objektorientierten und wenig systematisierten Vorgängen handelt. Dabei bleiben oft die Fragen offen, ob das Prüfverfahren für seinen Zweck überhaupt qualifiziert ist und in wie weit eine klinische Validierung stattgefunden hat. Weitere Folgen sind die Verwendung widersprüchlicher Begriffsdefinitionen sowie die heterogene Struktur der Prüfverfahrenbeschreibungen.

Dieser Eindruck wird durch die Erfahrungen am Fachgebiet Medizintechnik der TU Berlin, das sich traditionell stark im Bereich der Hilfsmittelprüfung engagiert, bestätigt. Das Vorgehen in einzelnen Forschungsprojekten, die sich in der Vergangenheit mit Prüfverfahrenentwicklung beschäftigten, ist stark objektorientiert und sehr von persönlichen Präferenzen des Projektkoordinators geprägt. Wenngleich bei der Lösung der Teilaufgaben durchaus methodisch, z. B. nach Pahl/Beitz vorgegangen wird, fehlt ein übergeordnetes Vorgehensmodell. Das kann dazu führen, dass einzelne, u. U. kritische, Schritte ausgelassen werden. Darüber hinaus profitieren die Entwickler auf Grund der starken Objektorientierung kaum von den Erfahrungen und Ergebnissen früherer Projekte.

Die ersten Arbeiten zur Festlegung eines Vorgehensmodells der Prüfverfahrenentwicklung stammen von P. Diesing (Abbildung 2).

Das generelle Vorgehensmodell besteht aus sechs Hauptschritten und ist sequentiell aufgebaut. Bei der Feststellung des Prüfbedarfs werden die Anforderungen an das Prüfverfahren an Hand von existierenden harmonisierten Standards, anderen gesetzlichen Regelungen oder Vorgaben von Kundenseite formuliert. Die Modellierung umfasst die Beschreibung von prüfungsrelevanten Aspekten der Realität an Hand von Darstellungen, Prozessbeschreibungen, Formeln, Kennwerten oder Kennlinien. Im nächsten Schritt wird das Modell in einem physikalischen Prüfaufbau umgesetzt, die Anwendung der Konstruktionsmethodik nach Pahl/

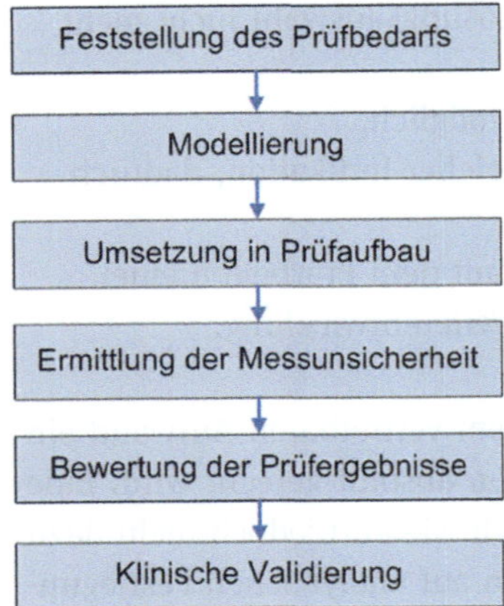

Abb. 2: Vorgehen bei Prüfverfahrensentwicklung nach Diesing [56].

Beitz wird empfohlen. Anschließend erfolgt die Einschätzung der Messunsicherheit mit Hilfe systematischer Verfahren. Im nächsten Schritt werden die Bewertungskriterien in Form von klinisch relevanten Grenzwerten bzw. Klassifizierungsgrenzen festgelegt. Abschließend erfolgt eine Validierung des Prüfverfahrens durch klinische Studien verschiedener Evidenzniveaus, Messungen an Patienten, Beobachtungen, Befragungen etc. [56]

Wenngleich diese sequentiell aufgebaute Methodik die wesentlichen Schritte beinhaltet, wird sie einer vollständigen Darstellung der Informationsflüsse nicht gerecht. So sind z. B. klinisch erhobene Messdaten meist schon in der Modellierungsphase erforderlich. Aus diesem Grund wurde ergänzend eine Darstellung der Informationsflüsse bei der Entwicklung und Anwendung des Prüfverfahrens vorgenommen (Abbildung 3) [58]. Die Darstellung ist primär auf Hilfsmittel zur Prophylaxe und Therapie einer Krankheit ausgerichtet, lässt sich prinzipiell aber auch auf rehabilitative Hilfsmittel zum Ausgleich einer bestehenden Behinderung übertragen.

2.4.3 Bewertung von Hilfsmitteln im Rahmen von Laborprüfverfahren

Prinzipiell lassen sich bei der Bewertung von Hilfsmitteln zwei Bewertungsansätze unterscheiden:

- Kontrolle der Erfüllung von Mindestanforderungen („Fail/Pass"-Prüfung),
- klassifizierende Bewertung.

Bei einer „Fail/Pass"-Prüfung wird die Einhaltung eines normativ festgelegten Mindestgrenzwerts überprüft. Dadurch lässt sich zwar die Einhaltung von Mindeststandards kontrollieren, ein parametrischer Vergleich von Hilfsmitteln untereinander

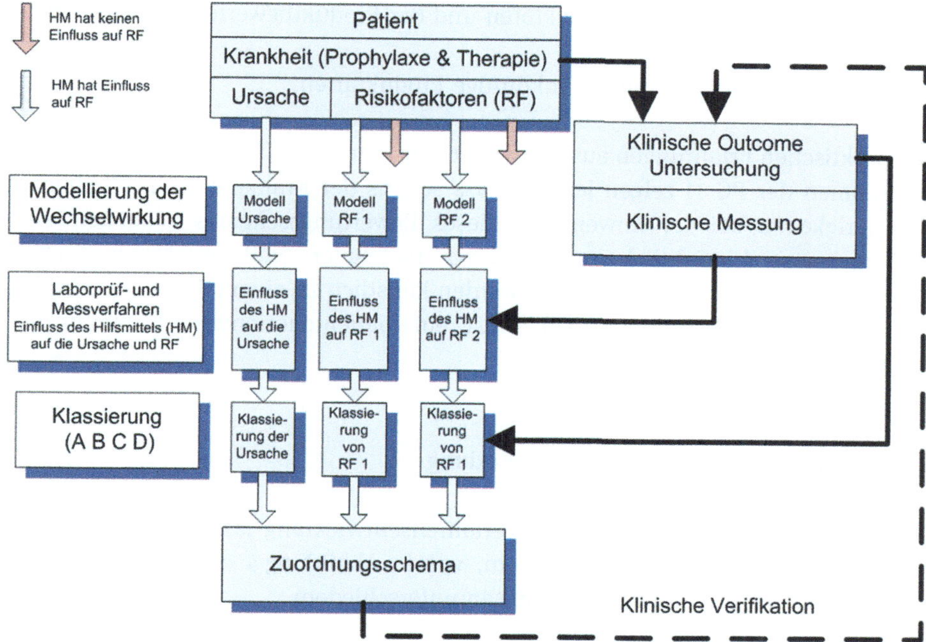

Abb. 3: Entwicklung und Anwendung des Prüfverfahrens für Hilfsmittel nach Diesing [58].

oder eine gezielte Zuordnung zum Patienten ist jedoch nicht möglich. Ein Beispiel dafür ist ISO 10328, die die Verfahren für statische und dynamische Festigkeitsprüfungen an Prothesen der unteren Gliedmaßen festlegt. In der Norm wird jedoch ausdrücklich davor gewarnt, diese als Anleitung für die Auswahl eines bestimmten prothetischen Hilfsmittels zu nutzen [62].

Bei der klassifizierenden Bewertung werden die Hilfsmittel hinsichtlich ihrer Prüfergebnisse einer von mehreren Untergruppen (Clustern) zugeordnet, wie in Abbildung 3 dargestellt. Mit einer Zuordnungsvorschrift können die in der Prüfung gemessenen Hilfsmitteleigenschaften den durch z. B. einen Erhebungsbogen ermittelten Patienteneigenschaften zugeordnet werden, was eine gezielte und patientenorientierte Hilfsmittelzuordnung ermöglicht. Die Erarbeitung der Zuordnungsvorschrift sollte im Rahmen interdisziplinärer Arbeitskreise unter maßgeblicher Beteiligung der Ärzte bzw. Pfleger erfolgen.

Eine derartige Zuordnungsvorschrift muss nach Diesing [59] folgende Anforderungen erfüllen:

- Unkomplizierte Durchführung des Verfahrens für alle betroffenen Anwendergruppen (Ärzte, Pflegekräfte, Leistungserbringer und Kostenträger),
- integrierbar in einen Erhebungsbogen,
- Verfahren ist leicht erlernbar,
- eindeutige und nachvollziehbare Ergebnisse,
- Verifizierung der Zuordnungsvorschrift durch klinische Ergebnisse,

- Berücksichtigung der Risikofaktoren und der Produktbewertung anhand standardisierter Prüfungen,
- einfache Erweiterbarkeit für zukünftige Produktarten.

Die praktischen Erfahrungen aus der Umsetzung einer klassifizierenden Bewertung im Rahmen der PG 11 zeigen jedoch, dass seitens der Krankenkassen erhebliche Schwierigkeiten bei der Anwendung dieses Bewertungsschemas entstehen. Die Prüfergebnisse hinsichtlich unabhängiger Parameter (z. B. mikroklimatischer Eigenschaften und Druckentlastung) werden künstlich zu einem Score zusammengefasst, das zwar einfach anzuwenden ist, eine patientenorientierte Hilfsmittelzuordnung jedoch unmöglich macht.

2.4.4 Phasen der Prüfverfahrensentwicklung

Das generelle Vorgehen bei der Prüfverfahrensentwicklung lässt sich in einzelne Phasen und Arbeitsschritte aufgliedern, wie in Abbildung 4 dargestellt. Es wird dabei zwischen fünf Entwicklungsphasen unterschieden:
- Analysephase (informative Festlegung),
- Modellierungsphase (prinzipielle Festlegung),
- Umsetzungsphase (gestalterische Festlegung),
- Standardisierungsphase (normative Festlegung),
- Validierungsphase (qualifizierende Festlegung).

Für jede Phase zeigt Abbildung 4 die wesentlichen Arbeitsschritte sowie das Ergebnis, das den Übergang in die nächste Phase initiiert. Auf Grund der Komplexität des Prozesses wurde eine phasenorientierte sequentielle Darstellung gewählt, die sich an der VDI-Richtlinie 2221 orientiert. Innerhalb und zwischen den einzelnen Phasen werden die notwendigen Iterationsschleifen jedoch zwingend vorausgesetzt.

Die einzelnen Phasen unterscheiden sich hinsichtlich der erforderlichen interdisziplinären Zusammenarbeit erheblich. Während der Wissenschaftler und sein Team in der Analysephase weitgehend selbständig agieren können, ist beim Übergang in die Modellierungsphase meist eine Kooperation mit klinischen Partnern erforderlich. In der Umsetzungsphase muss eine Koordination mit der Fertigung gewährleistet sein, externe Kompetenzen, die im Team nicht verfügbar sind (z. B. Regelungstechnik), müssen eingebunden werden. In der Standardisierungsphase ist eine enge Kooperation mit einem oder mehreren Prüflaboren, die das Prüfverfahren später einsetzen werden, zwingend erforderlich. Spätestens in der Validierungsphase ist die Einbindung weiterer an der Hilfsmittelbewertung beteiligter Personengruppen – Herstellerorganisationen, MDS, Krankenkassen etc. – zu gewährleisten.

Der Übergang von einem rein wissenschaftlich angewendeten prototypischen Bewertungsverfahren zu einem routinemäßig angewendeten Laborprüfverfahren ist

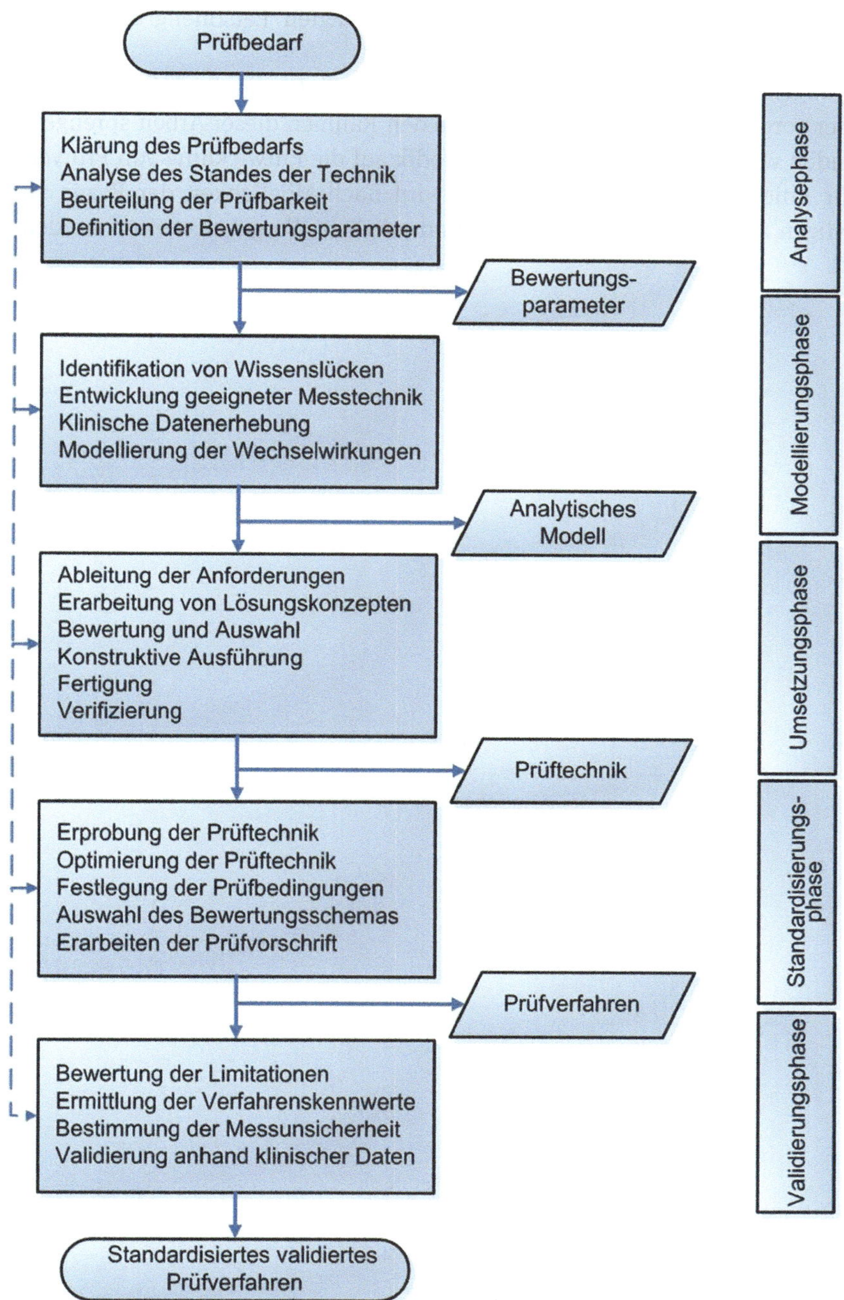

Abb. 4: Phasen und Arbeitsschritte bei Prüfverfahrensentwicklung.

wirtschaftlich nur dann vertretbar, wenn alle beteiligten Personengruppen das Prüfverfahren befürworten.

Eine allgemeingültige detaillierte Darstellung und Diskussion aller Arbeitsschritte der vorgeschlagenen Methodik würde den Rahmen dieser Arbeit sprengen. Im Folgenden wird die Anwendung der Methodik auf die Entwicklung von Prüfverfahren für Knieorthesen dargestellt. Dabei wird nach Möglichkeit der Bezug zu den jeweiligen Arbeitsschritten hergestellt und mögliche Vorgehensweisen werden diskutiert.

3 Anwendung und Bewertung von Knieorthesen

3.1 Grundlagen

Laut Pschyrembel ist eine Orthese ein „Apparat zur Stabilisierung, Entlastung, Ruhigstellung, Führung oder Korrektur von Gliedmaßen, Rumpf oder Wirbelsäule" [187]. Die Internationale Norm ISO 8549-1 definiert eine Orthese allgemein als ein extern angewandtes Hilfsmittel zur Veränderung der strukturellen und funktionellen Eigenschaften des neuromuskulären und des skelettalen Systems [112]. Da diese Definition jedoch auch Bandagen oder Hilfsmittel zur Kompressionstherapie einschließt, hat sie sich im deutschsprachigen Raum nicht etabliert.

Der GKV-Spitzenverband beschreibt Orthesen in der vor kurzem veröffentlichten Produktgruppe 23 des HMV wie folgt: „Orthesen sind funktionssichernde, körperumschließende oder körperanliegende Hilfsmittel, die von ihrer physikalischen/mechanischen Leistung konstruktiv stabilisieren, immobilisieren, mobilisieren, entlasten, korrigieren, retinieren, fixieren, redressieren (quengeln, wachstumslenkend, fehlstellungsumlenkend) und ausgefallene Körperfunktionen ersetzen. Es können auch mehrere Eigenschaften kombiniert auftreten, insbesondere dann, wenn therapeutische und behinderungsausgleichende Maßnahmen gleichzeitig erforderlich sind." [223]

Mit dem herkömmlichen Begriff „Schiene" werden primär Orthesen zur Immobilisation bezeichnet. Auf Grund der fehlenden Abgrenzungsmöglichkeit zwischen PG 23 „Orthesen" und der angedachten PG 30 „Schienen" wurde eine übergreifende Produktgruppe 23 „Orthesen/Schienen" erstellt.

Eine klare Abgrenzung zwischen Orthesen und Bandagen ist nach wie vor problematisch. Wenngleich die primäre Funktion einer Bandage die Kompression ist und sie überwiegend aus elastischen Materialien hergestellt werden, weisen viele Bandagen starre Stabilisierungselemente auf. Derartige Hilfsmittel werden von Hohmann und Uhlig als Orthesenbandagen definiert [106]. Im Rahmen der Entwicklung der PG 23 wurden diese Produkte, die ursprünglich in der PG 05 „Bandagen" gelistet waren, der PG 23 „Orthesen/Schienen" zugeordnet.

In der Fachliteratur existieren in Bezug auf Orthesen unterschiedliche Klassifizierungssystematiken. Zur Klassifizierung von Orthesen werden unter anderem folgende Kriterien verwendet:

- Anwendungsgebiet (Hals/Kopf, Rumpf, obere Extremität, untere Extremität),
- Applikationsort (internationale Klassifikation gem. ISO 8549-3),
- Versorgungszweck (z. B. präventiv, rehabilitativ, dauerhaft, korrektiv etc.),
- allgemeine Funktion (z. B. Lähmungs-, Entlastungsorthesen etc.),
- funktionelle Aufgaben (Stabilisation, Fixation, Retention, Redression, Entlastung, Längenausgleich, Extension etc.),

- Indikation (z. B. Epicondylitisorthese, Leistenbruchhose etc.),
- konstruktive Merkmale bzw. Wirkprinzipien (z. B. Spiralschienenorthese, Beinorthese mit Beckenkorb etc.),
- Name des Erfinders bzw. historische Bezeichnung (Orthese nach Allgöwer, Heidelberger Feder, Tübinger Hüftbeugeschiene etc.).

Nach Art und Umfang der Fertigung erfolgt darüber hinaus eine grundlegende Unterscheidung zwischen:
- Fertigorthesen, die als vorkonfektionierte Artikel an Hand einer Größentabelle sofort an den Patienten abgegeben werden, so dass Anpassungsarbeiten ausschließlich durch den Leistungserbringer erfolgen müssen,
- Halbfertigfabrikaten (sog. Baukastensystem bzw. Modularbauweise), die aus mehreren untereinander oder miteinander verbunden vorgefertigten Modulen bestehen, die während des Zusammenbaus an den konkreten Patienten angepasst werden,
- individuellen Konstruktionen (Maßanfertigung), die vom entsprechend qualifizierten Leistungserbringer individuell nach den Maßen eines namentlich benannten Patienten aus Grundmaterialien und/oder vorgefertigten Passteilen hergestellt werden.

Die ISO 8549-3 [113] legt die Einteilung von Orthesen nach Applikationsort fest, dabei werden die Orthesen auf Basis der überbrückten Gelenke und eingeschlossenen Körpersegmente klassifiziert (Tabelle 2).

Hohmann und Uhlig unterscheiden hinsichtlich der allgemeinen Funktion zwischen:
- Lähmungsorthesen als funktionsergänzenden und auch funktionsunterstützenden, bewegungsbeeinflussenden Orthesen für mehrgelenkige Gliedmaßenbereiche,
- Entlastungsorthesen als bewegungseinschränkenden, die Lastaufnahme differenziert beeinflussenden Orthesen für mehrgelenkige Gliedmaßenbereiche,
- Segmentorthesen als die Biomechanik einzelner Bewegungselemente und Körperregionen beeinflussenden Orthesen, die je nach Funktion bewegungssteuernde, belastungsregelnde, richtungsbeeinflussende und wachstumslenkende Einzelaufgaben haben können. [106]

Die ISO 8551:2003, die eine Methode zur generellen Beschreibung der zu versorgenden Person vorschlägt, definiert eine Einteilung nach funktionellen Aufgaben auf Basis eines standardisierten Vokabulars. Eine ähnliche, im deutschsprachigen Raum gängige Einteilung wurde von Hohmann und Uhlig [106] vorgeschlagen (Tabelle 3).

englische Bezeichnung	deutsche Bezeichnung	Abkürzung
foot orthosis	Fuß-Orthese	FO
ankle-foot orthosis	Sprunggelenk-Fuß-Orthese	AFO
knee orthosis	Knie-Orthese	KO
knee-ankle-orthosis	Knie-Knöchel-Orthese	KAO
knee-ankle-foot orthosis	Knie-Knöchel-Fuß-Orthese	KAFO
hip orthosis	Hüft-Orthese	HpO
hip-knee orthosis	Hüft-Knie-Orthese	HKO
hip-knee-ankle orthosis	Hüft-Knie-Knöchel-Orthese	HKAO
hip-knee-ankle-foot orthosis	Hüft-Knie-Knöchel-Fuß-Orthese	HKAFO
finger-orthosis	Finger-Orthese	FO
hand orthosis	Hand-Orthese	HdO
wrist orthosis	Handgelenk-Orthese	WO
wrist-hand orthosis	Handgelenk-Hand-Orthese	WHO
wrist-hand-finger orthosis	Handgelenk-Hand-Finger-Orthese	WHFO
elbow orthosis	Ellenbogen-Orthese	EO
elbow-wrist-hand orthosis	Ellenbogen-Handgelenk-Hand-Orthese	EWHO
shoulder orthosis	Schulterorthese	SO
shoulder-elbow-orthosis	Schulter-Ellenbogen-Orthese	SEO
shoulder-elbow-wrist orthosis	Schulter-Ellenbogen-Handgelenk-Orthese	SEWO
shoulder-elbow-wrist-hand orthosis	Schulter-Ellenbogen-Handgelenk-Hand-Orthese	SEWHO
sacro-iliac orthosis	Ileo-Sacral-Orthese	SIO
lumbal-sacral-orthese	Lumbal-Sacral-Orthese	LSO
thoraco-lumbo-sacral orthosis	Thorax-Lumbal-Sacral-Orthese	TLSO
cervical orthosis	Cervical-Orthese	CO
cervico-thoracic orthosis	Cervical-Thorax-Orthese	CTO
cervico-thoraco-lumbo-sacral orthosis	Cervical-Thorax-Lumbal-Sacral-Orthese	CTLSO

Tab. 2: Internationale Orthesenklassifikation nach ISO 8549-3.

ISO 8551:2003	Hohmann/Uhlig
Fehlstellungen: vorbeugen, reduzieren, stabilisieren	Stabilisierung
Gelenkbeweglichkeit: limitieren, vergrößern	Fixation
Muskelaktivität: Schwäche kompensieren, Spastiken kontrollieren	Retention (Redression)
Belastung: reduzieren, umverteilen	Entlastung
Körperteilgröße: Länge und Form ausgleichen	Längenausgleich

Tab. 3: Einteilung nach funktionellen Aufgaben nach ISO 8551:2003 und Hohmann/Uhlig [106].

3.2 Orthesen zur Kniegelenkversorgung

Die Orthesen und Bandagen zur Kniegelenkversorgung (KO nach der internationalen Orthesenklassifikation) haben nach Frost & Sullivan den zweitgrößten Anteil an Gesamtumsatz von Orthesen und Bandagen (Abbildung 5) [83].

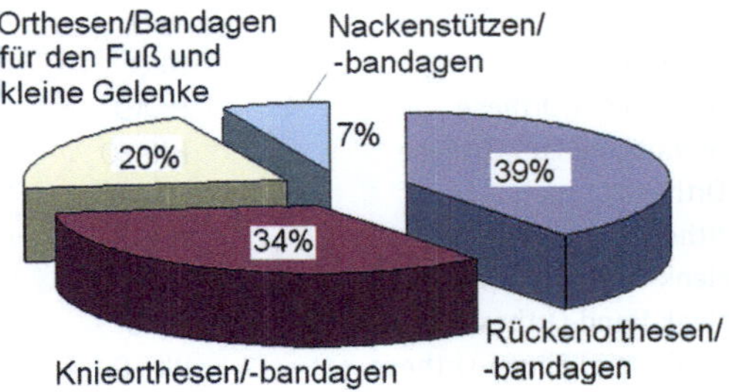

Abb. 5: Anteil unterschiedlicher Anwendungsorte am Gesamtumsatz für Orthesen und Bandagen (nach Frost & Sullivan Report 3991 [83].

Betrachtet man nur die industriell vorgefertigten Orthesen, so haben die Knieorthesen gar einen maßgeblichen Marktanteil, da die Rückenorthesen meist individuell gefertigt werden.

Knieorthesen gehören nach der Definition von Hohmann und Uhlig zu den Segmentorthesen. In der Vergangenheit sind in Bezug auf die Knieorthetik zahlreiche Klassifizierungsansätze vorgeschlagen worden, eine allgemein anerkannte Nomenklatur fehlt jedoch bisher.

Grifka unterscheidet z. B. bei den Knieorthesen grundsätzlich zwischen:
- Bandagen,
- Kniegelenkhülsen,
- Instabilitätsschienen,
- Varus-/Valgusorthesen. [91]

Eine andere Systematik wurde dagegen von Baumgartner und Greitemann vorgeschlagen. Sie unterscheiden zwischen:
- Bandagen (Kniebandagen, Patellarsehnenbandagen, Funktionsbandagen)
- Knieführungsorthesen,
- Funktionssicherungsorthesen bzw. Instabilitätsorthesen,
- postoperativen bzw. Rehabilitationsorthesen,
- Gonarthroseorthesen,
- Orthesen bei Genu recurvatum,
- Quengelorthesen. [14]

Am Anfang meiner Forschungsarbeit wurde ebenfalls ein Versuch unternommen, eine systematische Gliederung nach Art und Ausmaß der Indikation zu erarbeiten (Abbildung 6).

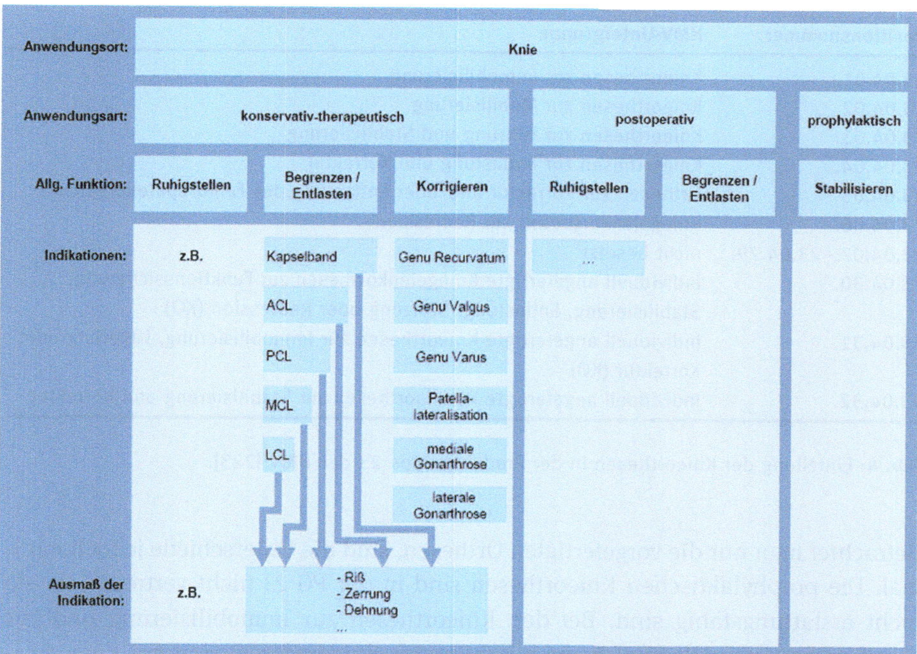

Abb. 6: Prinzipieller Aufbau der Gliederung nach Art und Ausmaß der Indikation.

Die Anwendung dieses Gliederungssystems hat sich im Laufe des Projekts jedoch als nicht praktikabel erwiesen, da Kniegelenkschädigungen meist nicht monoligamentär, sondern als Komplexinstabilitäten vorliegen. Darüber hinaus werden Orthesenmodelle seitens der Hersteller in der Regel nicht für eine, sondern für mehrere Indikationen angeboten.

Aus diesem Grund wird im Rahmen dieser Arbeit die international anerkannte Klassifizierung in 4 Gruppen nach American Academy of Orthopaedic Surgeons (AAOS) angewendet, die in der derzeit gültigen Fassung aus vier Kategorien besteht:

- rehabilitative Knieorthesen (rehabilitative braces) zur postoperativen bzw. posttraumatischen Bewegungseinschränkung,
- funktionelle Knieorthesen (functional braces) a) zur Stabilisierung von chronischen Gelenkinstabilitäten bzw. b) zum postoperativen Schutz der rekonstruierten Bänder,
- prophylaktische Knieorthesen (prophylactic braces) zur Vermeidung bzw. Reduktion der Schwere von Sportverletzungen,
- entlastende Knieorthesen (unloader/offloader braces) zur Schmerzreduktion bei einseitiger lateraler oder medialer Ostheoarthritis.

Während der Projektlaufzeit wurde die PG 23 des HMV verabschiedet, die eine andere Einteilung vorsieht (Tabelle 4).

Positionsnummer	HMV-Untergruppe
23.04.01.	Knieorthesen zur Immobilisierung
23.04.02.	Knieorthesen zur Mobilisierung
23.04.03.	Knieorthesen zur Führung und Stabilisierung
23.04.04.	Knieorthesen zur Entlastung und Korrektur
23.04.05.	Orthesen zur Korrektur und/oder Entlastung des Femoropatellargelenks
23.04.06.	Kniegelenkorthesen zur Redression
23.04.07.–23.04.29.	nicht besetzt
23.04.30.	Individuell angefertigte Kniegelenkorthesen zur Funktionssicherung, Stabilisierung, Entlastung, Stützung oder Redression (KO)
23.04.31.	Individuell angefertigte Knieorthesen zur Immobilisierung, Lagerung oder Korrektur (KO)
23.04.32.	Individuell angefertigte Patellaorthesen zur Stabilisierung und Korrektur

Tab. 4: Einteilung der Knieorthesen in der Produktgruppe 23 des HMV [223].

Betrachtet man nur die vorgefertigten Orthesen, sind die Unterschiede jedoch minimal. Die prophylaktischen Knieorthesen sind in der PG 23 nicht vertreten, da sie nicht erstattungsfähig sind. Bei den Knieorthesen zur Immobilisierung und zur Mobilisierung handelt es sich um rehabilitative Knieorthesen, und bei Knieorthesen zur Führung und Stabilisierung um funktionelle Knieorthesen nach der AAOS-Einteilung. Die Orthesen zur Korrektur und/oder Entlastung des Femoropatellargelenks sind mehrheitlich Bandagen und aus diesem Grund in der AAOS-Einteilung nicht vertreten. Sie werden jedoch der PG 23 zugeordnet, da sie starre Stabilisierungselemente aufweisen können.

3.2.1 Anforderungen an Knieorthesen

Die wesentlichen Anforderungen an industriell gefertigte Knieorthesen lassen sich wie in Tabelle 5 aufgeführt formulieren.

3.2.2 Aufbau und Konstruktionsprinzipien

Da die einzelnen Anforderungen zum Teil im Widerspruch zueinander stehen, hängen ihre Gewichtung und ihr Erfüllungsgrad maßgeblich mit dem Orthesen-Typ zusammen. So erfordern rehabilitative Knieorthesen eine hohe Körperformschlüssigkeit, was zum Teil nur auf Kosten des mikroklimatischen Verhaltens, der Beeinflussung der aktiven Muskelarbeit und des Gewichts zu gewährleisten ist. Dagegen steht bei prophylaktischen Knieorthesen oft die geringe Migrationsneigung und die fehlende Behinderung der Muskelarbeit im Vordergrund.

Anforderung	F/W
Biomechanik	
Ausüben des beabsichtigten biomechanischen Effektes (je nach Orthesen-Typ): – Protektive Wirkung bei sportartspezifischen Belastungen durch Aufnahme von hohen Kräften/Momenten bei hohen Beschleunigungen, – Verminderung von Zug- bzw. Scherkräften auf die rekonstruierten Bandstrukturen durch Aufnahme von äußeren Kräften/Momenten mit ggf. Bewegungseinschränkung in der Sagittalebene, – Verhinderung von pathologischen Freiheitsgraden bei chronischen Instabilitäten durch Aufnahme von äußeren Kräften/Momenten, – Korrektur einer ungleichmäßigen lateralen bzw. medialen Belastung durch Aufbringen von äußeren Kräften/Momenten.	F
Keine Beeinflussung der biomechanischen Wirkung durch Weichgewebeveränderungen	F
Biomechanische Wirkung im gesamten Flexionsbereich	F
Gute Übereinstimmung der individuellen Kniegelenkkinematik mit der Orthesengelenkachse zur Vermeidung von Zwangskräften	F
Gute Anpassungsfähigkeit an unterschiedliche Beinumfänge, keine Behinderung der Muskelkontraktion	F
Keine negative Beeinflussung der aktiven muskulären Stabilisierungsmechanismen	F
Geringe Migrationsneigung	W
Akzeptanz	
Geringes Gewicht	F
Keine Druckstellen	F
Keine Verringerung des Blutflusses durch die Gurte	F
Günstiges mikroklimatisches Verhalten (kein Wärmestau, keine vermehrte Feuchtigkeit)	W
Einfache Handhabung	W
Unauffälligkeit	W
Keine zusätzliche Einschränkung bei täglichen Aktivitäten (z. B. Kleidungswechsel)	W
weitere Anforderungen	
Ausreichende Betriebsfestigkeit bei gegebener Nutzungsdauer und Beanspruchung	F
Ausreichende Biokompatibilität und Hautverträglichkeit	F
Geringe Kosten	W

Tab. 5: Allgemeine Anforderungen an Knieorthesen.

Unabhängig vom Typ lassen sich bei Knieorthesen folgende Konstruktionselemente unterscheiden, wie in Abbildung 7 am Beispiel einer funktionellen Knieorthese dargestellt wird:
- Körperformteile,
- Gelenkschienen,
- Vergurtung mit Verschlüssen.

Die Gestaltung der Körperformteile, die Anzahl und die Konstruktion der Gelenkschienen, die Position und die Elastizität der Gurte sowie die Positionierung der

Pelotten unterscheiden sich zwischen den Orthesentypen (Abbildung 8) sowie bei einzelnen Produkten erheblich. Sie sind primär vom beabsichtigten biomechanischen Effekt, aber auch von einer Reihe weiterer Faktoren wie den Weichteilverhältnissen und dem Mobilitätsgrad des Patienten, der zu erwartenden Compliance etc. abhängig.

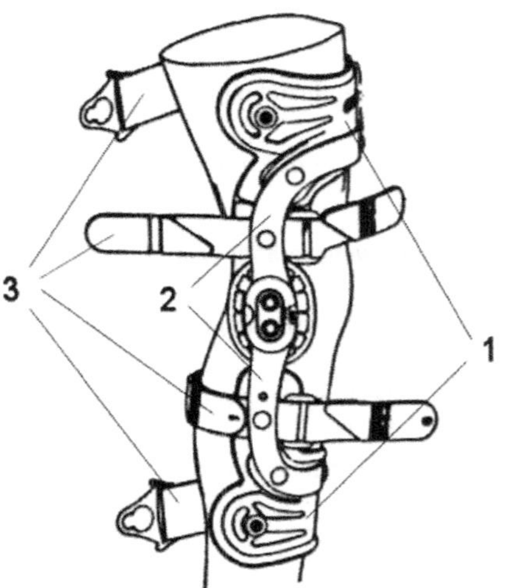

Abb. 7: Prinzipieller Aufbau einer Knieorthese:1 = Körperformteile, 2 = Gelenkschienen, 3 = Vergurtung (Originalbild Fa. Otto Bock Healthcare).

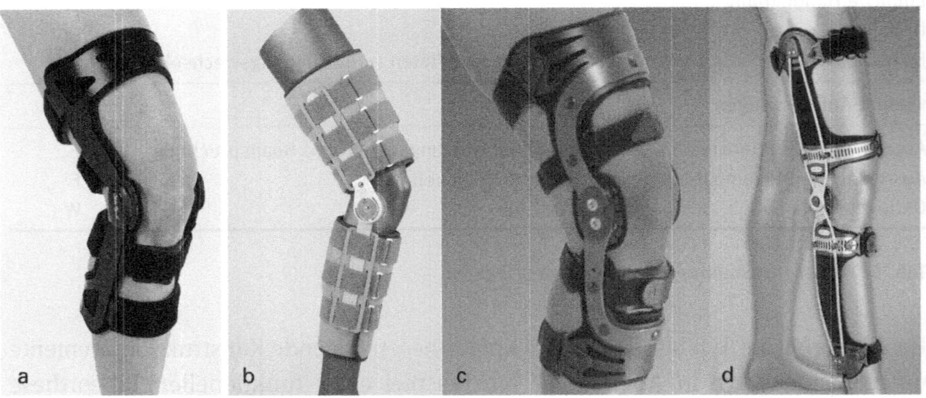

Abb. 8: Beispiele unterschiedlicher Orthesentypen: a) prophylaktische KO, b) rehabilitative KO, c) funktionelle KO, d) entlastende KO (Bilder Fa. Otto Bock Healthcare).

Da sich die Konstruktion von prophylaktischen Knieorthesen an sportartspezifischen Verletzungsmechanismen orientiert, ist eine allgemeingültige Darstellung kaum möglich. Die Palette reicht von unilateralen Gelenkschienen in Kombination mit elastischen Körperformteilen für Ballsportarten bis zu starren bilateralen Rahmenkonstruktionen mit integrierten Patella-Kappen für den Motocross.

Die rehabilitativen Knieorthesen bestehen meist aus langen geschlossenen Kunststoff- oder Textilformteilen, die mit relativ elastischen und energieabsorbierenden Kunststoffgelenkschienen verbunden sind. In der einfachsten Variante (Immobilisierungs-Schiene) besitzen sie keine Gelenke und fixieren das Knie in einer definierten Position. Die meisten rehabilitativen Knieorthesen verfügen jedoch über einstellbare Gelenke zur stufenweisen Bewegungsfreigabe für eine frühe Patientenmobilisierung (Abbildung 8b). Die Befestigung erfolgt mit mehreren (6–8) nichtelastischen Gurten.

Bei den funktionellen Orthesen erfolgt die Abstützung nach dem Drei- bzw. dem Vier-Punkt-Prinzip z. B. durch die Verbindung der seitlichen Gelenkschienen mit den steifen oder teilflexiblen Schellen und dem entgegen gerichteten un- bzw. teilelastischen Gurtungssystem. Dabei wird je nach Konstruktion der Körperformteile unterschieden zwischen:

– offenen Rahmenkonstruktionen (engl. „hinge-post-shell“-design),
– geschlossenen Körperformkonstruktionen. (engl. „hinge-post-strap“-design).

Die offenen Rahmenkonstruktionen bei sog. Hartrahmenorthesen (Abbildung 8c) bieten durch ihre höhere Steifigkeit nach Ansicht einiger biomechanischer Studien [79] [140] [141] bessere Stabilisierungseigenschaften[1], stellen jedoch hohe Anforderungen an die Beschaffenheit des Weichteilmantels und lassen wenig Bewegungsspielraum für die Muskelkontraktion. Ihre rotatorische Stabilisierungswirkung wird als gering eingeschätzt [45] [79]. Die langen geschlossenen hülsenartigen Körperformkonstruktionen, ähnlich den rehabilitativen Orthesen, werden meist nur bei vorliegenden neurologischen oder Weichteilschädigungen eingesetzt [106]. Eine neue Sonderform der funktionellen Knieorthesen stellen die sog. „Softbraces“ dar, die durch die Verwendung spezieller Trägermaterialien eine hohe Stabilität in die Stabilisierungsrichtung mit einer hohen Adaptationsfähigkeit an die Muskelkontraktion kombinieren sollen [221].

Die entlastenden Knieorthesen (Gonarthroseorthesen) werden zur unikompartimentaren Entlastung bei Varus- oder Valgusgonarthrose eingesetzt (Abbildung 8d). Die biomechanische Wirkung besteht im Aufbringen eines Gegenmoments nach dem 3-Punkt-Prinzip. Es existieren verschiedene Varianten in uni- und bilateraler Ausführung.

3.2.3 Konstruktionselemente und Materialien von Knieorthesen

Zur Konstruktion von Körperformteilen werden in der Regel Faserverbundwerkstoffe, thermoplastisch verformbare Kunststoffe, textile Materialien und bei indivi-

1 Die Limitationen dieser Untersuchungen werden in Kapitel 3.3.2 diskutiert.

duell gefertigten Orthesen auch Leder eingesetzt. Diese Materialien werden bei Bedarf zusätzlich mit Verstärkungsbändern/Schienen aus Metall oder Kunststoff verstärkt. Die den Materialien durch PG 23 [223] grundsätzlich zugeordneten Eigenschaften gibt Tabelle 6 wider.

Material	Eigenschaften
Leder	teilflexibel, atmungsaktiv, wärmeregulierend, haltbar
Faserverbundwerkstoffe	formstabil, leicht, dünnwandig, feuchtigkeitsresistent, sehr lange haltbar
Thermoplastische Kunststoffe	formstabil, eher dickwandig und schwer, jederzeit nachpassbar, feuchtigkeitsresistent, lange haltbar
Metall	formstabil, sehr lange haltbar

Tab. 6: Eigenschaften von Orthesenmaterialien nach PG23 des HMV [223].

Für die Vergurtung der Körperformteile kommen starre, teilelastische und elastische Materialien zum Einsatz. Die Wahl der Gurtung stellt einen Kompromiss zwischen mehreren gegensätzlichen funktionellen Anforderungen dar. So können sich elastische Gurtungen im Allgemeinen besser an die Muskelkontraktion anpassen und erlauben bei Weichteilproblemen und Gelenkinkongruenzen eine ausgleichende Migration der Orthese, allerdings auf Kosten der Stabilisierungswirkung. Darüber hinaus können bei größeren einwirkenden Kräften die eingestellten Limitierungen der Gelenkbeweglichkeit wirkungslos werden, insbesondere bei geringer Flexion [122]. Aus diesen Gründen werden bei funktionellen Orthesen starre Gurtungen mit stabilisierender Verspannung gegen die Muskulatur bevorzugt [106].

Die Gelenkkonstruktionen haben die primäre Aufgabe, die Anforderung einer guten Übereinstimmung der individuellen Kniegelenkkinematik mit der Orthesengelenkachse zu erfüllen. Dafür stehen verschiedene mono- und polyzentrische Gelenke zu Verfügung. Monozentrische Gelenke werden nach Bähler [6] mit einer entsprechend der Kompromissachse nach Nietert rückverlagerten und kaudalisierten Achse eingesetzt. Die polyzentrischen Gelenke orientieren sich dabei hauptsächlich am Prinzip der überschlagenen Vier-Gelenk-Kette und können den dreidimensionalen und stark individuellen Verlauf der natürlichen Knieachse nicht ausreichend nachahmen. Bei Vierachsgelenken und so genannten physiologischen Gelenken mit wandernder Achse kommt die Unsicherheit in der Positionierung und die problematische Einhaltung der Achsenkongruenz während des gesamten Laufzyklus' hinzu. In der Praxis wird das polyzentrische Doppelzahnsegmentgelenk als momentan beste Kompromisslösung angesehen [106]. Da die meisten funktionellen Orthesen auch in der Rehabilitation eingesetzt werden, werden die Gelenke oft mit auswechselbaren Anschlägen zu Limitierung der Flexions-/Extensionsbewegung ausgestattet.

3.3 Stand der klinischen Bewertung und der Laborprüfung von Knieorthesen

Die in diesem Kapitel zusammengefassten Erkenntnisse stellen bezogen auf die Methodik der Prüfverfahrenentwicklung die Realisierung der Schritte „Klärung des Prüfbedarfs“ und „Analyse des Standes der Technik“ dar.

3.3.1 Klinische Evidenz

Die Darstellung des aktuellen Standes der klinischen Knieorthesen-Forschung für einzelne Orthesen-Typen allein auf der Basis von systematischen Reviews oder von Meta-Analysen erscheint schwierig, da sie oft die neueren Publikationen nicht berücksichtigen. Die American Academy of Orthopaedic Surgeons (AAOS) veröffentlicht in regelmäßigen Abständen „position statements“ zur Evidenzlage bei Knieorthesen, die letzte Aktualisierung wurde im jedoch im Dezember 2003, also vor einiger Zeit, vorgenommen [1]. Die Reviewer sahen bei Knieorthesen eine nur limitierte klinische Evidenz auf Grund der geringen Anzahl klinischer Studien, deren schlechter methodischer Qualität und der widersprüchlichen Ergebnisse der einzelnen Studien. Im folgenden soll an Hand einer umfangreichen Literaturrecherche in ausgewählten Datenbanken medizinischer Fachliteratur eine Übersicht des derzeitigen Wissensstandes gegeben werden, wobei eine Unterscheidung zwischen einzelnen Orthesenarten angestrebt wird. Eine klare Abgrenzung ist dabei nicht immer möglich, wie im Falle der rehabilitativ oder prophylaktisch eingesetzten funktionellen Orthesen.

Die Effektivität von prophylaktischen Knieorthesen ist umstritten. Gerade im deutschsprachigen Raum ist nach wie vor eine starke ablehnende Haltung gegenüber den prophylaktischen Knieorthesen [69] [90] [92] [245] zu beobachten, die zum Teil auf ein im Jahre 1999 veröffentlichtes Literaturreview von Martinek und Friederich [148] zurückgeht. Sie stützten ihre Aussage über die grundsätzliche Vermeidung der Anwendung von prophylaktischen Orthesen unter anderem auf eine Studie von Teitz et al. aus dem Jahr 1987. Diese kamen in ihrer Studie an 11.000 American Football-Spielern zu dem Ergebnis, dass durch die Verwendung von prophylaktischen Orthesen signifikant mehr Verletzungen auftreten [227]. Diese Ergebnisse veranlassten unter anderem die AAOS dazu, im position statement von 1987 die Anwendung der prophylaktischen Knieorthesen in Frage zu stellen und auf die damit verbundene Zunahme der Inzidenz und der Schwere der Verletzungen hinzuweisen [169]. Die Ergebnisse von Teitz et al. wurden jedoch von den späteren Studien höherer methodischer Qualität nicht bestätigt.

Sitler et. al untersuchten 1990 den Nutzen von prophylaktischen Knieorthesen beim American Football in der bisher einzigen randomisierten kontrollierten klinischen Studie (Evidenzlevel I) an 1396 West-Point-Kadetten. Das Studiendesign kontrollierte mehrere Einflussfaktoren, die in der Studie von Teitz nicht berücksichtigt wurden, z. B. die getragenen Sportschuhe, den Belag des Spielfeldes, den Ausschluss von früheren Knieverletzungen, die standardisierte Zuordnung und Anpassung von Orthesen und vor allem die Spiel- und Trainingszeit (athlete exposure) sowie die Position im Spiel. Die Studie zeigte einen statistisch signifikanten positiven Effekt der prophylaktischen Knieorthesen auf die Häufigkeit der MCL-Verletzungen bei defensiven Spielern. Darüber hinaus wurde in der Gruppe der Orthesen-Nutzer ein Trend zu einer geringeren Inzidenz der ACL-Verletzungen und einer Reduktion der Schwere der Verletzungen beobachtet, dieser war jedoch statistisch nicht signifikant. [219]

Albright et al. führten 1994 eine dreijährige prospektive multi-center Untersuchung von MCL-Verletzungen beim American Football im Auftrag des Big Ten Sports Medicine Committee durch [2] [3] [169]. Sie teilten 987 Teilnehmer ohne vorherige Verletzung nach Häufigkeit der Orthesenanwendung ein und untersuchten die Einflussparameter der MCL-Verletzung. Es zeigte sich ein starker Einfluss der Parameter wie Typ des Spiels (Training oder Wettbewerb), Spielerposition (Lineman, Linebacker etc.) und vor allem die Gruppenzugehörigkeit (Startaufstellung, Auswechselspieler, Nichtspieler) auf die Wahrscheinlichkeit einer MCL-Verletzung. Nach der Berücksichtigung dieser Einflussfaktoren zeigte sich ein konsistenter, wenn auch statistisch nicht signifikanter Trend. So wurde im Training für alle Spieler mit Knieorthesen eine geringere Verletzungshäufigkeit beobachtet. In den Spielen wurde der selbe Trend mit Ausnahme der sog. „skilled"-Spieler (Quarterback, Kicker) festgestellt. Die Autoren sehen die fehlende Berücksichtigung der Gruppenzugehörigkeit als den Haupteinflussparameter in der Studie von Teitz et al. als Erklärung für die abweichenden Ergebnisse dieser Studie an [2].

In der Folge dieser Erkenntnisse wurde der position standing der AAOS revidiert und lautet in der aktuellen Version wie folgt: „AAOS believes that prophylactic knee braces may provide limited protection against injuries to the medial collateral ligament in football players. Scientific studies have not consistently demonstrated similar protection by prophylactic braces to other knee ligaments, menisci, or articular cartilage. („B" Recommendation)." [1].

Gleichzeitig sieht AAOS eine unzureichende Evidenz für eine Empfehlung der Nutzung der prophylaktischen Knieorthesen für alle Football-Spieler und verlangt weitere Untersuchungen [1]. Die American Academy of Pediatrics ist der gleichen Ansicht [147].

Pietrosimone et al. [182] unternahmen 2008 in ihrem systematischen Review den Versuch der Ermittlung der relativen Risikoreduktion (RRR) durch die Anwendung von prophylaktischen Knieorthesen beim American Football. Auf Grund der widersprüchlichen Ergebnisse einzelner Studien war jedoch keine RRR-Berechnung möglich. Die Autoren bezeichnen die existierende klinische Evidenz als inkonsistent und sehen den Nutzen von prophylaktischen Knieorthesen weder als bestätigt noch als widerlegt an.

Mit Ausnahme der retrospektiven Studie von Tegner und Lorentzon [226] an schwedischen Eishockey-Spielern fanden die bisherigen epidemologischen Studien ausschließlich in den USA und bezogen auf die Verletzungsmechanismen (vorrangig MCL-Verletzung) beim American Football statt. Es liegen daher nur wenige Erkenntnisse in Bezug auf andere Sportarten, weibliche Spieler und Anwendung von sportartspezifisch konstruierten Orthesen vor. Der Ausmaß des ACL-Schutzes durch prophylaktische Knieorthesen, insbesondere bei sog. Nicht-Kontakt-Verletzungen, ist momentan ebenfalls unklar, da außer der Studie von Sitler et. al keine weiteren klinischen Studien dazu existieren. Yu et al. konnten 2004 in einer kontrollierten Probandenuntersuchung jedoch zeigen, dass eine speziell konstruierte Orthese mit Extensionswiderstand den Flexionswinkel beim Landen nach dem Sprung signifikant erhöhen konnte, was nach dem momentanen biomechanischen Verständnis zu einer Reduktion der ACL-Belastung führt [257]. Die sportliche Performance der Probanden blieb dabei ohne signifikante Veränderungen.

Zusammenfassend muss angemerkt werden, dass die in Deutschland verbreitete grundsätzlich ablehnende Haltung zur Anwendung von prophylaktischen Knieorthesen zumindest aus Sicht der evidenzbasierten Medizin unbegründet erscheint und hier unbedingt weitere Untersuchungen folgen müssen.

Die Anwendung von rehabilitativen Knieorthesen nach einer ACL-Rekonstruktion fand in der Vergangenheit gute klinische Akzeptanz, da sie verglichen mit der früher praktizierten vollen Gips-Immobilisierung Vorteile aufweist [80]. Mit der Veränderungen der Operationstechniken und der postoperativen Rehabilitationsprogramme wird ihre Anwendung zunehmend in Frage gestellt. Hiemstra et al. zeigten in ihrer 2006 in Kanada durchgeführten Umfrage, dass 47,7 % der Operateure die rehabilitativen Orthesen nutzen, während 52,3 % ihrer Anwendung ablehnend gegenüber stehen [103]. Ähnliche Verhältnisse wurden durch Umfragen in den USA [52] und Großbritannien [82] festgestellt.

Während der position standing der AAOS von 2003 eine begrenzte Evidenz (C-Level Recommendation) für den Nutzen der Orthese in der frühen postoperativen Phase sieht [1], sieht das systematische Meta-Review aus dem Jahre 2007 von Wright et al. keine Gründe für die Orthesenversorgung in der frühen Rehabilitation [250]. Wie die Zusammenstellung bisheriger Studien (Tabelle 7) zeigt, kam es in keiner der Studien zu einem signifikant schlechteren klinischen Outcome, wenn auf die Anwendung von rehabilitativen Orthesen verzichtet wurde.

Es gibt jedoch Hinweise, die für einen postoperativen Nutzen von Orthesen sprechen. Die Studie von Melegati et al. zeigte z. B. eine signifikante Reduktion des postoperativen Extensionsdefizites, wenn die Orthese in der ersten Woche in der vollen Extensionsstellung gesperrt wurde [158]. Die Studie von Wu et al. zeigte eine mögliche Verbesserung der statischen Propriozeption im Kniegelenk bei Patienten mit ACL-Rekonstruktion durch die Orthese [253]. Die Verwendung von rehabilitativen Orthesen in der Rehabilitation soll nach AAOS im Ermessensspielraum des Arztes bleiben [1].

Studie	Vergleich	Patienten-zahl	Signifikante Ergebnisse
Brandsson et al. (2001) [36]	Rehabilitative KO (3 Wochen) vs. keine KO	50	Keine Unterschiede nach 2 Jahren Follow-up, weniger Schmerz und geringere Komplikationsrate mit KO
Feller et al. (1997) [74]	Rehabilitative KO (6 Wochen) vs. keine KO	40	Keine Unterschiede nach 4 Monaten Follow-up
Harilainen et al. (1997) [94]	Rehabilitative KO (12 Wochen) vs. keine KO	60	Keine Unterschiede nach 1 und 2 Jahren Follow-up
Henriksson et al. (2002) [98]	Rehabilitative KO (5 Wochen) vs. Gips-Immobilization	50	Größeres Kraftdefizit (signifikant bei Hamstrings, nicht signifikant bei Quadriceps) in der KO-Gruppe, keine weiteren Unterschiede nach 2 Jahren Follow-up
Hiemstra et al. (2009) [102]	Rehabilitative KO (2 Wochen) vs. keine KO	88	Kein Unterschied in Schmerz-Score, Medikation, Bewegungsumfang, Komplikationen in den ersten 2 Wochen
Kartus et al. (1997) [121]	Rehabilitative KO (4 Wochen) vs. keine KO	78	Keine Unterschiede nach 2 Jahren Follow-up
Möller et al. (2001) [163]	Rehabilitative KO (6 Wochen) vs. keine KO	62	Besserer Tegner-Score und geringere Schwellung nach 2 Wochen ohne KO, keine weiteren Unterschiede nach 2 Jahren Follow-up
Muellner et al. (1998) [166]	Rehabilitative KO (6 Wochen) vs. Bandage	40	Voller Bewegungsumfang früher mit der Bandage, keine weiteren Unterschiede nach 1 Jahr Follow-up
Nazem et al. (2006) [170]	Rehabilitative KO (6 Wochen) vs. keine KO	100	Geringerer patellofemoraler Schmerz ohne KO, keine weiteren Unterschiede nach 1 Jahr Follow-up
Risberg et al. (1999) [201]	Rehabilitative KO (6 Wochen) + funktionelle KO (10 Wochen) vs. keine KO	60	Besserer Cincinnati Knee Score, aber höhere Muskelatrophie in der KO-Gruppe nach 3 Monaten, keine weiteren Unterschiede nach 2 Jahren Follow-up

Tab. 7: Zusammenstellung bisheriger klinischer Studien zur Anwendung von rehabilitativen Knieorthesen nach ACL- Rekonstruktion.

Die Verwendung von funktionellen Knieorthesen in der langfristigen Rehabilitation wird dagegen von der AAOS nicht mehr empfohlen (A-Level Recommendation) [1]. Es liegen konsistente Ergebnisse mehrerer Studien vor, die keinen Unterschied im Outcome zwischen Patienten mit Orthesenversorung und der Kontrollgruppe zeigten. Risberg et al. führten 1999 eine prospektive randomisierte klinische Studie zur Rolle funktioneller Knieorthesen nach der ACL-Rekonstruktion an 60 Patienten durch. Die Prüfgruppe erhielt eine rehabilitative Orthese für zwei Wochen und eine funktionelle Orthese für zehn Wochen, die Kontrollgruppe bekam keine Orthesenversorgung. Nach einem Follow-up von zwei Jahren zeigte sich kein statistisch signifikanter Unterschied zwischen beiden Gruppen bezüglich Beweglichkeit, Schmerz oder funktionellen Knietests [201]. McDevitt kommt in seiner 2004 durchgeführten prospektiven randomisierten multi-center Studie an 100 Patienten ebenfalls zu dem Ergebnis, dass die postoperative Verwendung von funktionellen Knieorthesen zu keiner Änderung des klinischen Outcomes führt [151].

Birmingham et al. verglichen 2008 in ihrer randomisierten kontrollierten Studie an 150 ACL-Patienten den Nutzen von funktionellen Knieorthesen gegenüber den Neoprenbandagen anhand mehrerer Outcome-Kriterien (ACL-Quality of Life Questionnaire, KT-1000 Arthrometer-Messungen, limb symmetry index, Tegner Activity Scale). Die Studie zeigte, mit Ausnahme der weiblichen Patienten unter 25 Jahren, keine signifikanten Vorteile für die funktionelle Knieorthese. Das subjektive Sicherheitsgefühl war in der Orthesengruppe signifikant höher, es wird jedoch von den Autoren nicht als positiver Effekt interpretiert, da die negativen Folgen des falschen Sicherheitsgefühls nach wie vor diskutiert werden. [28]

Die Unterschiede in der Reruptur-Rate wurden in der Studie von Birmingham jedoch nicht verglichen. Nach Ansicht von Autoren müsste die Studie, ausgehend von berichteten Reruptur-Raten zwischen 2 % und 6 %, mehr als 5500 Patienten einschließen, um eine große relative Risikoreduktion von 20 % mit ausreichender Power zu detektieren [28]. Das bestätigt die im Kapitel 2.2 dargestellten Schwierigkeiten bei der klinischen Hilfsmittelbewertung.

Aber gerade die Rolle von funktionellen Orthesen bei der Verhinderung von Rerupturen beim Sport gewinnt durch die Studien von Sterrett et al. und Kocher et al. zunehmend an Bedeutung. Sterrett et al. zeigten in ihrer 2006 publizierten Kohortenstudie, dass sich die Rate erneuter Knieverletzungen bei Skifahrern mit Ersatz des vorderen Kreuzbandes durch die Verwendung einer funktionellen Orthese vermindern lässt. Sie untersuchten 820 Skisportler mit mindestens zwei Jahre zurückliegender AC-Rekonstruktion. In der Gruppe der Orthesen-Träger wurden 4,0 Verletzungen pro 100 Knie pro Saison festgestellt, in der der Gruppe ohne Orthese dagegen 8,9 Verletzungen pro 100 Knie pro Saison). Der Unterschied blieb auch nach der Berücksichtigung weiterer möglicher Einflussfaktoren (Alter, Geschlecht etc.) statistisch signifikant. [224]

Kocher et al. zeigten in ihrer Kohortenstudie an 180 Patienten, dass bei Skifahrern mit bestehender ACL-Insuffizienz ein sechsfach höheres Verletzungsrisiko besteht, wenn sie keine funktionelle Knieorthese tragen [128].

Auch einige biomechanische Laborstudien zeigen Vorteile für die postoperative Anwendung von funktionellen Knieorthesen. De Vita et al. fanden in ihrer ganganalytischen Studie an sieben Patienten nach einer ACL-Rekonstruktion eine signifikante Reduktion des Extensionsmomentes am Knie durch die Anwendung einer funktionellen Knieorthese, wodurch die Belastung des rekonstruierten Ligaments abnimmt [55]. Diese Erkenntnis wird jedoch durch die pedobarographische Studie von Rebel et al. [192] nicht bestätigt.

Die Rolle von funktionellen Knieorthesen bei der Stabilisierung von chronischen Gelenkinstabilitäten wird derzeit mit Einschränkungen positiv gesehen. AAOS beurteilt, dass Symptome einer Instabilität durch funktionelle Knieorthesen in begrenztem Maße kontrolliert werden können (B-Level Recommendation) [1]. Neben den im Kapitel 3.3.2 ausführlich beschriebenen Kadaver- und Ersatzmodellstudien wurden dazu mehrere biomechanische Laborstudien an Patienten mit unterschiedlichen Techniken durchgeführt.

Die ersten Versuche einer vergleichenden Bewertung von funktionellen Orthesen erfolgten unter Anwendung von Knie-Arthrometern. Ein Beispiel dafür ist die Studie von Beck et al., die 1986 eine vergleichende Untersuchung von sieben funktionellen Knie-Orthesen an drei Patienten mit klinisch evidenter A/P-Instabilität mit Hilfe von zwei verschiedenen Arthrometern (KT-1000, Fa. Medimetric und KLT, Fa. Stryker) durchführten [15]. Die Messungen erfolgten bei 20°–30° Flexion am verletzten Bein mit und ohne Orthese, das gesunde Bein wurde zur Kontrolle vermessen. Aus den Ergebnissen wurde die prozentuale Reduktion der A/P-Translation durch die Orthese berechnet. Die entstandenen Rankings waren jedoch je nach Arthrometer unterschiedlich. Die Ursache dafür liegt vermutlich in der durch mehrere Validierungsstudien [77] [78] [231] bestätigten mangelnden Test-Retest-Reliabilität der Arthrometer. Des Weiteren verändern insbesondere die Hartrahmenorthesen die Ankopplung des Arthrometers an das Bein, die daraus resultierende Messwertverfälschung kann nicht ohne weiteres kompensiert werden [45].

In der Studie von Mishra et al. an 42 Patienten wurden vier verschiedene Orthesendesigns an Hand von Arthrometer-Messungen und eines Fragebogensmiteinander verglichen. Die Anwender der Orthesen berichteten über eine signifikant geringere Anzahl der „giving-way“-Ereignisse, die häufigste Beschwerde betraf die Migration der Orthese. Die Messungen mit dem Arthrometer zeigten für alle Orthesen und Testszenarien eine Reduktion der A/P-Translation. [161]

Jonsson et al. untersuchten 1990 den stabilisierenden Effekt von drei verschiedenen Orthesendesigns an 21 Patienten mit chronischen Instabilitäten mit Hilfe der Röntgen-Stereophotogrammetrie. Zu diesem Zweck wurden den Patienten arthroskopisch Tantal-Marker eingesetzt. Die Knieinstabilität wurde bei Flexionsstellungen von 0°, 20°, 30° mit anteriorer Kraft von 150 N, posteriorer Kraft von 80 N und einem Innen-/Außenrotationsmoment von 8 Nm, zum Teil auch kombiniert, getestet. Die Ergebnisse zeigten, dass zwei Orthesendesigns (ECKO, modifizierte Lenox Hill) die A/P-Instabilität reduzieren konnten, während die außenrotatorische Instabilität nur von der modifizierten Lenox Hill-Orthese verringert werden konnte. Keine der getesteten Orthesen war in der Lage, die innenrotatorische Instabilität zu begrenzen. [118]

Beynon et al. untersuchten 1992 in einer in-vivo Studie den stabilisierenden Effekt von funktionellen Knieorthesen an Patienten ohne ACL-Verletzung mit Hilfe implantierter Hall-Effekt-Sensoren. Der Sensor wurde dabei arthroskopisch direkt im anteromedialen ACL-Bündel verankert. Die Belastungen erfolgten in einer speziell konstruierten Vorrichtung, die die Aufnahme von A/P-Kräften und Torsionsmomenten sowie die Kontrolle des Flexionswinkels ermöglichte. Die durchgeführten Tests beinhalteten die anteroposteriore Translation, Außen-/Innenrotation und isometrische Quadricepskontraktion bei 30° Flexion sowie die aktive Flexions-Extensions-Bewegung von 5 bis 110° Flexion. Unter geringen Kräften (100 N) konnte für zwei Orthesen eine signifikante Schutzwirkung der A/P-Belastung nachgewiesen werden, bei höheren Kräften (180 N) war die Reduktion jedoch nicht statistisch signifikant. Bei einer Innenrotation von 5 Nm konnte bei drei Orthesen eine signifikante Schutzwirkung nachgewiesen werden. Kein signifikanter Effekt wurde bei der Außenrotation und der isometrischen Quadricepskontraktion festgestellt. Bei der aktiven Bewegung zeigten sich keine erhöhten ACL-Belastungen durch das Tragen der Orthese. In der Studie wurden darüber hinaus keine Unterschiede in der Effektivität zwischen individuell angefertigten Konstruktionen und Fertigorthesen festgestellt. [19]

Wojtys et al. untersuchten 1996 die Effektivität von sechs funktionellen Knieorthesen an fünf Patienten mit chronischer ACL-Insuffizienz mit Hilfe einer speziell konstruierten Vorrichtung, die eine direkte Messung der tibialen Translation und eine EMG-Kontrolle der Muskelfunktion ermöglichte. Die Untersuchungen erfolgten bei 30° Knieflexion und 10–15° Dorsalflexion im Sprunggelenk unter einer aufgebrachten Last von 30 Pfund (13,6 kg). Die Untersuchung des Patienten erfolgte in zwei Serien von je 10 Messungen mit relaxierter und mit kontrahierter Muskulatur. Verglichen mit Kontrollmessungen ohne Orthese zeigte sich eine statistisch signifikante Reduktion der A/P-Translation von 28,8 %–39,1 % bei relaxierter und 69.8 %–84.9 % bei kontrahierter Muskulatur. Die Autoren sahen eine Verbesserung der Quadricepsaktivierung, jedoch eine Verschlechterung der Reaktionszeit der ischiokruralen Muskulatur. [248]

Eine kontralaterale ganganalytische Untersuchung der Effekte der funktionellen Knieorthese auf die dreidimensionale Kinematik der tibiofemoralen Bewegung während moderater und anstrengender Aktivitäten wurde 2001 von Ramsey et al. beschrieben. Bei vier Patienten mit ACL-Ruptur wurden in der Tibia und im Femur Steinmann-Pins verankert, danach führten die Patienten einen horizontalen Sprung (mit Landung auf dem verletzten Bein) auf maximal mögliche Distanz mit und ohne Orthese durch. Die Bewegungen und die Daten der Kraftmessplatten wurden dabei aufgezeichnet. Die Ergebnisse zeigten große Unterschiede in den kinematischen Daten zwischen den einzelnen Probanden, aber nur minimale Veränderungen durch die Anwendung der Knieorthese. [191]

Beynon et al. untersuchten den Effekt von funktionellen Knieorthesen auf die anteriore Tibiatranslation im unbelasteten und belasteten Zustand sowie beim

Übergang zwischen diesen Zuständen an neun Patienten mit chronischer ACL-Insuffizienz mit Hilfe des sog. Vermont Knee Laxity Device. Die Ergebnisse zeigten sowohl unter Last als auch lastfrei eine signifikante Reduktion der pathologischen anteroposterioren Tibia-Translation durch die Orthese, so dass die Werte des gesunden kontralateralen Knies wieder erreicht werden konnten. Beim Übergang zwischen belastetem und unbelastetem Zustand wurde jedoch eine bis zu 3,5-mal höhere Translation der Tibia gemessen, die nicht durch die Orthese reduziert werden konnte. Die Autoren sehen darin die Erklärung dafür, dass es trotz der bestätigten Kontrolle der Instabilität durch die Orthese während der Aktivität zu „giving-way"-Ereignissen kommen kann. [21]

Swirtun et al. führten 2005 eine prospektive kontrollierte klinische Studie zur posttraumatischen Stabilisierung durch funktionelle Knieorthesen durch. Ausgewertet wurden neben einem Patienten-Feedbackbogen verschiedene gängige Scores (Visual Analog Scale, Knee Osteoarthritis Outcome Score, Cincinnati Knee Score), parallel dazu wurden Messungen der Drehmomentmaxima von Extensoren und Flexoren durchgeführt. Die Auswertung des Visual Analog Scale zeigte ein signifikant geringeres subjektives Instabilitätsgefühl in der Gruppe der Orthesennutzer. Die große Mehrheit der Orthesennutzer berichtete über einen positiven Effekt der Orthese. Es wurde jedoch kein Einfluss der Orthese auf die restlichen Scores oder auf die Drehmomentmaxima von Extensoren und Flexoren festgestellt. Problematisch ist zudem die hohe Drop-out-Rate – von 95 randomisierten Patienten haben nur 44 die Studie abgeschlossen. [225]

Der in der Studie von Swirtun et al. subjektiv empfundene positive Effekt durch die Anwendung von Knieorthesen wird durch die Untersuchungen von Reer et al. bestätigt, die mit einem standardisierten Fragebogen den Stützeffekt, das Sicherheitsgefühl und die sportliche Leistungsfähigkeit bei Patienten mit ACL-Ruptur [195] und bei gesunden Probanden beim Inline-Skaten [194] untersucht haben.

Der genaue Wirkmechanismus von funktionellen Knieorthesen ist nicht eindeutig geklärt. Diskutiert werden neben den „klassischen" biomechanischen Effekten auch propriozeptive Effekte – die Verbesserung der muskulären Gelenksicherung auf Grund der Stimulation von Propriorezeptoren, aber auch Wärme-, Kompressions- und psychologische Wirkung. Insbesondere im Bereich der propriozeptiven Wirkung wurden mehrere Studien, jedoch mit widersprüchlichen Ergebnissen, durchgeführt. Auf Grund der methodischen Schwierigkeiten bei der messtechnischen Erfassung der Propriozeption wurden hier unterschiedliche Verfahren angewendet, vorrangig aktive und passive Winkelreproduktionstests sowie EMG-Messungen. Eine vollständige Darstellung der bisherigen Untersuchungen zum Thema Propriozeption würde den Rahmen dieser Arbeit sprengen. Es soll jedoch gezeigt werden, dass mit jeder Untersuchungstechnik widersprüchliche Ergebnisse erzielt worden sind.

Die bereits zitierte Studie mit EMG-Kontrolle der Muskelfunktion von Wojtys et al. beschreibt eine signifikante Verbesserung der Quadrizepsaktivierung durch die

Knieorthese [248]. Dagegen wurde in der Studie von Branch et al. kein signifikanter Einfluss der Knieorthese auf die EMG-Signale der Unterschenkelmuskulatur festgestellt [35].

Perlau et al. untersuchten den Einfluss einer Bandage auf die Propriozeption gesunder Probanden mit Hilfe passiver Winkelreproduktionstests [179] und stellten eine Verbesserung der Reproduktionsgenauigkeit von 25 % bei der Anwendung einer Bandage fest. Barrett et. al beschreiben eine dramatische 40 %ige Verbesserung der Reproduktionsgenauigkeit durch eine Bandage bei Personen mit schlechter Propriozeption auf Grund einer Gonarthrose oder eines Knieersatzes [10]. McNair et al. sprechen von einer Verbesserung um 11 % durch die Anwendung einer Knieorthese [154]. Birmingham et al. untersuchten den Einfluss einer Bandage bei Übungen mit offener und geschlossener kinematischer Kette und stellten in beiden Fällen eine Verbesserung fest, die jedoch im Falle der geschlossenen Kette signifikant geringer war [29]. Jerosch et al. [115] und Braumann et. al [37] registrierten ebenfalls eine signifikante Verbesserung durch eine Kniebandage bzw. Orthese. Herrington et al. untersuchten 2004 den Effekt einer Bandage mit drei früher beschriebenen Methoden und fanden eine Verbesserung der Reproduktionsgenauigkeit von 23–28 %, es bestand jedoch keine Korrelation zwischen einzelnen Verfahren [99].

Kaminski et al. konnten hingegen in ihrer Studie sowohl bei aktiven und passiven Winkelreproduktionstests als auch bei der Einbeinstand-Schwerpunktanalyse keinen Vorteil durch eine prophylaktische Knieorthese feststellen [119]. Beynnon et al konnten in ihrer Studie keinen Einfluss funktionellen Orthese oder einer Neopren-Bandage auf die propriozeptiven Fähigkeiten der Probanden mit ACL-Ruptur feststellen [22] [23].

Sogar die Frage, in wie weit die Propriozeption des Kniegelenks durch eine ACL-Ruptur negativ beeinflusst wird, wurde bisher unterschiedlich beantwortet. Während die überwiegende Mehrheit der Studien [8] [9] [49] [115] [144] [246] eine Verschlechterung der propriozeptiven Eigenschaften des Kniegelenks bei einer ACL-Ruptur beschreiben, sehen mehrere andere Studien[127][2] [47] [88] [251] dagegen keine Unterschiede in Propriozeption des gesunden und des ACL-verletzten Gelenks. Die Studie von Beynnon et al. fand zwar einen statistisch signifikanten, jedoch geringen Unterschied, dessen klinische Signifikanz nach Ansicht der Autoren fraglich ist [22] [23]. Rebel et al. stellten in ihrer Studie fest, dass sich die Testergebnisse der gesunden und der ACL-Verletzten nur zum Teil signifikant unterschieden und werteten das als Indiz für die große intraindividuelle Variabilität der sensomotorischen Fähigkeiten [193].

Die widersprüchlichen Ergebnisse der Winkelreproduktionstests lassen sich sowohl mit methodischen (unterschiedliche zu reproduzierende Winkel, Winkelgeschwindigkeit, Körperposition, Art der Reproduktion etc.) als auch mit messtechni-

---

2 Zitiert nach Gullquist [85]

schen (ungenügende Genauigkeit der Goniometer, problematische Fixierung der Goniometer über dem Gelenkspalt) Limitationen erklären [105]. Die vergleichenden Untersuchungen von Grob et al. [93] und Herrington et al. [99] bestätigen diese These, da in keiner der Studien eine signifikante Korrelation einzelner Parameter untereinander festzustellen war. Zusammenfassend lässt sich sagen, dass die Limitationen der derzeit angewendeten Propriozeptionstests keine klare Aussage ermöglichen und hier nach weiteren geeigneten Verfahren gesucht werden muss. Die instrumentierten tierexperimentellen Studien mit direkter Messung der Muskelantwort wie die von Bonsfills et. al [32] können hier eine geeignete Möglichkeit darstellen.

Entlastende Knieorthesen können bei Patienten mit einseitiger Knie-Ostheoarthritis zu einer gleichmäßigeren Belastung und zu einer erheblichen Schmerzreduktion führen (B-Level Recommendation) [1]. Cochrane Review sieht ebenfalls eine limitierte Evidenz (Silver Level), dass Entlastungsorthesen verglichen mit einer rein medikamentösen Behandlung vorteilhaft sind [38]. Aktuelle Review-Arbeiten sehen trotz unklarer Wirkmechanismen die klinischen Ergebnisse als überzeugend an [131] [185]. Die Übersicht der bisherigen Untersuchungen (Tabelle 8) zeigt konsistente Ergebnisse im Bezug auf die Schmerzreduktion, die den Nutzen von entlastenden Knieorthesen bestätigen.

Ob der nachgewiesene therapeutische Effekt der Gonarthrose-Orthesen auf die messbare Vergrößerung des medialen Gelenkspalts zurückzuführen ist, bleibt jedoch noch unbeantwortet. So widersprechen die Ergebnisse der aktuellen Studie von Ramsey et al. [190] den Studien von Nadaud et al. [167] und Horlick et al. [109]. Da in ihrer Untersuchung die Knieorthese in Neutralstellung der valgisierenden Knieorthese ebenbürtig oder überlegen war, schlagen die Autoren vor, dass die Schmerzreduktion eher durch die mechanische Stabilisierung des Gelenks und die dadurch reduzierte Muskelaktivität bewirkt wird [190]. Auch die propriozeptiven Effekte durch die Orthese werden diskutiert [33] [116].

Fazit: Die Bewertung von Hilfsmitteln im Allgemeinen und von Knieorthesen im Speziellen ausschließlich anhand von Verfahren der „evidence-based medicine" ist nicht unproblematisch. Viele in-vitro-Studien belegen erhebliche Unterschiede zwischen einzelnen Produkten, bei den heutigen klinischen Studien werden die funktionellen Eigenschaften der verwendeten Orthesen in der Regel jedoch nicht erhoben. Es besteht gerade bei der vorliegenden limitierten klinischen Evidenz die Gefahr, dass klinische Ergebnisse eines, unter Umständen funktionell suboptimalen Produktes, als repräsentativ für die gesamte Hilfsmittelart angesehen werden. Die Widersprüchlichkeit der bisherigen klinischen Ergebnisse scheint diese Meinung zu stützen. Erst eine Kombination aus einer standardisierten biomechanischen Charakterisierung des Hilfsmittels in Form eines Laborprüfverfahrens und den klinischen Studien kann hier Klarheit bringen. Es besteht also die Notwendigkeit für Prüfverfahren zur Laborprüfung von Orthesen, die den im Kapitel 3.2.1 definierten Anforderungen gerecht werden.

Studie	Vergleich	Patienten-zahl	Signifikante Ergebnisse
Birmingham et al. (2001) [27]	Valgisierende KO	20	Verbesserung der Propriozeption durch KO, aber Einfluss auf Balance nur gering
Brouwer et al. (2006) [39]	Konservative Therapie mit valgisierender KO vs. konservative Therapie	117	Verbesserung bei Schmerz und Kniefunktion-Score mit KO, Signifikanz jedoch im Grenzbereich
Brüggemann et al. (2007) [41]	Valgisierende KO	15	Reduktion des Varusmoments und Entlastung des medialen Kompartments
Dennis et al. (2006) [54]	5 verschiedene valgisierende KO	5	Fluoroskopisch nachweisbare Wirkung und Schmerzreduktion durch KO. Wirkung unterschiedlich je nach Design
Draganich et al. (2006) [64]	Vorgefertigte KO vs „custom-made" KO	10	Beide KO führen zu signifikanten Verbesserungen, größerer Effekt bei „custom-made" KO
Draper et al. (2000) [66]	Valgisierende KO	30	Sofortige Verbesserung der Gangsymmetrie, Verbesserung der Funktion nach 3 Monaten
Finger et al. (2002) [76]	Valgisierende KO	28	Ruhe-, Nacht- und Belastungsschmerz durch KO signifikant reduziert
Gaasbeck et al. (2007) [84]	Valgisierende KO	15	Schmerzreduktion und Funktionsverbesserung nach 6 Wochen
Hewett et al (1998) [101]	Valgisierende KO	19	Verbesserung bei Schmerz und Aktivitäts-Niveau durch KO, keine Unterschiede in Ganganalyse-Parametern
Horlick et al. (1993) [109]	Valgisierende KO mit medialem/lateralem Gelenk vs KO in Neutralstellung vs. keine KO	39	Schmerzreduktion durch beide Gelenkanordnungen nur in Valgus-Stellung trotz röntgenologisch nicht messbaren Veränderungen des Gelenkspalts bzw. des tibiofemoralen Winkels
Kirkley et al. (1999) [124]	Valgisierende KO vs. Neoprenbandage vs. Medikation	119	KO besser als Neoprenbandage, KO und Neoprenbandage besser als Medikation
Komistek et al. (1999) [129]	Valgisierende KO	15	Fluoroskopisch gemessene Vergrößerung des medialen Gelenkspalts bei valgisierenden KO korreliert mit der Schmerzreduktion
Matsuno et al. (1997) [150]	Valgisierende KO	20	Verbesserung bei Schmerz, Kniefunktion und tibofemoralem Winkel durch valgisierende KO
Nadaud et al. (2005) [167]	5 verschiedene valgisierende KO vs funktionelle (ACL-)KO	5	Fluoroskopisch gemessene Vergrößerung der medialen Gelenkspalts bei valgisierenden KO größer als bei ACL-KO

Tab. 8: Übersicht der Studien zur Effektivität von entlastenden Knieorthesen.

Studie	Vergleich	Patienten-zahl	Signifikante Ergebnisse
Pollo et al. (2002) [186]	Valgisierende KO	11	Verbesserung bei Schmerz und Aktivitäts-Niveau, Reduktion des Varusmoments und der Belastung des medialen Gelenkkompartments durch KO
Ramsey et al. (2007) [190]	Valgisierende KO vs KO in Neutralstellung vs. keine KO	16	KO in Neutralstellung genauso gut oder besser als valgisierende KO
Richards et al. (2005) [197]	Valgisierende KO vs funktionelle KO	12	Verbesserung bei Schmerz und Kniefunktion durch valgisierende KO, keine signifikante Verbesserung bei funktionellen KO
Self et al. (2000) [210]	Valgisierende KO	5	Reduziertes Varusmoment bei 20 % und 25 % der Standphase

Tab. 8: Fortsetzung.

Ein weiterer kritischer Punkt betrifft den Einfluss der Patientenakzeptanz (Compliance) auf den klinischen Outcome. So berichten Hiemstra et al., die in ihrer Studie keinen belegbaren Nutzen der Knieorthesen fanden, dass nach 14 Tagen nur 26 % der Patienten die Orthese länger als 75 % der Zeit trugen [102]. Niedrige Compliance-Werte werden auch von anderen Studien, die keine signifikanten Vorteile für die Knieorthesen feststellen konnten, berichtet [28]. Die Studie von Sitler et al., bei der die Anwendung der Orthesen erzwungen wurde, zeigte dagegen einen statistisch signifikanten positiven Effekt der prophylaktischen Knieorthesen [219]. Dass eine Orthese, die nicht getragen wird, auch nicht wirkt, ist trivial. Man sollte hier zuerst nach geeigneten Maßnahmen zur Steigerung der Akzeptanz suchen, bevor eine generelle Aussage über die Wirksamkeit der Knieorthesen getroffen werden kann.

3.3.2 Indikationsbezogene Laborprüfung von Orthesen – Stand der Technik

Die kontroverse Diskussion über den Nutzen von Knieorthesen bei unzureichender klinischer Evidenz führte dazu, dass in den letzten 20 Jahren eine Vielzahl von Laboruntersuchungen, insbesondere in den Vereinigten Staaten, durchgeführt wurde.

In den ersten Untersuchungen zur protektiven Wirkung von prophylaktischen Orthesen wurden vorwiegend Leichenpräparate genutzt [7] [160] [178]. Exemplarisch sei hier auf die Studie von Meyer et al. verwiesen [160]. Sie führten eine Untersuchung der protektiven Wirkung von Knieorthesen gegen valgisierende Kräfte an 20 (8 männliche, 12 weibliche, mittleres Alter = 77,1 ± 9,2 Jahre) gefrorenen und später präparierten Kadaver-Beinen durch. Die Präparate wurden horizontal in eine speziell konstruierte Vorrichtung (Abbildung 9a) eingespannt, die Gewichtskraft wurde durch eine konstante pneumatisch aufgebrachte longitudinale Kompression von 305 N simuliert. Die proximale Einspannung erlaubte eine freie Innen-/Außenrotation sowie Ab-/Adduktion. Die distale Einspannung wurde durch einen starr auf dem Rahmen fixierten Sportschuh realisiert. Die valgisierende Belastung wurde durch einen massiven Stoßkörper (Impactor) aufgebracht, der durch eine Materialprüfmaschine mit einer konstanten Geschwindigkeit von 100 mm/s angetrieben wurde. Dabei wurde die Dehnung der Bänder mit direkt angebrachten Dehnungsmessstreifen mit und ohne Knieorthese gemessen. Die Versuche zeigten einen moderaten, aber statistisch signifikanten protektiven Effekt unter den Testbedingungen. Allerdings wurden 7 der 20 Präparate von der Auswertung ausgeschlossen.

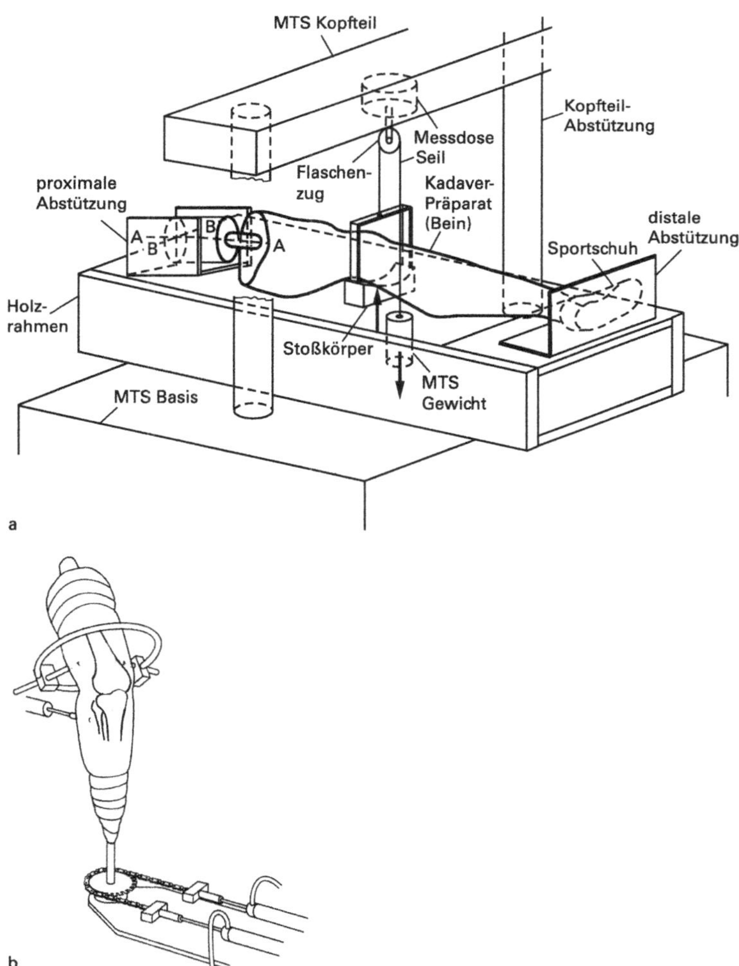

Abb. 9: Darstellung der Versuchsanordnung a) nach Meyer et al. [160]; b) nach Wojtys et. al [249].

Wojtys et al. [249] führten 1990 eine Untersuchung von 14 funktionellen Knie-Orthesen hinsichtlich der Stabilisierungswirkung gegen anteroposteriore Translation und interne/externe Rotation an vier Kadaverpräparaten durch. Die Belastungen wurden bei 30° und 60° Flexion mit Hilfe einer mechanischen Belastungsvorrichtung aufgebracht (Abbildung 9b). Die Untersuchungen zeigten eine signifikante Reduktion der pathologischen tibiofemoralen Beweglichkeit, das Ausmaß der Stützwirkung bei unterschiedlichen Orthesen variierte jedoch erheblich.

Die Verwendung von Kadaver-Präparaten für Laborstudien an Orthesen weist eine Reihe erheblicher methodischer Probleme auf. Zum einen wird die bereits bei lebenden Probanden sehr hohe intrinsische Variabilität durch Unterschiede im Konservierungsverfahren und in der Konservierungsdauer zusätzlich verstärkt. Um dabei statistisch signifikante Ergebnisse erreichen zu können, ist eine erhebliche Anzahl an Präparaten erforderlich, die selten in ausreichender Menge zu Verfügung stehen. Auch die Übertragbarkeit der gewonnen Erkenntnisse ist eingeschränkt, vorrangig durch die fehlende Muskelkontraktion, die in der Realität die Kraftübertragung zwischen Bein und Orthese beeinflusst und eine aktive Stabilisierung des Knies ermöglicht. Zudem kann ein Präparat meist nur wenige Male verwendet werden, was vergleichende Studien erheblich erschwert.

Diese Nachteile lassen sich durch die Anwendung von künstlichen Beinmodellen weitgehend umgehen, was dazu führte, dass in der Vergangenheit mehrere solcher Modelle entwickelt wurden. Die Beinmodelle stellen jedoch, wie alle Modelle, abstrahierte, zweckorientierte und vereinfachte Abbildungen der komplexen Realität dar. Werden bei der Modellierung wichtige Einflussparameter ausgeblendet oder basierend auf inkorrekten Annahmen abgebildet, ist das Modell trotz reproduzierbarer Ergebnisse ungeeignet. Daher spielt die Validierung des entwickelten Modells eine zentrale Rolle.

Brown et al. führten eine Untersuchung nach der oben beschriebenen Methodik und mit Hilfe der Vorrichtung nach Meyer durch, ersetzten jedoch die Kadaverpräparate durch ein Beinmodell. Das Modell bestand aus PMMA-Nachbildungen von Femur und Tibia, das Weichgewebe wurde mit Latexschaum modelliert. Den Kernpunkt der Methodik bildet die Verwendung von Einweg-Nachbildungen der Kniebänder (ACL, PCL, MCL, LCL) aus Polybutylen, das nach Ansicht der Autoren mit einem E-Modul von 117 N/mm^2 und einer Dehngrenze von 18 N/mm^2 den realen Gegebenheiten an nächsten kommt. Die Prüfung erfolgte im Gegensatz zur Kadaver-Studie bis zum Versagen der jeweiligen Band-Nachbildung. [40]

Die Arbeitsgruppe von France et al. untersuchte die gleiche Fragestellung unter einem anderen Ansatz. Sie entwickelten ein stehendes bipedales Modell mit einer instrumentierten Nachbildung des Kniegelenks (Abbildung 10). Dazu wurden Femur und Tibia eines jungen männlichen Kadavers aus Aluminium nachgebaut, wobei das Tibiaplateau zur Aufnahme von Kunststoff-Menisken modifiziert wurde. Die Bänder sowie die Sehnen des Quadrizeps und der ischiokruralen Muskulatur wurden mit teflonüberzogenen Stahlseilen modelliert und über Federn mit Kraft-

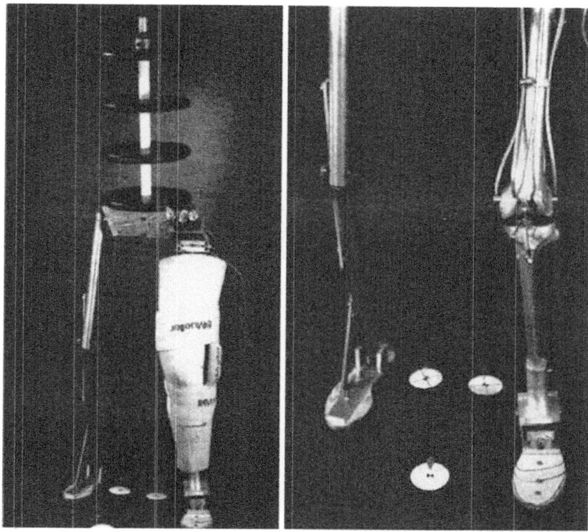

Abb. 10: Beinmodell nach France et al. [81].

messdosen verbunden. Mehrere Überzüge wurden verwendet, um unterschiedliche Zustände der Muskulatur zu simulieren. Das instrumentierte Bein wurde über ein Becken-Modell mit integrierten Hüftgelenken mit dem kontralateralen Bein verbunden. Das Gewicht des Torsos wurde über eine Säule mit Gewichten modelliert. Die Belastung erfolgte über einen pneumatischen Impactor bei unterschiedlichen Geschwindigkeiten, Kräften und Beinstellungen. [81]

Beide Studien kommen zu dem Schluss, dass die protektive Wirkung von Knieorthesen „bestenfalls moderat" ausfällt, es wurden jedoch signifikante Unterschiede zwischen einzelnen Orthesen gefunden. Durch die Anwendung des Beinmodells hat sich die Wiederholbarkeit der Versuche verglichen mit den Kadaver-Studien „um eine Größenordnung" verbessert [40]. Die Frage nach der Validität der Beinmodelle und der Übertragbarkeit der Ergebnisse bleibt jedoch strittig. In beiden Fällen wurden Validierungsmessungen mit Kadaverpräparaten durchgeführt, bei denen eine gute Übereinstimmung einzelner Parameter, z. B. der Steifigkeit oder der Valgus-Kraft beim Bänder-Riss, festgestellt worden ist. Auf Grund der bereits diskutierten Nachteile der Kadaverstudien ist es jedoch fraglich, in wie weit die Werte, die an Kniepräparaten von durchschnittlich 77-Jährigen ohne eine aktive Stabilisierung durch die Muskulatur und bei einer schlechten Kraftübertragung durch das schlaffe Weichgewebe erhoben wurden, für junge aktive Sportler repräsentativ sind.

Eine Zwischenstellung zwischen Kadaverstudien und künstlichen Beinmodellen nimmt die von Erickson et. al durchgeführte Studie der protektiven Wirkung von Knieorthesen ein [70]. Auf Grund der Schwierigkeit, die komplexe und inhomogene Struktur und die Versagens-Mechanismen der Kniebänder zu modellieren, kombinierten die Autoren die Bänder und Knochen eines präparierten Kadaver-

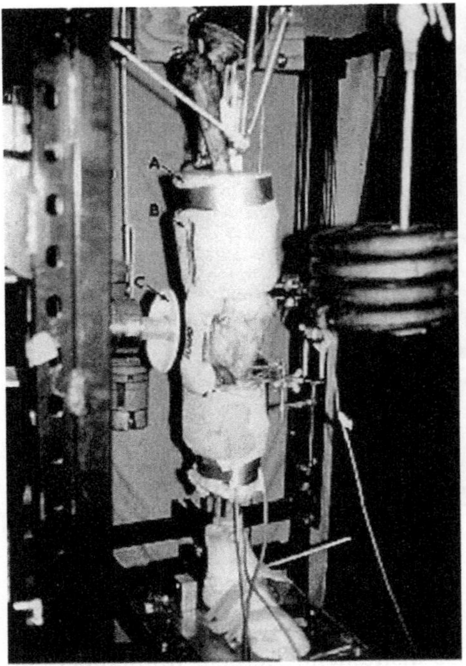

Abb. 11: Kadaver-Modell nach Erickson et al. [70].

Beins mit einem Modell des Muskel-/Weichgewebes. Dazu wurden im Vorfeld Compliance-Messungen an einem Probanden-Kollektiv durchgeführt und ein Schaumstoff geeigneter Compliance (Sun-Mate Liquid Foam) ausgewählt. MCL und ACL wurden zur Dehnungsmessung mit Hall-Effekt-Sensoren ausgestattet. Der Impact-Test fand in einer Testvorrichtung (Abbildung 11) bei vertikaler Einspannung unter einer Druckbelastung von 30 kg auf den Femur statt. Diese Belastung wurde durch die über die Seilzüge auf die Flexoren und Extensoren aufgebrachten Zugkräfte teilweise kompensiert. Die Untersuchungen fanden bei 0° und 30° Flexion statt, ausgewertet wurde die relative Dehnung der Bänder. Die Autoren schlussfolgern, dass die Orthese zu keiner signifikanten Änderung der Bänder-Dehnung führt, wobei die Impact-Kräfte signifikant herabsetzt werden.

Die im Schrifttum beschriebenen künstlichen Beinmodelle zur Orthesen-Bewertung können nach verschiedenen Kriterien eingeteilt werden (Art der getesteten Orthesen, Umfang der induzierten Kniebewegung, unter Last bzw. lastfrei etc.). Da die Art der Kniegelenk-Modellierung eine entscheidende Rolle für die Vergleichbarkeit und die Übertragbarkeit der Ergebnisse einzelner Arbeitsgruppen spielt, bietet sich für die Darstellung des „state-of-the-art“ die Einteilung in die folgenden Gruppen von Modellen an:

– Modelle mit einem einfachen mechanischen Gelenk,

- Modelle mit Nachbildung wesentlicher Strukturen des Kniegelenks,
- Modelle ohne Kniegelenk-Nachbildung ("Black Box"-Prinzip).

3.3.2.1 Modelle mit einem mechanischen Gelenk

Bei Modellen mit einem mechanischen Gelenk handelt es sich meist um relativ einfache Modelle, die ausschließlich eine vergleichende Untersuchung der Stabilisierungswirkung hinsichtlich eines Freiheitsgrades erlauben. Dennoch wurden in der Vergangenheit mehrere Untersuchungen mit solchen Modellen durchgeführt.

Liu et al. untersuchten 1995 den Einfluss der Compliance von Weichteilstrukturen mit Hilfe eines einfachen Modells des ACL-verletzen Knies eines Sportlers (1,75 m; 68 kg; 28 J) [139]. Ober- und Unterschenkel des Modells bestanden aus einem Stahlkern mit einer Ummantelung aus Schaum. Das Ersatzgelenk erlaubte bei einer festen Flexionsstellung des Beinmodells von 20° eine anteriore Translation von max. 27 mm durch eine distal des Drehgelenks aufgebrachte posteriore Kraft von 25–250 N. Dabei wurden in 25 N-Schritten Stützstellen für Kraft/Weg-Kennlinien aufgenommen. Es wird jedoch nicht beschrieben, inwieweit eine auf Grund des Hebelgesetzes notwendige Umrechnung der Kraft stattgefunden hat und ob die Verluste im Ersatzgelenk auf Grund der Reibung und Verkantung berücksichtigt wurden. Die Autoren verwendeten drei Weichgewebe-Nachbildungen mit einer Compliance zwischen 2.18 und 4.6 N/mm, die jeweils den experimentell erhobenen Werten bei Spitzensportlern, Hobbysportlern und unsportlichen Probanden entsprachen. Die Orthesen-Gurte wurden mit einer definierten Kraft von 44,5 N angezogen. Die Ergebnisse zeigten einen erheblichen Einfluss der Weichgewebe-Beschaffenheit auf die A/P-Stabilisierung, insbesondere bei hohen Kräften. Die absoluten Werte der Kräfte weichen jedoch von denen anderer Arbeitsgruppen ab, was vermutlich auf die fehlende Umrechnung der Kraft bezogen auf den Ort der Wegmessung zurückzuführen ist.

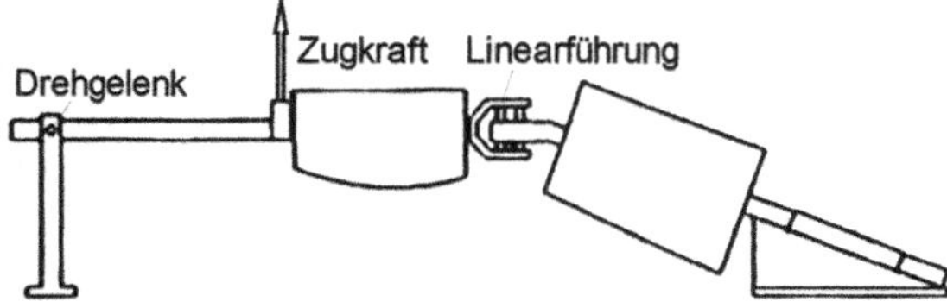

Abb. 12: Modell nach Glynn et al. [86].

Glynn et. al [86] modifizierten 2002 das Modell nach Liu durch die Anwendung einer servohydraulischen Materialprüfmaschine, so dass eine kontinuierliche Aufnahme der Kraft/Weg-Kennlinien möglich war (Abbildung 12). Die Flexionsstellung von 20° wurde beibehalten. Ober- und Unterschenkel des Modells sind aus starrem

Schaum gefertigt und mit weicherem Schaum und einer Neopren-Hülle überzogen. Die Tibia liegt horizontal und ist am Knöchel drehbar gelagert. Die Translation am Ersatzgelenk von 25 mm wurde durch eine reibungsarme Linearführung realisiert. Die anteriore Kraft wurde in der Mitte der Tibia aufgebracht. Der Betrag der Kraft und die resultierende Verschiebung wurden durch eine Kraftmessdose bzw. einen Verschiebungs-Messwertaufnehmer der Materialprüfmaschine erfasst und bei der Auswertung auf die Knieposition umgerechnet. Die Orthesen-Gurte wurden mit einer definierten Kraft von 53,5 N angezogen. In der Untersuchung verglichen die Autoren neun verschiedene Fabrikate an Hand des Steifigkeit/Masse-Quotienten.

Ein anderer Ansatz wurde durch Lunsford et al. gewählt [143]. Eine Oberschenkel-Exoprothese in Schalenbauweise wurde zur Erzeugung von Varus/Valgus- sowie Rotationsinstabilitäten umgebaut. Der Schaft wurde mit Polyester-Schaum ausgefüllt, ein eingegossenes und mit Kugellagern gelagertes Rohr stellt die Achse der Drehbewegung dar. Das prothetische Kniegelenk wurde entfernt und durch eine torsions- und biegenachgiebige Verbindung aus Krepp ersetzt. Die Reibungseigenschaften der Haut wurden durch eine übergezogene Neopren-Bandage simuliert.

Die vorgestellten Modelle mit einem mechanischen Gelenk haben den Vorteil eines relativ einfachen Aufbaus und dadurch einer höheren Reproduzierbarkeit. Die Aussagekraft der Untersuchungen ist jedoch eingeschränkt. Ein wichtiger Kritikpunkt betrifft die Vernachlässigung der Grundverluste durch Reibung in der Führung und im Drehgelenk und die fehlende Berücksichtigung des Gewichtes des bewegten Unterschenkels. Die Erzeugung einer A/P-Translation von bis zu 25 mm durch eine Drehbewegung der Tibia erscheint ebenfalls fraglich, da es zu einem Verkanten oder zumindest zu einer Erhöhung der Reibungsverluste in der Linearführung kommen muss. Die Kompensation dieser Verluste wird in keiner der Veröffentlichungen erwähnt.

3.3.2.2 Modelle mit morphologisch-anatomischer Kniegelenk-Nachbildung

Die komplexeren Knie-Modelle beinhalten eine morphologisch-anatomische Nachbildung wesentlicher stabilisierungsrelevanter Strukturen des Kniegelenks (Bänder, Menisci, Sehnen etc.). Zu dieser Gruppe gehören z. B. die oben beschriebenen Modelle zum Bewerten von prophylaktischen Knieorthesen nach France und Brown.

Das Modell nach Brown wurde von Daley et al. für eine parametrische Studie weiterentwickelt [51]. Eine Veränderung betraf die Compliance-Anpassung des Überzugs zur Simulation des festeren Muskel-/Weichgewebes eines Sportlers, im Gegensatz zu den am Kadaver gewonnenen Werten in der Studie von Brown. Des weiteren wurden künstliche Menisci als Schockabsorber und die aktive Kontraktion des Quadrizeps und der schiokruralen Muskulatur in das Modell integriert. Die Untersuchung beinhaltete eine gezielte Variation der Konstruktionsparameter von prophylaktischen Knieorthesen. Dazu wurde eine modularisierte Baseline-Orthese

(Generic Modular Brace) angelehnt an Mittelwerte verfügbarer Knieorthesen entwickelt, deren geometrische Parameter, unter anderem Gelenkposition, Abmessungen der Schelle, Kontaktfläche der Polsterung etc., variiert werden konnten. Die Autoren berichteten, dass eine Vergrößerung der Parameter über die Baseline zu keiner statistisch signifikanten Verbesserung der Schutzwirkung führte, während eine Dimensionierung unterhalb der Baseline zu einer signifikanten Verschlechterung führte. Darin wurde ein Indiz dafür gesehen, dass durch konstruktive Modifikationen kaum Verbesserungen zu erreichen sind und somit die in Studien von France und Brown festgestellte beschränkte protektiven Wirkung für alle derartigen Hilfsmittel gilt. Es ist jedoch fraglich, in wie weit alle denkbaren Konzepte der Funktionselemente in einem modularisierten Modell berücksichtigt werden konnten. Der in anderen Studien bestätigte erhebliche Einfluss der verwendeten Materialien wurde nicht berücksichtigt. Die Ergebnisse von Brown et al. [40], die statistisch signifikante Unterschiede zwischen einzelnen getesteten Orthesen aufgezeigt haben, widersprechen ebenfalls indirekt dieser Schlussfolgerung.

Das Modell nach France wurde 2003 von Mathewson und Greenwald zur Bewertung der Stabilisierungswirkung gegen Torsion verwendet [149]. Das bereits beschriebene Modell wurde um ein elektromagnetisches 3D-Positionierungssystem (Polhemus) zur Messung der Außen-/Innenrotation des Femurs gegenüber der fixierten Tibia erweitert (Abbildung 13). Die Messungen erfolgten bei 5° Flexion unter statischer Gewichtsbelastung von 150 N. Das tibiofemorale Torsionsmoment

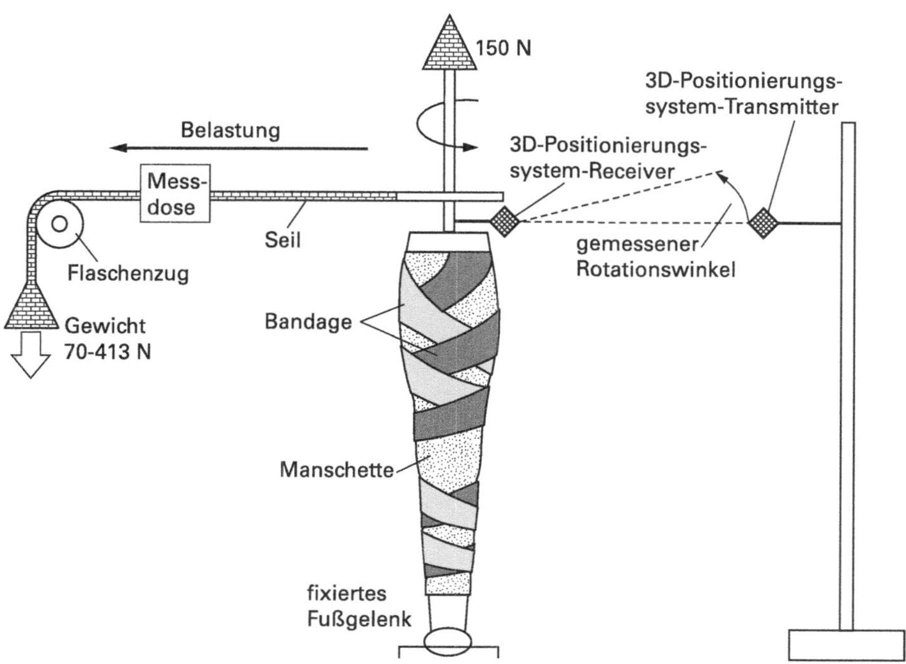

Abb. 13: Prinzipskizze der Untersuchungen von Mathewson und Greenwald [149].

von 12–70 Nm wurde über einen mit Gewichten (70–413 N) beschwerten Seilzug realisiert, dynamische Belastungen konnten durch ein Fallenlassen des Gewichtes aus einer definierten Höhe aufgebracht werden. Gemessen wurden die tibiofemorale Rotation des Femurs aus initialer Neutralstellung und die Kräfte an den Kabelmodellen der Bänder. Die Autoren berufen sich auf die in vorangegangenen Studien [81] bereits erfolgte Validierung des Modells nach France an Hand von Kadaver-Studien. Allerdings wurden gerade die für die Limitierung der Torsionsbelastung entscheidenden Aspekte der Kraftübertragung zwischen Orthese und Bein (Reibungseigenschaften der Haut, Compliance der Weichteilstrukturen, muskulärer Tonus etc.) nie validiert.

Eine der wenigen Vorrichtungen zur Prüfung von rehabilitativen Knie-Orthesen wurde 1989 von Cawley et al. konstruiert [44]. Das femorale Element des Beinmodells wurde fest mit der Basisplatte verbunden (Abbildung 14a). Die tibiale Komponente ist mit dem Femur über ein künstliches Kniegelenk verbunden. Um ein annähernd physiologisches Verhalten des Kniegelenks zu erreichen, wurden Form und Lage der Kondylen anatomisch nachgebaut sowie die Menisci aus Delrin vorgesehen, die auf dem Tibia-Plateau über eine Verbundfeder angebracht waren. Die vier Hauptbänder wurden durch Nylon-Kabel repräsentiert, wobei deren Spannungsdehnungskennlinie laut den Autoren über ein System austauschbarer seriell geschalteter Spiralfedern an verschiedene Belastungs-Szenarien angepasst werden konnte. Darüber hinaus beinhaltete das System einen Patella-Quadrizeps-Mechanismus, mit dessen Hilfe ein Extensionsmoment aufgebracht werden konnte. Die Simulation der ischiokruralen Muskulatur sowie der Gelenkkapsel wurde angedacht, aber nicht realisiert. Die Simulation des Weichgewebes beinhaltete einen Kern aus einem elastischen Schaumstoff, überzogen mit einer weichen Latex-

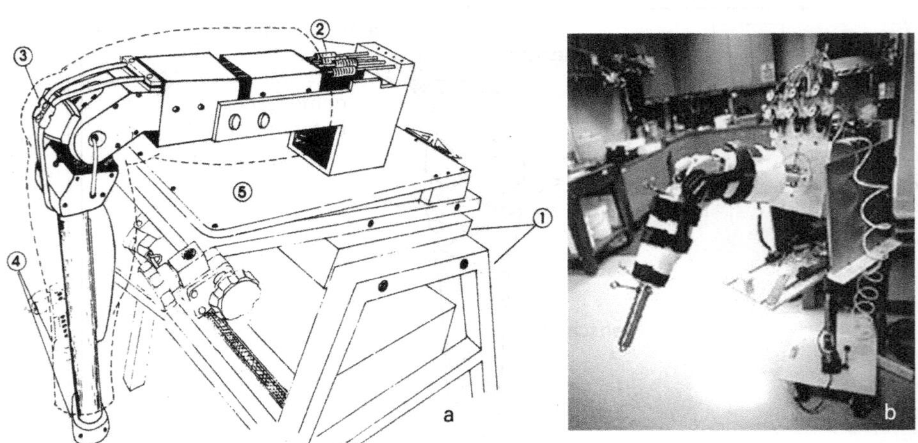

Abb. 14: a) Beinmodell nach Cawley et al. (1989) 1-Genucom-Arthrometer, 2- Federsystem zur Einstellung der Bänder-Zugkraft, 3-Patella-Quadriceps-Mechanismus, 4-Goniometer, 5-Basisplatte [44]; b) Beinmodell der Fa. DJ Ortho [260].

Schicht. Das Beinmodell wurde auf einem elektronischen Arthometrie-System (Genucom Knee Analysis System) montiert, welches die Messung der Kräfte und der daraus resultierenden Verschiebungen an Hand standardisierter Protokolle ermöglichte. Die durchgeführten Tests betrafen neben der passiven Extension die anteroposteriore Translation sowie die Valgus-Rotation.

Die Auswahl der Werkstoffe sowie die Kostruktion des Beinmodells basierte auf Grund fehlender objektiver Daten auf den eigenen Erfahrungen der Autoren. Eine Validierung mit Hilfe standardisierter Protokolle des Genucom-Arthrometers wird von den Autoren erwähnt, muss jedoch kritisch betrachtet werden. Mehrere Studien, die verschiedene klinische Systeme der Kniediagnostik miteinander verglichen, zeigten eine mangelnde Reliabilität des Genucom-Systems auf [77] [155] [231] [252].

Bei dem Beinmodell der Fa. DJ Ortho (ehemals DonJoy) (Abbildung 14b) handelt es sich vermutlich um eine Weiterentwicklung des Modells nach Cawley et al. (1989). Die Grundstrukturen des Ersatzgelenks wurden beibehalten, die Nylon-Kabel jedoch durch teflonbeschichtete Stahlseile ersetzt. Die umständlich auszutauschenden Spiralfedern wurden durch ansteuerbare pneumatische Aktuatoren ersetzt, die Simulation der ischiokruralen Muskulatur wurde hinzugefügt. Nach Herstellerangaben können dadurch unterschiedliche physiologische Belastungen simuliert werden, die von sehr kleinen Belastungen in der Schwungphase beim Gehen bis zu sehr hohen Belastungen bei einem Sprung reichen. Darüber hinaus können unterschiedliche Ausprägungen der ACL-Verletzung simuliert werden. Auf das Genucom-Arthrometer wurde verzichtet, sodass das entstandene Ersatzmodell primär zur Bewertung der Schubladenstabilisierung dient. Keine Veränderungen wurden jedoch an der Weichteilmodellierung vorgenommen. Die Tibia-Translation wird mit und ohne Orthese bestimmt, so kann die durch die Orthese bewirkte Reduktion der Translation ermittelt werden. [97] [220] [260]

Das Beinmodell der Fa. DJ Ortho wurde neben den internen Tests auch zur Durchführung von kostenpflichtigen Untersuchungen, zum Teil auch zur Aufnahme in das HMV eingesetzt [97]. Bei der einzigen bekannten wissenschaftlichen Publikation handelt sich um den 2004 von Soma et al. durchgeführten Vergleich zwischen individuell gefertigten (custom-fit) und industriell gefertigten Knieorthesen hinsichtlich der Schubladenstabilisierung [220]. Die Untersuchung erfolgte bei einem fixierten 20° Flexionswinkel und einer statischen Gelenkkompressionskraft von 367 N. Das Aufbringen der A/P-Belastung von bis zu 400 N erfolgte kraftgesteuert mit Hilfe einer servohydraulischen Materialprüfmaschine (MTS). Die kraftabhängige Verformung des Ersatzmodells wurde parallel zur Messung registriert und zur Korrektur der aufgenommenen Kraft/Weg-Kennlinien verwendet. Die Orthesen-Gurte wurden mit Hilfe einer Federwaage mit einer definierten Kraft von 44,5 N angezogen. Die Messungen erfolgten nach mehreren Einrichtfahrten, die eine Adaption der Orthese an das Ersatzmodell ermöglichten. Die Autoren schlussfolgern, dass mit Knieorthesen eine signifikante Erhöhung der Steifigkeit zu erreichen sei. Die individuell gefertigten Orthesen zeigten sich den vorgefertigten in dieser Hinsicht überlegen, der Unterschied sei aber, wenngleich signifikant, zu gering, um den höheren Preis zu rechtfertigen. [220]

Ein weiteres Beinmodell wurde von Cawley 2005 für die Fa. BREG entwickelt [46]. Das Prinzip der früheren Systeme wurde unter einigen Veränderungen und Vereinfachungen beibehalten. So sind die zylindrischen Kondylen symmetrisch ausgebildet, ohne Unterschiede zwischen lateral und medial. Die Vorrichtung erlaubt das Aufbringen von A/P- und Varus/Valgus-Belastungen mit Hilfe pneumatischer Aktuatoren. Die anteriore sowie die Valgus-Translation wurden bei einer Kraft von 363 N mit und ohne Orthese gemessen.

Modelle mit morphologisch-anatomischer Kniegelenk-Nachbildung erlauben zwar eine direkte Messung der durch die Orthese bewirkten Bänder-Entlastung, müssen jedoch sehr hohe Anforderungen an die Validität der Modellierung erfüllen, die von den existierenden Modellen nur zum Teil erfüllt werden. Da bereits bei der gesunden Kniekinematik enorme intraindividuelle Unterschiede bestehen, ist eine valide Modellierung mehrerer indikationsabhängiger pathologischer Kniekinematiken extrem schwierig, zumal hier kaum Erkenntnisse vorliegen, die zur Validierung verwendet werden können. Eine weitere Herausforderung betrifft die Nachbildung der mechanischen Charakteristiken der Kniebänder auf Grund ihres komplexen und inhomogenen Aufbaus. Sowohl die exakte Spannungs-Dehnungs-Kennlinie der Kniebänder als auch deren Verdrillen während der Flexion konnten in keinem der existierenden Modelle nachgebildet werden.

Auf Grund ihrer Komplexität können die einzelnen Kniemodelle nicht einfach nachgebaut bzw. reproduziert werden, was ihre Anwendung im Rahmen einer standardisierten Zulassungsprüfung einschränkt. Dies kann durch einen Vergleich der Untersuchungen von Soma et al. [220] und Cawley et al. (2005) [46] belegt werden. Beide Untersuchungen vergleichen die A/P-Translation unter prinzipiell identischen Modellierungsansätzen, aber mit unterschiedlicher Methodik der Auswertung, die eine direkte Gegenüberstellung der Ergebnisse erschwert. Da die Custommade Orthese CTi bei beiden Studien untersucht worden ist, ist dennoch ein Vergleich möglich. So zeigte das Modell von Cawley et al. (2005) mit angelegter Cti-Orthese bei einer anterioren Kraft von 363 N eine anteriore Schublade von 21,5 mm. In der Untersuchung von Soma zeigte die Orthese bei gleicher Belastung eine mit 12 mm um 44 % geringere Translation.

Ein genereller systematischer Nachteil der Modelle besteht darin, dass die eingeleiteten Kräfte durch zwei Parallelsysteme aufgenommen werden. Welcher Anteil durch die Orthese und welcher durch die Kniemodell-Strukturen aufgenommen wird, bleibt dabei unklar. Eine grobe Abschätzung ist dennoch an Hand des Vergleichs der Ergebnisse einzelner Modelle möglich. Abbildung 15 vergleicht die mittlere zur Induktion einer vorderen Schublade von 10 mm notwendige anteriore Kraft in der Untersuchung von Soma et al. mit den Ergebnissen der Modelle ohne Kniegelenk-Nachbildung (siehe Kapitel 3.3.2.3). Demnach werden 75 % der eingeleiteten

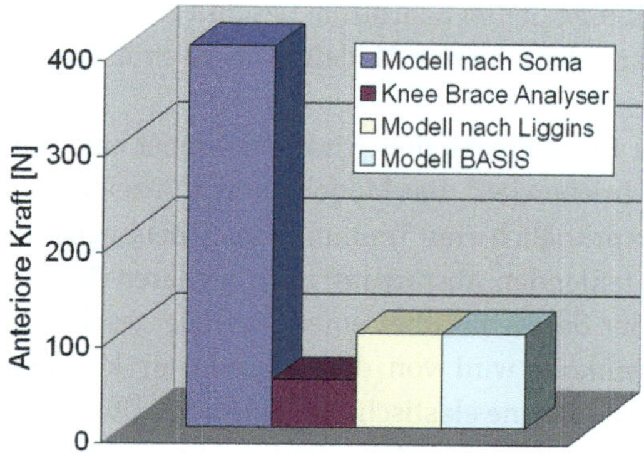

Abb. 15: Vergleich der mittleren zur Induktion einer anterioren Verschiebung von 10 mm erforderlichen Kraft.

Kraft zur Überwindung von Reibung und Kompression im künstlichen Gelenk verwendet und nur ca. 25 % dienen der Charakterisierung von Orthesen.

Es ist auffällig, dass fast alle im Schrifttum beschriebenen Modelle auf die Untersuchungen von France et al. [81] zurückgehen. Die Autoren verzichten auf die Validierung des Modells und berufen sich in der Regel auf die von France et al. durchgeführten Validierungsuntersuchungen mit den Daten der vorhergegangenen Kadaver-Studie. In wie weit eine solche Validierung auf Grund der bereits besprochenen Nachteile der Kadaver-Studien überhaupt als aussagekräftig angesehen werden kann, ist fraglich. Der Umfang und der Ablauf der Validierung ist zudem nie publiziert worden. Das legt die Vermutung nahe, dass sie sich ausschließlich auf die Fragestellung der Studie, nämlich eine Valgus-Belastung bei einem kniespaltnahen Stoß, bezogen hat. Das Gesagte macht deutlich, dass die bisherigen Modelle mit einer morphologisch-anatomischen Kniegelenk-Nachbildung trotz des hohen technischen Aufwandes zwar eine vergleichende Bewertung unterschiedlicher Knieorthesenmodelle untereinander erlauben, jedoch keine valide Charakterisierung hinsichtlich der Funktionsparameter ermöglichen.

3.3.2.3 Modelle ohne Kniegelenk-Nachbildung

Um den systematischen Nachteil der gleichzeitigen Lastaufnahme durch Orthese und Kniemodellstrukturen zu vermeiden, wird bei Modellen nach dem sog. „Black Box"-Prinzip[3] auf ein physikalisches Gelenk, das Ober- und Unterschenkel verbindet, verzichtet. Ober- und Unterschenkel sind vollständig voneinander getrennt, die Einleitung der Kräfte erfolgt über entsprechende Antriebseinheiten. Der Vorteil des Messprinzips besteht also darin, dass die Belastungen ausschließlich über die

3 Obwohl die Herkunft der Bezeichnung „Black-Box" für Modelle ohne Kniegelenk-Nachbildung unklar ist, wird sie hier auf Grund ihrer Verbreitung beibehalten.

Orthese übertragen werden. Die Bandbreite der im Schrifttum beschriebenen Black-Box-Systeme reicht von einfachen, stark abstrahierten Modellen bis zu Prüfständen höchster Komplexität.

Einer der ersten Ansätze für ein Black-Box-Modell wird von Graber und van den Broeck bereits im Jahre 1988 beschrieben [89]. Das Modell mit der Bezeichnung „Knie Brace Analyzer“ beinhaltete ursprünglich eine Trennung des Tibia-Segments vom Femur-Segment. Auf Grund der fehlenden Abstützung im kondylären Bereich musste jedoch eine Verbindung beider Segmente über einen Überzug geschaffen werden. Die dabei entstandene Gegenkraft wird von den Autoren als konstant angenommen. Da jedoch bei der Bewegung eine elastische Dehnung des Überzuges entsteht, muss diese Annahme angezweifelt werden. Mit dem Knie Brace Analyzer konnten neben der A/P-Instabilität auch Varus/Valgus- sowie Torsionsinstabilitäten erzeugt werden. Die aufgebrachten Kräfte wurden mit Federwaagen gemessen, die zugehörige Verschiebung konnte auf Skalen abgelesen werden.

Mahar et al. führten 2004 eine Bewertung der mechanischen Eigenschaften von konfektionierten Knie-Orthesen mit Hilfe einer servohydraulischen Prüfmaschine und eines stark abstrahierten Beinmodells durch [145]. Die Vorrichtung zur Prüfung der Varus-/Valgus-Steifigkeit bestand aus zwei starren kreisrunden Holz-Trommeln, die den Ober- und den Unterschenkel nachbildeten. Die Fixierung der Orthese auf dem Modell erfolgte auf die Art, dass eine perfekte Formanpassung der Schellen an das Holzmodell gegeben war. Die entsprechenden Klettverschlussgurte hatten ebenfalls auf voller Länge Kontakt mit der Trommel, die Befestigung der gelenknahen Gurte wurde dagegen komplett ausgelassen. Diese Einspannung sollte nach Ansicht der Autoren die klinische Situation eines festen Sitzes nachahmen. Die Femurkondylen wurden durch ein Verklammern der beiden Orthesen-Gelenke mit einer Strebe simuliert, so dass beide Gelenke gleichzeitig belastet wurden. Die weiteren Teile der Prüfung betrafen die Zerstörungsprüfung der Gurtlaschen in einem Zugversuch sowie die Zerstörungsprüfung der Extensionsbegrenzung im Gelenk. Aus dem Vergleich der Ergebnisse einzelner Prüfungen wurden Scores berechnet, der gemittelte Gesamt-Score soll nach Ansicht der Autoren die Leistungsfähigkeit der Orthese repräsentieren.

Liggins und Bowker entwickelten 1991 ein Black-Box-Modell zur Bewertung der anterioren Stabilisierung durch Knie-Orthesen [137]. Das Modell (Abbildung 16) ist ähnlich den oben beschriebenen Modellen mit einem einfachen Gelenk nach Liu und Glynn aufgebaut, weist jedoch eine Reihe von Unterschieden auf. Der wesentliche Unterschied betrifft das Fehlen des Kniegelenks. Dazu wurde ein anatomisches Beinmodell aus Aluminium im Bereich der Kondylen durchtrennt, während die relative Position von Ober- und Unterschenkel entsprechend der 20° Flexion beibehalten wurde. Der Unterschenkel ist wie auch in den Systemen nach Liu und Glynn drehbar gelagert und nicht translatorisch verschiebbar. Da jedoch kein Gelenk existiert, führt das nicht zum Verkanten. Die anteriore Kraft wurde durch einen Seilzug direkt am Kniespalt aufgebracht. Die Verschiebung wurde ebenfalls nah am Knie-

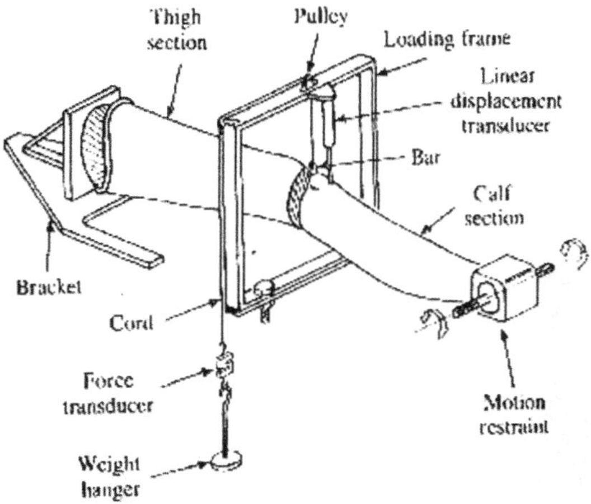

Abb. 16: Beinmodell nach Liggins und Bowker [137].

spalt mit Hilfe einer Messuhr erfasst, daher war eine Umrechnung nicht mehr notwendig. Das andere Ende des Seils wurde mit definierten Gewichten beschwert, der Betrag der Kraft wurde dabei mit einem Zugkraftsensor gemessen. Im Gegensatz zu den Arbeiten von Liu und Glynn wurde hier das Gewicht des bewegten Unterschenkels kompensiert. Leider wurde kein Versuch unternommen, die Weichteilstrukturen des Beins nachzubilden, das Modell wurde lediglich mit einem prothetischen Liner überzogen. Ein weiteres Problem stellt die wenig starre Positionierung des Oberschenkels dar, so dass im Oberschenkel ebenfalls eine Bewegung von ca. 5 % der induzierten Schublade stattfand. Die Autoren führten mit diesem Modell eine Untersuchung von 24 Produkten durch, wobei neben Hartrahmen-Knieorthesen unterschiedliche Kniebandagen betrachtet wurden. Sie kommen zu dem Ergebnis, dass die Leistungsfähigkeit von Knieorthesen maßgeblich von der Steifigkeit einzelner Komponenten, der strukturellen Integrität des Orthesen-Designs und der Interaktion zwischen Orthese und Bein während der Belastung abhängig ist.

In Deutschland sehr bekannt ist der vom TÜV BASiS Institut in München entwickelte Kniesimulator. Der inzwischen leider nicht mehr verfügbare Prüfstand stellt den bisher komplexesten Ansatz der Knieorthesenbewertung dar, aus diesem Grund ist hier eine ausführliche Beschreibung angebracht.

Bei diesem Prüfstand (Abbildung 17) handelt es sich um ein „Black Box“-Modell, mit dessen Hilfe die Stabilisierungseigenschaften der Orthesen hinsichtlich A/P-Translation, Innen-/Außenrotation, Varus-/Valgus sowie Hyperextensions-/Flexionsbegrenzung ermittelt werden können. Eine Besonderheit des Kniesimulators stellt die Möglichkeit einer dynamischen Orthesen-Prüfung dar. Dazu wird die individuelle Knie-Kinematik mittels computergesteuerter Fünf-Achs-Interpolation umgesetzt, so dass in der Sagittalebene verschiedene Polkurven nachgefahren werden können. Die Flexionsbewegung stellt dabei die Hauptbewegungsachse dar, die Bewegungen der anderen Achsen (Tibiarotation, Varus/Valgus, Polkurvenverlauf)

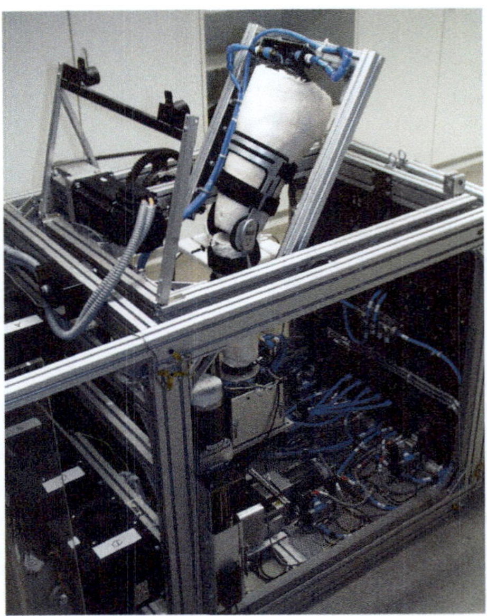

Abb. 17: Kniesimulator des TÜV BASiS Institut München [162].

erfolgen interpoliert zur Stellung der Flexionsachse. Die individuelle Polkurve wird ausschließlich in der Sagittalebene mit zwei getrennten orthogonal zueinander ausgerichteten Linear-Antrieben realisiert. [25]

Die Weichteilsimulation des Beinmodells wird durch pneumatisch betriebene Muskelmo-delle realisiert, die zeitsynchron zur Fünfachsinterpolation angesteuert werden. Der Oberschenkel besteht aus drei Muskelgruppen (Adduktoren, Extensoren, Flexoren), der Unterschenkel aus zwei Gruppen (Flexoren, Extensoren). Die Abmessungen der Muskelgruppen wurden aus den MRT-Daten einer Versuchsperson extrahiert und als Luftsäcke nachgebaut. Durch die Innendruck-Regelung kann ein relaxierter bzw. kontrahierter Zustand der Muskulatur eingestellt werden. Die Einstellungen der Härte basieren auf bei acht Probanden durchgeführten Compliance-Messungen, die ermittelten Werte werden jedoch nicht angegeben [162].

Die von der Orthese übertragenden Kräfte und Momente werden am distalen Ende der Tibia mit Hilfe einer 6-Achs-Spannungsmesszelle erfasst. Die Flexionsachse, die Rotationsachse und die Varus-/Valgus-Achse wurden mit elektronischen Winkelgebern versehen, am Tibiaplateau konnte zusätzlich eine Wegmessung vorgenommen werden. Die Auswahl der Konfektionsgröße erfolgte nach den entsprechenden Umfangsmaßen des Beinmodells. Die Orthesen wurden gegebenenfalls angeschränkt bzw. thermisch angeformt.

Die Anlegeprozedur wurde standardisiert und beinhaltete folgende Einzelschritte:

– Anlegen der Orthese an die künstliche Extremität unter dem jeweiligem Flexionswinkel,

- Markierung der Drehachsen der Orthese,
- Ausrichtung der Gelenkmechanismen gem. Kompromissdrehachse nach Nietert),
- Vergurtung in vorgegebener Reihenfolge nach Herstellerangaben bei Einstellung der Muskelsimulation „weich“,
- Erhöhung des Muskeltonus auf den für die Messung erforderlichen Wert,
- Abschließende Überprüfung des Sitzes der Orthese. [142]

Obwohl das Konzept des Prüfstandes eine dynamische Messung mit bewegungssynchroner Muskelsimulation ermöglichte, wurden zur Bewertung ausschließlich statische Messprozeduren bei einem definierten Flexionswinkel herangezogen. Der Messzyklus bestand dabei aus folgenden Schritten:
- Anlegen der Orthese,
- Einrichtfahrt der Orthese ohne Datenerhebung,
- Messungen ohne Ablegen der Orthese (2 bzw. 3 Wiederholungsmessungen),
- Dreimaliges Wiederholen der Schritte 1–3. [142]

Die Bewertung erfolgte zuerst auf Grundlage einer Baseline, die den Bereich der Ergebnisse aller bis zu diesem Zeitpunkt getesteten Orthesen darstellte. Damit jeder getesteten Orthese eine Veränderung der Baseline stattfand, ist eine vergleichende Bewertung von zu verschiedenen Zeitpunkten getesteten Produkten nur eingeschränkt möglich. Später wurde ein Versuch unternommen, ein auf absoluten Werten der Prüfergebnisse basierendes Kenndatenblatt zu etablieren [24]. Dieses beinhaltete je eine Radargrafik für den geringen und den hohen Muskeltonus des Beinmodells. Die Radargraphik stellte die ausgewählten Ergebnisse von sechs getesteten isolierten Belastungszuständen dar. Für jede Bewegungsrichtung wurden je zwei Werte der Gegenkraft bzw. des Gegenmoments eingetragen. Der innere Kreis (10 mm induzierte Schublade, 15° Rotation, 6° Varus/Valgus) ist nach Ansicht der Autoren maßgeblich für die Auswahl von rehabilitativen Orthesen. Der äußere Kreis (15 mm induzierte Schublade, 30° Rotation, 12° Varus/Valgus) soll für den präventiven Einsatz gelten. Die klinische Validität der festgelegten Bewertungsparameter bleibt jedoch unklar.

Die im Prüfstand implementierte freie Simulation verschiedener Polkurven sowie die bewegungssynchrone Muskelsimulation wurde nicht zur standardisierten Orthesenbewertung verwendet, sondern es wurden wie bei den anderen Prüfständen lediglich isolierte Belastungsfälle aufgebaut. Dies hat mehrere Ursachen. Zum einen erschweren die mehrdimensionalen Belastungszustände die Interpretation der Ergebnisse erheblich. Zum anderen fehlen nach wie vor zuverlässige Daten über die Änderung der Kniekinematik bei diversen Verletzungsarten. Die wesentliche Limitation stellt jedoch der im Prüfstand umgesetzte zweidimensionale Verlauf der Momentandrehachse dar, der sich am Modell der Vier-Gelenk-Kette nach Menschick und der Kompromissachse nach Nietert orientiert. Neuere Erkenntnisse belegen jedoch den dreidimensionalen Verlauf der natürlichen Knieachse, die nicht zweidimensional nachgebaut werden kann [183] [243].

Ein weiterer Kritikpunkt betrifft die Validität der Nachbildung der Wechselwirkungen zwischen Bein und Orthese. Dazu gehören die mangelnde Nachbildung der Hautreibungseigenschaften und die fehlende Überwachung der Gurtkräfte. Durch das nachträgliche Füllen der Muskelgruppen mit Luft bei bereits angelegter Orthese kann es zudem zu einer fast formschlüssigen Verbindung zwischen Bein und Orthese kommen, ein Indiz dafür ist auch die kaum auftretende Migration. Dies führt zwar zu guten Werten bei Wiederholpräzision und Laborpräzision (Variationskoeffizient < 0.05) wie in [205] gezeigt. Die Übertragbarkeit auf die reale Tragesituation ist dadurch andererseits jedoch eingeschränkt.

Eine nachträgliche Validierung des verwendeten Beinmodells wurde 1999 von Peil mit Hilfe eines menschlichen Beinpräparates vorgenommen [184]. Dazu wurde das Modellbein des Prüfstandes durch das Humanpräparat ersetzt. Die Kniebänder wurden nacheinander resektiert, während bei jedem Resektionsschritt Messungen der Schubladenstabilität mit und ohne Orthese durchgeführt wurden. Abbildung 18 zeigt die Ergebnisse der Untersuchung hinsichtlich der vorderen Schublade. Wie man erkennen kann, zeigt das Modellbein erhebliche Unterschiede im Vergleich zum resektierten Präparat, dessen Nachbildung es darstellt. Wenngleich die geringe Stichprobengröße keine eindeutige Aussage ermöglicht und die Humanpräparate nur bedingt als Validierungsgrundlage geeignet sind, so wird durch die Ergebnisse dennoch die These von einer stark idealisierten Kraftübertragung gestützt.

Zusammenfassend kann gesagt werden, dass die „Black-Box"-Modelle die Anforderungen an ein standardisiertes Laborprüfverfahren am besten erfüllen. Die bisherigen Modelle berücksichtigen jedoch nicht alle Aspekte des komplexen

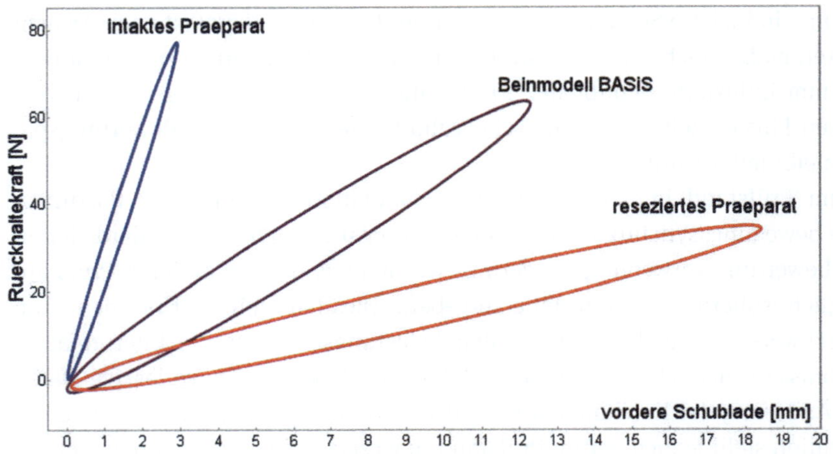

Abb. 18: Vergleich zwischen einem Humanpräparat und dem künstlichen Beinmodell (BASiS) an Hand der vorderen Schublade nach Pleil [184].

Geschehens. Insbesondere die Validität der Modellierung von Weichteilstrukturen ist fraglich.

3.3.3 Prüfstände zur Ermittlung der Betriebsfestigkeit von Knie-Orthesen

Die Untersuchungen zur Betriebsfestigkeit von Knie-Orthesen spielten in der Forschung, verglichen mit Untersuchungen der indikationsbezogenen Funktionstauglichkeit, bisher nur eine untergeordnete Rolle. Die wenigen beschriebenen Untersuchungen sind ausschließlich in Deutschland entstanden, vorrangig durch das Bestreben der Kostenträger nach Aufbereitung und Wiedereinsatz von Knie-Orthesen.[4]

An der Fachhochschule München wurde 1999 in Zusammenarbeit mit dem BASiS Institut München ein Betriebsfestigkeitsprüfstand entwickelt. Es sind leider keine Veröffentlichungen zur Konstruktion oder zu durchgeführten Prüfungen bekannt. Die Besichtigung des Prüfstandes am Klinikum rechts der Isar ergab, dass es sich um ein System mit einer weggesteuerten pneumatisch angetriebenen Flexions/Extensionsbewegung handelt. Darüber hinaus besteht die Möglichkeit, zwischen diskreten Voreinstellungen für die Varus/Valgus- und A/P-Position zu wählen.

Witzel [247] führte 2006 im Auftrag des EUROCOM Dauerbelastungstests an Knie-Orthesen durch. Auf Grund von fehlenden Erkenntnissen über in der Rehabilitation auftretende Zykluszahlen und damit verbundener Orthesen-Beanspruchung wurde eine reine Flexion-Extensions-Belastung bei einer Million Einzelbelastungen pro Jahr angenommen, angelehnt an ISO 14243 für Hüft- und Knie-Endoprothesen. In den Voruntersuchungen wurden bei den betrachteten Orthesen unterschiedliche Steifigkeiten festgestellt, wodurch zur vergleichenden Prüfung eine kraftgesteuerte Vorrichtung erforderlich wurde.

Bei den verwendeten Belastungswerten wird auf eine nicht publizierte Untersuchung mit einer mit DMS instrumentierten Knie-Orthese im Labor der klinischen Prüfstelle für orthopädische Hilfsmittel am Universitätsklinikum Münster verwiesen. Dabei wurden im Feld die Dehnungen bei verschiedenen Tätigkeiten (Gehen, Stehen, Hinsetzen) gemessen, diesen wurde nachträglich in einer Materialprüfmaschine eine Flexions- bzw. Extensions-Kraft zugeordnet. Es werden keine Angaben zum genauen Ort der Instrumentierung gemacht. Problematisch ist jedoch, dass die Verformung der Orthese meist nicht auf eine isolierte Belastung zurückgeführt werden kann, sondern sich mehrere Belastungen in unterschiedlichen Ebenen

4 Die einzige bekannte englischsprachige Untersuchung, die sich mit der mechanischen Festigkeit vorkonfektionierter Knieorthesen beschäftigt, stammt von Mahar et al. [145]. Es handelt sich dabei jedoch um eine Zerstörungsprüfung der Extensionsbegrenzung und der Gurtösen und nicht um eine Dauerprüfung.

überlagern. Leider erschwert die Angabe der Kräfte ohne die zugehörigen Hebelarme die Vergleichbarkeit mit anderen Untersuchungen und ist in der Biomechanik für rotatorische Bewegungen eher unüblich. Es ergaben sich Prüfbelastungen von 180 N (Extension) und 115 N (Flexion). Die Hälfte der geschätzten Zykluszahl von 250.000 Zyklen wurde mit diesen Belastungen durchgeführt und für die zweite Hälfte wurden die Belastungskräfte halbiert, die Gründe für diese Aufteilung bleiben jedoch unklar. In jeder Phase kamen eine 20°-Extensionsbegrenzung sowie 60°, 75° und 90° Flexionsbegrenzungen zum Einsatz.

Die in Kooperation mit Fa. Bauerfeind entwickelte Prüfvorrichtung ist im Gutachten [247] nicht beschrieben. Einige Anhaltspunkte können jedoch [31] entnommen werden. Die Grundlage für die Prüfvorrichtung bildet ein Beinmodell aus Holz, vermutlich eine Exoprothese in Schalenbauweise, die in eine Zug-Druck-Prüfmaschine eingespannt ist. Das Beinmodell besitzt ein (vermutlich monozentrisches) Kniegelenk, das durch die Linearbewegung der Prüfmaschine gebeugt und gestreckt wird, die dabei entstehenden Kräfte werden mit dem Kraftsensor der Prüfmaschine gemessen. Durch die Verwendung von zwei Parallel-Systemen ist jedoch nicht definiert, welcher Anteil der eingeleiteten Prüfbelastungen von der Orthese aufgenommen wird. Zudem entsteht durch die Zwangskräfte auf Grund der Inkongruenz der Beinmodell-Drehachse und der Achse des Orthesengelenks eine zusätzliche Beanspruchung. Die Untersuchungen von Witzel stellen somit einen ersten ernsthaften Ansatz der Betriebsfestigkeitsprüfung von Knie-Orthesen dar, dessen Plausibilität auf Grund fehlender Daten bisher nicht überprüft werden konnte.

3.3.4 Mikroklimatische Prüfung von Knie-Orthesen

Mikroklimatische Untersuchungen an Knie-Orthesen werden ausschließlich in Deutschland durchgeführt. Im Gegensatz zu den anderen Hilfsmittelarten wie z. B. Antidekubitus-Systemen, bei denen das Mikroklima einen klinisch relevanten Faktor darstellt, steht bei Orthesen und Bandagen das Komfortempfinden im Vordergrund. Die durchgeführten Prüfungen basieren auf der Einhaltung der Anforderungen an Bandagen zur Aufnahme ins HMV – kein unzulässiger Wärmestau (Temperatur unter 35° C) und keine unzuträgliche Feuchtigkeitsansammlung (relative Feuchte unter 80 %) [11]. Die Herkunft dieser Werte ist unklar, eine Quelle [100] verweist auf die Konstruktionsrichtlinien der Deutschen Bahn. Da zudem keine Transpirations- und Wärmeabgabemengen und auch keine Zeit zum Erreichen des „steady-state“ definiert wurden, kann hier nicht von einer wissenschaftlich belegten Prüfmethode oder gar definierten Anforderungen gesprochen werden.

Das Bekleidungsphysiologische Institut Hohenstein hat 2000 in einem Forschungsvorhaben den Komfort von Bandagen aus verschiedenen Materialien an Hand von Probandenversuchen untersucht und dabei die Mindestanforderungen für einen ausreichenden Wärme- und Feuchtetransport festgelegt. Als wesentliche Bewertungsgrößen wurden der Wärmedurchgangswiderstand Rct, der Wasserdampfdurchgangswiderstand Ret, die Wasserdampfaufnahmefähigkeit Fi und die Feuchteausgleichskennzahl Fd definiert. [11] [12]

Zur Prüfung werden die im Institut Hohenstein ausgearbeiteten und in der DIN EN 31092-1993 bzw. der ISO 11092 normativ festgelegten Prüfverfahren (sweating guarded-hotplate test) vorgeschlagen. Dabei wird die zu untersuchende Probe über einer beheizbaren porösen Sintermetallplatte platziert, die mit einer für Wasserdampf durchlässigen, für Wasser jedoch undurchlässigen Folie überspannt ist. Das der beheizten Platte zugeführte Wasser verdampft und passiert die Folie als Wasserdampf, ohne dass die Probe mit dem flüssigen Wasser in Kontakt kommt. Als Maß für die Verdampfungsrate und damit auch für den Wasserdampfdurchgangswiderstand der Probe wird der zur Erhaltung einer konstanten Messflächentemperatur erforderliche Wärmefluss erfasst. Im Falle der Bandagenprüfung wird das Bandagenmaterial über das Hautmodell gespannt, um eine der Anlegesituation entsprechende Dehnung des Materials nachzubilden. [61]

Die Neufassung der PG 23 Orthesen verlangt für mehrere Orthesengruppen einen Nachweis der Materialkennwerte gemäß der Grundsatzuntersuchung von Hohenstein oder eine „vergleichbare“ Prüfung mit den oben genannten Werten [223], eine aus wissenschaftlicher Sicht problematische Festlegung. Die Prüfverfahren nach DIN EN 31092 stellen zwar eine etablierte Lösung für die Prüfung von flächigen homogenen Textilien dar, zur Prüfung von komplexen heterogenen Strukturen wie Matratzen, Rollstuhlsitzkissen und Orthesen sind sie jedoch ungeeignet. Es werden dabei ausschließlich Kennwerte eines Materials erhoben, die Konstruktionsmerkmale (z. B. abdichtende Metallschienen in einer Bandage, gezielt angebrachte Entlüftungskanäle etc.) werden außer Acht gelassen. Die Anwendung des Prüfverfahrens nach DIN EN 31092 für die Bewertung von Bandagen muss ebenfalls aus mehreren Gründen als problematisch angesehen werden. Zum einen erfolgt durch reine Materialkennwerte keine umfassende Bewertung der Verarbeitung und der nachträglichen Oberflächenbehandlung (Imprägnierung etc.). Zum anderen ist die Übertragbarkeit der Prüfbedingungen auf die Realität eingeschränkt, da weder von einer homogenen Schweißproduktion noch von einer gleichmäßigen Dehnung der Bandage ausgegangen werden kann. Werden in der Bandage mehrere Materialien verwendet, kann aus den Kennwerten einzelner Werkstoffe nicht mehr auf die mikroklimatischen Eigenschaften der Bandage zurück geschlossen werden. Darüber hinaus wird die in der Realität oft auftretende Belüftung durch Querschnittsänderungen auf Grund der Muskelarbeit in der Bewegung nicht berücksichtigt.

Als gleichwertige Prüfungen werden derzeit Probanden-Tests nach einer Methodik, die ursprünglich von der Forschungsgruppe Industrieanthropologie in Kiel vorgeschlagen wurde und derzeit von mehreren Prüflaboren angewendet wird, akzeptiert. Dabei werden die Temperatur und die relative Feuchte zwischen der Haut und dem Hilfsmittel direkt mit einem kombinierten Messfühler bei einem kleinen (5–6 Personen) Probandenkollektiv über eine definierte Zeitspanne gemessen. Dieses Vorgehen weist jedoch so eklatante methodische Schwächen auf, dass der Sinn einer solchen Prüfung angezweifelt werden muss. Die Anzahl der Probanden reicht auf Grund der hohen inter- und intraindividuellen Variabilität der Transpirationsleistung nicht annähernd aus, um eine statistisch signifikante Aussage zu ermöglichen. Eigene Erfahrungen in der Durchführung der Prüfungen nach der Kieler Methodik zeigen, dass die Prüfergebnisse allein durch eine gezielte Probandenselektion entscheidend beeinflusst werden können. Weder die Dauer der Messung noch das Aktivitätsniveau oder die Platzierung des Sensors sind verbindlich festgelegt, so dass die Reproduzierbarkeit der Ergebnisse fraglich ist. Darüber hinaus wird durch die Wärmekapazität des Sensors die mikroklimatische Situation am Ort erheblich beeinflusst, die Dicke und das Gewicht des Sensors können zudem zur einer in der Realität nicht auftretenden Belüftung führen.

Diese Probleme haben dazu geführt, dass für andere Hilfsmittelprüfungen bereits standardisierte Verfahren zur mikroklimatischen Prüfung entwickelt wurden. Ein Beispiel dafür stellt das Prüfmodul nach Diesing/Wulff zur Prüfung von Antidekubitus-Systemen dar (Abbildung 19) [57]. Das System besteht aus einem zylindrischen Plexiglasrohr mit zwei Kammern. Die Vorkammer dient als Ausgleichsbehälter für Druckschwankungen, in der Verdampferkammer befinden sich zwei Heizwiderstände, wobei der erste zum Verdampfen von Wasser dient und der andere zum Heizen der Verdampferkammer. Die Menge der zu verdampfenden

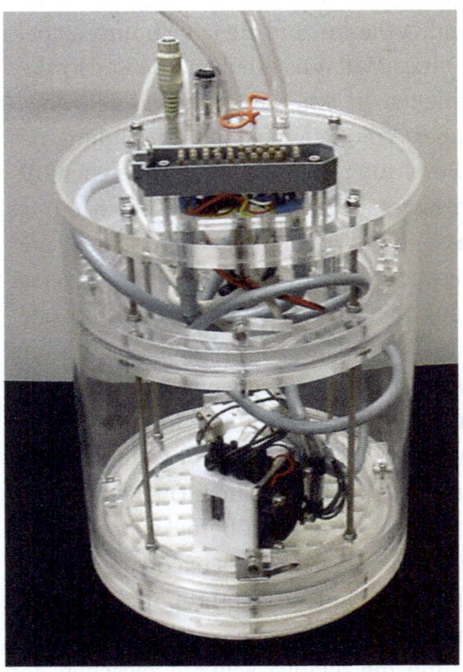

Abb. 19: Mikroklimamodul nach Diesing/Wulff [57].

Flüssigkeit wird über die Steuerung einer Rollenpumpe festgelegt. Durch einen Ventilator werden die Wärme und der Wasserdampf konvektiv verteilt. Die Prozessparameter Temperatur, relative Feuchte, Luftvolumenstrom und Druck in der Kammer werden kontinuierlich überwacht. Der Wärme- und Feuchtetransport zum Hilfsmittel erfolgt über eine flächige poröse Kunststoffmembran. Das nach außen wärmeisolierte Modul wird durch eine Belastungsvorrichtung mit einer definierten Kraft auf das zu untersuchende Hilfsmittel (Rollstuhlsitzkissen oder Matratze) gepresst, die Messung erfolgt im Kontaktbereich mit einem Schwertmessfühler.

Ein prinzipiell ähnliches Modell wurde am Ergonomie Institut München entwickelt. Das System mit der Bezeichnung SYBOR (Cybernetic Body Regulation) besteht aus einem computergesteuerten Klimagerät, einer beheizbaren Leitung und mehreren austauschbaren anthropomorphen Phantomen, die z. B. Hand, Fuß oder Gesäß nachbilden. Über die perforierte Oberfläche des Modells wird die Feuchtigkeit an das zu untersuchende Hilfsmittel abgegeben, dabei stellt sich an der Außenseite ein Mikroklima ein, das von den Hilfsmitteleigenschaften abhängig ist. Die Temperatur und Feuchte in dieser Zwischenschicht werden mit entsprechenden Sensoren erfasst. Die Steuerung erfolgt über die Bilanzierung der Enthalpien und Massenströme, die Wahl der Einstellparameter wird in Abhängigkeit zum gewünschten Szenario mit Hilfe eines Fuzzy-Controllers vorgenommen. Die Validität eines solchen Controllers für die Abbildung der komplexen Parameter der menschlichen Thermoregulation bleibt jedoch unklar. [133] [134] [233]

Außerhalb der Hilfsmittelforschung wurden mehrere Systeme zur mikroklimatischen Prüfung entwickelt, insbesondere in den Bereichen Textiltechnik, Schutzbekleidung und Automotive. Sie lassen sich prinzipiell nach zwei Kriterien einteilen:

- nach Geometrie in Ganzkörpermodelle, Körperteilmodelle und Hautarealmodelle,
- nach Art der Simulation der Transpiration in Systeme mit flüssigem oder dampfförmigem Wasser.

Die Systeme mit Schweißnachbildung in Dampfform eignen sich primär zur Simulation der insensiblen Transpiration. Die Simulation der sensiblen Transpiration kann nur dann erfolgen, wenn die Dampfrate soweit erhöht wird, dass es zu einer Dampfkondensation an der Oberfläche der künstlichen Haut kommt. Die Dampferzeugung im Inneren des Modells geht mit einem weiteren Problem einher, nämlich der Kondensation des Dampfes an den Innenwänden sowie in den eventuell vorhandenen Dampfleitungen. Das verändert zum einen den Dampfgehalt an der Austrittsstelle und erschwert zum anderen die Regelung der austretenden Dampfmenge. Die Systeme mit Dampferzeugung erfordern daher generell eine gute Isolierung. Des weiteren ist die Regelung solcher Systeme schwierig, da die beiden Regelgrößen Feuchte und Temperatur nicht unabhängig voneinander eingestellt werden können.

Die Systeme mit Schweißnachbildung in flüssiger Form haben den Vorteil, dass sie sowohl die sensible als auch die insensible Transpiration simulieren können. Bei einer geringen Wasserförderrate kann bei einer entsprechenden Oberflächentemperatur das Wasser auf der nachgebildeten Hautoberfläche vollständig verdunsten. Bei gesteigerter Förderrate hingegen wird das Wasser im flüssiger Form abgesondert. Ein weiterer Vorteil solcher Systeme ist die unabhängige Regelung der Feuchte und Temperatur. Nachteilig ist jedoch der hohe apparative Aufwand und die daraus resultierende begrenzte Anzahl der simulierten Poren (Schweißdrüsen).

Ein Beispiel für die Körperteilmodelle ist neben dem oben vorgestellten SYBOR-System der an der ETH Zürich entwickelte sog. „sweating torso“ [188]. Das System besteht aus einem Aluminium-Zylinder mit einem Durchmesser von 30 cm und einer Höhe von 46 cm, der mit mehreren Kunststoffschichten überzogen ist, die die thermischen Eigenschaften der Haut nachbilden sollen. Das Innere des Zylinders wird elektrisch geheizt, zwischen den einzelnen Schichten sind Temperatursensoren platziert. Der Torso beinhaltet 54 gleichmäßig verteilte Transpirationskanäle, während der Messungen wird noch eine zusätzliche Baumwollschicht zur Homogenisierung der Feuchtigkeitsverteilung verwendet. [188] [258]

In der Vergangenheit wurden mehrere Ganzkörpermodelle (sog. „sweating thermal manikins“) entwickelt. Sie haben in der Bewertung von Textilien die früheren rein wärmeabgebenden Modelle wie die thermische Gliederpuppe Charlie [156] abgelöst. Das erste transpirierende Ganzkörpermodell wurde in den 80er Jahren in Japan unter der Bezeichnung TARO entwickelt. Das Modell besteht aus 10 Segmenten und arbeitet mit Wasserdampf [256]. Das in Finnland entwickelte System Coppelius [157] arbeitet mit flüssigem Wasser, die Abgabe erfolgt über 187 am ganzen Körper verteilten „Poren“. Die Haut des Mannequins besteht aus einer Schicht mit Kapillarwirkung und einer mikroporösen Schicht, die nur für Wasserdampf durchlässig ist. Durch eine Heizung unmittelbar unter der Hautschicht wird das Wasser verdampft und Hitze und Wasserdampf werden an das Prüfobjekt abgegeben.

Fan et al. entwickelten 2002 ein einfaches und kostengünstiges System mit dampfförmiger Transpiration, das bedingt in der Lage ist, induzierten Bewegungen zu folgen Das Modell besteht aus im wesentlichen aus einer GORE-TEX-Textil-Hülle, die mit Wasser gefüllt wird und weist keine kraftaufnehmenden Stabilisierungselemente auf. Das Modell wird in einem Rahmen hängend befestigt. Die Wassererwärmung erfolgt durch drei im Torso angebrachte Heizelemente, die Weiterleitung zu den Extremitäten erfolgt über ein Zirkulationssystem. Die Menge der Feuchteabgabe ist bei diesem System jedoch nicht konstant, da sie unter anderem vom Wasserdruck in der jeweiligen Körperregion abhängig ist. [72]

Das an der ETH Zürich entwickelte „Sweating Agile thermal Manikin“ (SAM) stellt den bisher komplexesten Ansatz der Mikroklima-Prüfung dar. SAM beinhaltet 30 separat beheizte Segmente, über diese sind 125 Poren, grob der physiologischen Situation entsprechend, verteilt. Es werden sowohl die sensible als auch die insensible Transpiration nachgebildet. Das System ist in der Lage, realistische Bewegungen des menschlichen Körpers abzubilden, durch die Steuerung können vielfältige Aktivitäten simuliert werden. [198]

Die letzte Generation der Ganzkörpermodelle beinhaltet eine Kombination aus einem computerbasierten thermophysiologischen Modell und einem „sweating thermal manikin“. Ein Beispiel dafür ist das an der National Renewable Energy Laboratory entwickelte Advanced Automotive Thermal Manikin (ADAM). Das System aus 120 separaten Segmenten wird mit Hilfe eines Finite-Elemente-Modells gesteuert, wodurch menschenähnliches Verhalten in thermischen Umgebungen erreicht werden kann [73]. Das System wurde für die relevanten Temperaturbereiche von 23.2–38.0° C in Bezug auf die Hauttemperatur validiert [203], hinsichtlich der Feuchte-Entwicklung sind keine Validierungsuntersuchungen bekannt. Psikuta et al. [188] berichten über einen Ansatz, den oben vorgestellten „sweating torso“ mit einem mathematischen Thermoregulationsmodell nach Fiala zu kombinieren. [75]

Die Vielfältigkeit und die technische Komplexität der Ganzkörpermodelle führen neben der unklaren Validität und unterschiedlichen Auswertungsverfahren leider zu variablen Testergebnissen. Eine Vergleichsstudie an fünf Produkten in sechs Laboratorien bestätigte mit Abweichungen von 22–46 % (Rct) und von 41–138 % (Ret) die mangelnde Vergleichspräzision [199]. Ungeachtet dieser Tatsache haben sich die Ganzkörpermodelle in denjenigen Bereichen fest etabliert, in denen die Prüfung von körpersegmentübergreifenden Kleidungsstücken wie z. B. Feuerwehrausrüstungen erforderlich ist.

Zusammenfassend kann gesagt werden, dass trotz der Vielfalt der existierenden Modelle derzeit kein Verfahren existiert, das alle Anforderungen an die mikroklimatische Prüfung von Knieorthesen erfüllt. Die Prüfverfahren zur Ermittlung von Materialkennwerten wie DIN EN 31092 sind zur Prüfung von heterogenen Strukturen ungeeignet. Die aufwändigen Ganzkörpermodelle zeichnen sich durch einen hohen technischen Aufwand und mangelnde Vergleichspräzision aus. Die existierenden Körperteilmodelle wie das System nach Diesing/Wulff oder „sweating torso“ können anhand fehlender Formanpassung ebenfalls nicht angewendet werden.

4 Methodische Entwicklung der Laborprüfverfahren für Knieorthesen

4.1 Definition der Funktionsparameter

Obwohl bei den verschiedenen Orthesen-Gruppen die unterschiedlichen biomechanischen Effekte im Vordergrund stehen (siehe Tabelle 5), lassen sich die Wechselwirkungen in einem Mensch-Orthese-System jedoch verallgemeinern, wie in Abbildung 20 dargestellt.

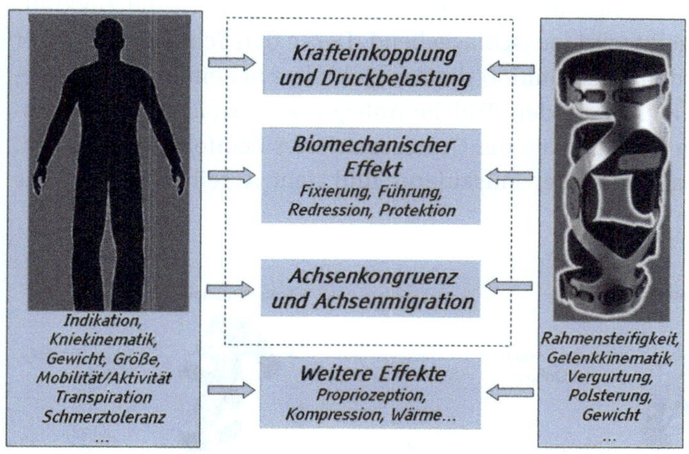

Abb. 20: Wechselwirkungen in einem Mensch-Orthese-System.

Die biomechanische Wirksamkeit von Orthesen ist demnach von einer Vielzahl an Parametern abhängig, die nicht nur in der Orthese selbst, sondern im erheblichen Maße auch in den Patienteneigenschaften begründet sind. Von besonderer Bedeutung sind dabei die Kraft- bzw. Momentenübertragung zwischen Orthese und Weichteilgewebe sowie die Inkongruenz zwischen der (pathologischen) Kniekinematik und der Orthesenachse, da sie die Funktionstauglichkeit der Knieorthesen entscheidend beeinflussen. Weitere Effekte wie die propriozeptive oder die kompressive Wirkung werden im Rahmen dieser Arbeit nicht verfolgt, da sie einerseits wissenschaftlich nicht ausreichend belegt sind (vgl. Kapitel 3.3.1) und andererseits kein Alleinstellungsmerkmal von Hartrahmenorthesen darstellen. Eine Ausnahme wird für die mikroklimatischen Eigenschaften der Orthesen gemacht, da sie maßgeblich den Tragekomfort und dadurch die Bereitschaft des Patienten, die Orthese zu tragen (Compliance), beeinflussen.

4.1.1 Kraftübertragung zwischen Orthese und Weichteilgewebe

Der Einfluss der Krafteinkopplung auf die Leistungsfähigkeit von Orthesen ist allgemein akzeptiert. Mehrere Autoren sehen in der Kraftübertragung von der Extremität zur Orthese den Schlüsselfaktor für die Leistungsfähigkeit der Orthese [44] [45] [79]. Trotz dieser Tatsache ist die Validität der bisherigen Nachbildungen des Weichteilgewebe/Orthese-Interfaces unzureichend (vgl. Kapitel 3.3.2). Die existierenden Prüfverfahren gehen durch die Verwendung von starren Beinmodellen aus Holz [145] oder die nachträgliche Anpassung der Modellform an die Orthese [26] oft von einer idealisierten vollständigen Kraftübertragung aus.

Die Kraftübertragung zwischen Orthese und Weichteilgewebe hängt von mehreren Faktoren ab (Abbildung 21). Beim Anlegen ist zunächst die Zugkraft, die auf die Gurte ausgeübt wird, ausschlaggebend. Der in den Schellen und unter den Gurten entstehende Druck limitiert die Anlegekraft – bei einem Schmerzgefühl muss der Gurt gelockert werden. Welche Anlegekräfte erreicht werden können, hängt zudem von der Fähigkeit der Orthese, sich der Beinform anzupassen, sowie von der Beschaffenheit der Muskulatur und dem Anteil an Fettgewebe ab.

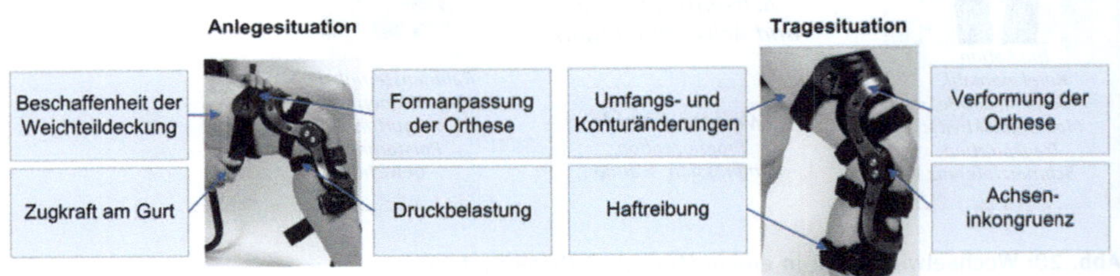

Abb. 21: Kraftübertragung zwischen Orthese und Weichteilgewebe – limitierende Faktoren.

Während der Bewegung verändert sich die Kraftübertragung aufgrund der Änderung von Volumen und Härte der Muskeln, der Formveränderung des Weichteilgewebes sowie der Hautverschiebung erheblich. Oft kommt es bereits nach wenigen Bewegungen zu einer Migration der Knieorthese, was durch die Zwangskräfte auf Grund der Achseninkongruenz, die konische Form des Oberschenkels, das Eigengewicht der Orthese und die begrenzte Haftreibung mit der Haut zusätzlich begünstigt wird. Die begrenzte Haftreibung wird bei Schweißbildung auf Grund von ungünstigen mikroklimatischen Verhältnissen hoch weiter herabgesetzt. Starre Knieorthesen sind zudem oft nicht in der Lage, die Formanpassung bei vermehrter Flexion beizubehalten – mit der Folge des „Abhebelns“ der proximalen und distalen Orthesenanteile [91]. Längerfristig gesehen verändert sich die Kraftübertragung durch zum Teil starke Veränderung der Muskelumfänge im Laufe der Rehabilitation.

Bezogen auf die Modellierung bedeutet das, dass ein valides Modell der Kraftübertragung die folgenden Aspekte berücksichtigen muss:

- Nachbildung der Weichgewebe-Beschaffenheit (Compliance, ggf. Verschiebbarkeit),
- Nachbildung der Umfangs-und Konturänderungen bei Aktivität parallel zur damit verbundenen Compliance-Veränderung (Verhärtung),
- Nachbildung der Reibungseigenschaften der Haut (trocken, ggf. feucht),
- realistische Einstellung der Gurtkräfte ausgehend von tolerierten Druckbelastungen beim Anlegen und der Veränderung der Kräfte im Laufe des Gangzyklus.

Die bisherigen Modelle erfüllen diese Anforderungen nur teilweise. Die Validierung der Weichteil-Compliance wurde nur in den Studien von Liu et. al. [139] und Erickson et al. [70] explizit beschrieben, mehrere Autoren geben die mangelnde Weichgewebe-Modellierung als eine der wesentlichen Limitationen an [44] [46] [81]. Die Nachbildung der Umfangs-und Konturänderungen bei Aktivität wurde lediglich im Prüfstand des BASiS Instituts umgesetzt. Die Nachbildung der Reibungseigenschaften der Haut wird von keinem der bisherigen Prüfstande ausreichend berücksichtigt, meist wird eine Neopren-Bandage als Hautersatz verwendet [86] [143].

Eine besonders starke Bedeutung muss der realistischen Einstellung der Gurtkräfte beigemessen werden. Bereits 1989 führte in der Studie von Brown et al. [40] eine kleine Veränderung der Gurtkraft zu einer disproportional großen Veränderung der Leistungsfähigkeit der Knieorthesen. Trotz dieser früher Erkenntnis wurde bei vielen ganganalytischen Untersuchungen keine Standardisierung der Anlegesituation vorgenommen, was eine erhebliche Limitation dieser Studien darstellt. Auch bei Labormodellen fand dieser Aspekt keine ausreichende Berücksichtigung. Wojtys et al. beschreiben einen starken Einfluss der Variation von Gurtkräften auf die Leistungsfähigkeit der Orthesen und sehen erhebliche Limitationen bei Verfahren ohne Kontrolle der Anlegekraft [249].

Die numerischen Werte der verwendeten Gurtkräfte für die wenigen Untersuchungen mit Gurtkraft-Kontrolle sind in Tabelle 9 zusammengefasst. Die Werte weichen stark voneinander ab und basieren auf nicht publizierten internen Komfort-

Zugkraft beim Anlegen [N]	Untersuchung	Basiert auf
44,5 44,0	Liu et al. [139], Soma et al. [220][6]	nicht publizierte interne Komfortuntersuchungen
53,5	Glynn et al. [86]	keine Angaben
68	Wojtys et al. [249]	nicht publizierte interne Komfortuntersuchungen

[6] Die Untersuchungen von Liu et al. und Soma et al. wurden von der gleichen Arbeitsgruppe durchgeführt und werden daher zusammengefasst.

Tab. 9: Standardisierte Gurtkräfte bei den bisherigen Untersuchungen.

untersuchungen mit nicht beschriebener Methodik. Es handelt sich zudem ausnahmslos um „best-case“-Betrachtungen, d. h. die höchsten statisch tolerierten Kraftwerte wurden für alle Gurte verwendet. Hier kann die Ursache für die in Kapitel 3.3 dargestellte Diskrepanz zwischen den guten Stabilisierungsergebnissen bei den Tests mit künstlichen Beinmodellen und den schlechteren Ergebnissen bei in-vivo-Messungen liegen.

4.1.2 Achseninkongruenz und Migration

Die Migration der Knieorthese wird als eine der Hauptursachen für die mangelnde Patientencompliance [102] und als limitierender Faktor für die biomechanische Leistungsfähigkeit der Knieorthesen angesehen [6] [17] [20] [91]. Die Ursachen der Migration sind vielfältig, wurden jedoch bis heute nicht unabhängig voneinander untersucht. Man kann unterscheiden zwischen den periodischen, mit zunehmender Flexion stattfindenden Relativverschiebungen zwischen der Orthese und dem Weich-/Muskelgewebe, die primär durch die Inkongruenz des Orthesengelenks mit der individuellen Kniekinematik bedingt sind, und einer Distalisierung der Orthese, die durch die konische Form des Oberschenkels und das Eigengewicht der Orthese begünstigt wird. Die distale Migration soll nach Ansicht der Experten zu einer Erhöhung pathologischer Momente am Kniegelenk führen [17] [91]. Beide Formen werden zusätzlich durch die oben beschriebenen Veränderungen der Ankopplung während der Bewegung beeinflusst.

Kaum ein Thema in der Knieorthetik ist so stark umstritten wie die Auswirkungen der Gelenkkonstruktion auf die Zwangskräfte und die Orthesenmigration. Walker et al. berechneten 1988 anhand eines der ersten Computermodelle die Auswirkungen der Gelenkart und Position und fanden signifikante Abweichungen, die zu erhöhten Scherkräften im Weichgewebe, zum Verrutschen der Orthese und letztlich zu einer Steigerung der Bänderbelastung von bis zu 40 % führen können [240]. Regalbuto et al. [196] führten 1989 eine Untersuchung der Zwangskräfte an drei Probanden bei verschiedenen Aktivitäten mit speziell konstruierten instrumentierten Orthesengelenken durch. Sie fanden kaum eine Abhängigkeit der Zwangskräfte von der Gelenkkonstruktion, jedoch von der Position der Gelenke, mit den höchsten Werten bei anteriorer Positionierung. Die Zwangskräfte in der Untersuchung waren eher von der Flexion und weniger von der Aktivitätsform abhängig.

Ulrich untersuchte in einem Leichenexperiment die Auswirkungen der Zwangskräfte auf die Zugspannungen in den Bändern durch die Messung von relativen Spannungen in einem durch die Bänder gezogenen Stahlseil. Dabei ließen sich durch gezielt induzierte Fehlpositionierungen der Orthesengelenke bei einer gleichzeitigen festen Verankerung erhebliche zusätzliche Spannungen in den Bändern erzeugen, wobei es bei monozentrischen Gelenke zu den höchsten und bei Zahnsegmentgelenken zu den geringsten Zunahmen kam. Im Probandenversuch wurden die hohen Zwangskräfte jedoch nicht gemessen, da bereits bei einer Kraft von 80 N eine ausgleichende Migration stattfand.[235]

Ulrich stellte nach dieser Untersuchung die grundsätzliche Frage nach „Sinn und Unsinn“ der Knieorthesen, da sie seiner Ansicht nach bei guter Befestigung zu einer zusätzlichen Belastung der Kniestrukturen führen und bei schlechter Befestigung das Knie nicht zu stabilisieren vermögen [236]. Jedoch wurden seine Erkenntnisse durch die bereits zitierte Studie von Beynnon et al. [19] mit direkter Messung der ACL-Kräfte mit implantierten Hall-Effekt-Sensoren nicht bestätigt. Es zeigten sich bei der aktiven Bewegung keine erhöhten ACL-Belastungen durch das Tragen der Orthese.

Es existiert bis heute keine zusammenfassende Erklärung der Migration mit Berücksichtigung aller beschriebenen Faktoren. Ulrich [235] und Thomsen et al. [229] sehen in der periodischen Migration einen Ausgleichseffekt („Selbstjustierung“) für die bei der Achseninkongruenz entstehenden Zwangskräfte. Berschin [17] zweifelt diese Schlussfolgerung jedoch an und sieht in der Fähigkeit der Orthese, der Migration entgegen zu wirken, einen wichtigen Funktionsparameter. Beynnon et al. [20] sehen angesichts der hohen Verschiebbarkeit des Weichteilmantels eher eine untergeordnete Bedeutung der Gelenk-Art.

Die Lösung der Inkongruenz-Problematik steht nach wie vor im Mittelpunkt. Auch die Sicherung der zukünftigen Erstattungsfähigkeit kann unter Umständen davon abhängig sein – so bemängelt Rohland (Mitarbeiter beim MDK), dass „so genannte Hartrahmenorthesen über die Begrenzung der Unterschenkeltranslation zumeist ein noch nicht hinreichend gelöstes Drehpunktproblem haben“ [202]. Ein entscheidender Durchbruch ist hier, trotz einer Vielzahl neuer Patentanmeldungen im Bereich der Orthesengelenke, bisher nicht gelungen.

Eine der Ursachen dafür mag darin liegen, dass die biomechanischen Erkenntnisse über die „physiologische“ Kniekinematik einem ständigen Wandel unterworfen sind. Während die rein in der Sagittalebene liegenden Modelle[1] wie die überschlagene Viergelenkkette nach Menschick [159] und vor allem die Kompromissachse nach Nietert [173] starke Berücksichtigung in der Knieorthetik fanden, wurden die späteren Erkenntnisse wie z. B. die auf der Helical-Axis-Methode basierenden Untersuchungen von Blankevoort et al. [30], Kärrholm et al. [120], Wetz und Jakob [243] weniger beachtet. Diese Studien zeigten einen dreidimensionalen, in der Frontalebene steil nach medial hin ansteigenden Verlauf der Achsen für kleine Flexionswinkel und eine zunehmend transversale Ausrichtung für größere Flexionswinkel. Wetz und Jakob [243] regten in ihrer Arbeit die Verwendung von medial monozentrischen und lateral polyzentrischen Gelenken an und belegten dies mit der Abnahme der Zwangskräfte in einer instrumentierten Testorthese. Diese Anregung wurde jedoch konstruktiv bisher kaum umgesetzt.

1 Eine umfangreiche Darstellung historischer Modelle der Kniekinematik würde den Rahmen dieser Arbeit sprengen, daher wird hier auf das Review von Wetz und Jacob [242] verwiesen.

Da die Helical-Axis-Methode eine sehr aufwändige Technik ohne einen klaren Bezug zu anatomischen Landmarks darstellt, konnte sie sich jedoch nicht breit durchsetzen. Dagegen besticht der durch die Arbeiten von Iwaki [114] und Pinskerova [183] neu geprägte Ansatz einer fixen Flexions-Extensions-Achse durch seine Einfachheit und konnte im Bereich der Knie-Endoprothetik bereits viele Anhänger finden. Die Arbeitsgruppe um Iwaki und Pinskerova bestritt an Hand von MRT-Untersuchungen an Kadavern die seit Fick (1911) gültige Festlegung der Form von Femurkondylen als Evolute und sehen sie im sagittalen Schnitt als zwei Kreissegmente, das größere für den anterioren Kondylenanteil mit dem sog. Extensionsfacettenzentrum (EFC) und das kleinere für den posterioren Kondylenanteil mit sog. Flexionsfacettenzentrum (FFC). Die Verbindungslinien der jeweiligen medialen und lateralen Facettenzentren bilden die EFC- bzw. die FFC-Achse, dessen Projektionen auf die Ebene des Tibiakopfes zur Bewertung von tibiofemoralen Bewegungen verwendet werden. In den Untersuchungen von Pinskerova et al. [183] wurde während der Flexion eine nur minimale anteriorposteriore Translation für die mediale Femurkondyle festgestellt. Basierend darauf wird die Existenz der in bisherigen Modellen zwingend erforderlichen femoralen Translation (Roll-back) während der Flexion grundsätzlich in Frage gestellt. Stattdessen wird die tibiofemorale Bewegung als eine Kombination von zwei rotatorischen Bewegungen – einer Flexions-Extensionsbewegung um eine feste Achse (z. B. FFC-Achse) und einer longitudinalen Rotation der lateralen Femurkondyle um die mediale dargestellt. Die an Kadavern gewonnenen Erkenntnisse wurden mit MRT-Untersuchungen an Probanden [104] [117], wohlgemerkt mit der gleichen Methodik, bestätigt. Trotzdem hat sich das Modell nach Iwaki und Pinskerova noch nicht durchgesetzt und es wird eine sehr kontroverse Diskussion geführt. Bezeichnend für den momentanen kontroversen Wissensstand ist die neue Veröffentlichung von Koo und Andriacchi [130], die als Ergebnis einer Untersuchung an 46 Probanden mit Hilfe der sog. „Point-Cluster -Technik“ sowohl die Existenz des femoralen Roll-backs wieder zu Sprache bringt, als auch das Zentrum der Innen/Außenrotation nicht im medialen, sondern im lateralen Bereich sieht. Aber auch die Verfechter der festen Flexions-Extensions-Achse sind über deren Verlauf uneinig. Ekhhoff et al. [67] schlagen z. B. eine sog. „zylindrische“ Achse vor, die durch das dreidimensionale Fitting eines Zylinders in die Femurkondylen entsteht.

Die Analyse des Standes der Wissenschaft zeigt, dass derzeit kein allgemein gültiges Modell der physiologischen Kniebewegung vorliegt. Die physiologische Kniebewegung allein weist schon eine außerordentliche Komplexität mit erheblichen intraindividuellen Unterschieden und mehreren Einflussfaktoren, wie z. B. die Aktivität und die verwendete Untersuchungstechnik, auf. Im Falle einer pathologischen Kniebewegung, wie sie bei einer Orthesenindikation vorliegt, kommt eine weitere Veränderung der Kniekinematik hinzu, die von der Art und dem Ausmaß der Instabilität bzw. des Funktionsdefizites abhängig ist. Aus diesem Grund ist im Individualfall bei konfektionierten Orthesen mit festen (nicht adaptiven) Gelenken prinzipiell keine perfekte Achsenübereinstimmung zu erreichen.

4.2 Beurteilung der Prüfbarkeit

Die Beurteilung der Realisierbarkeit einer technischen Laborprüfung erfolgt auf Basis der im Kapitel 3 vorgenommenen ausführlichen Analyse des derzeitigen Wissensstandes für verschiedene Arten von Knieorthesen. Gleichzeitig wird eine Unterscheidung gemäß den Qualitätsanforderungen des HMV zwischen der indikationsbezogenen Funktionsprüfung, der nutzungsdauerbezogenen Betriebsfestigkeitsprüfung und der mikroklimatischen Prüfung vorgenommen. Der prinzipielle Ablauf der Beurteilung ist in Abbildung 22 zu sehen, die Ergebnisse werden in Tabelle 10 dargestellt. Eine eindeutige Prüfbarkeit ist dabei jedoch für keine Orthesenart gegeben.

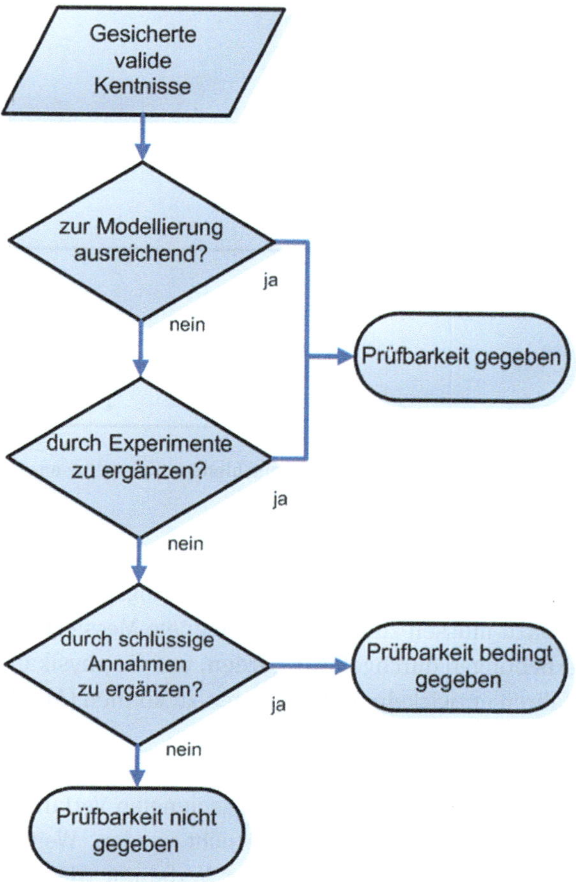

Abb. 22: Herangehensweise bei der Beurteilung der Prüfbarkeit.

Die Prüfung des biomechanischen Effektes muss bei den prophylaktischen Orthesen entsprechend der Sportart und dem Verletzungsmechanismus erfolgen und ist daher beim heutigen Wissenstand nicht realisierbar, zudem sind prophylaktische Knieorthesen keine Hilfsmittel. Der Wirkungsmechanismus der entlastenden Knieorthesen ist derzeit unklar, so dass keine Modellierung erfolgen kann. Für die funktionellen und die rehabilitativen Knieorthesen ist unter der Annahme eines rein mechanischen Stabilisierungseffektes sowie einachsiger Belastungszustände eine Funktionsprüfung realisierbar. Weitere mögliche Wirkmechanismen wie propriozeptive Stimulation, Wärme, Kompression etc. bleiben dabei unberücksichtigt.

Die Prüfung der Betriebsfestigkeit erscheint für funktionelle, rehabilitative und entlastende Knieorthesen realisierbar, bei prophylaktischen Knieorthesen kann dagegen auf Grund der Sportart-Abhängigkeit keine generelle Aussage getroffen werden. Bei der mikroklimatischen Prüfung wird eine generelle Lösung für die meisten Orthesen und Bandagen angestrebt.

Orthesen-Art	**Prüfung**				
	Funktion			**Betriebsfestigkeit**	**Mikroklima**
	Biomechanischer Effekt	**Krafteinkopplung**	**Achsen-Kongruenz**		
funktionell	+	+	–	+	+
rehabilitativ	+	+	–	+	+
prophylaktisch	–	+	–	–	+
entlastend	–	+	–	+	+

Tab. 10: Realisierbarkeit der technischen Laborprüfung Prüfung für verschiedene Knieorthesen-Arten.

Es ist im Vorfeld jedoch erforderlich, die bisher unklaren Modellierungsparameter experimentell zu quantifizieren. Dazu müssen zunächst die geeignete Messtechnik entwickelt und klinische Datenerhebungen durchgeführt werden, um die physikalischen Modelle für Laborprüfverfahren entwickeln und validieren zu können (Abbildung 23).

Obwohl die Modellierung der „standardisierten" Kniegelenkkinematik als nicht realisierbar bewertet wird, soll im Rahmen dieser Arbeit nach geeigneten Verfahren zur Bewertung der Achsenkongruenz und der Migration gesucht werden. Weiterführende Erkenntnisse sind z. B. durch den Einsatz moderner Verfahren wie dem offenen vertikalen Magnetresonanztomographen zu erwarten. Eine gleichzeitige Bewertung von Patient und Hilfsmittel war jedoch bisher auf Grund fehlender MRT-Kompatibilität nicht möglich.

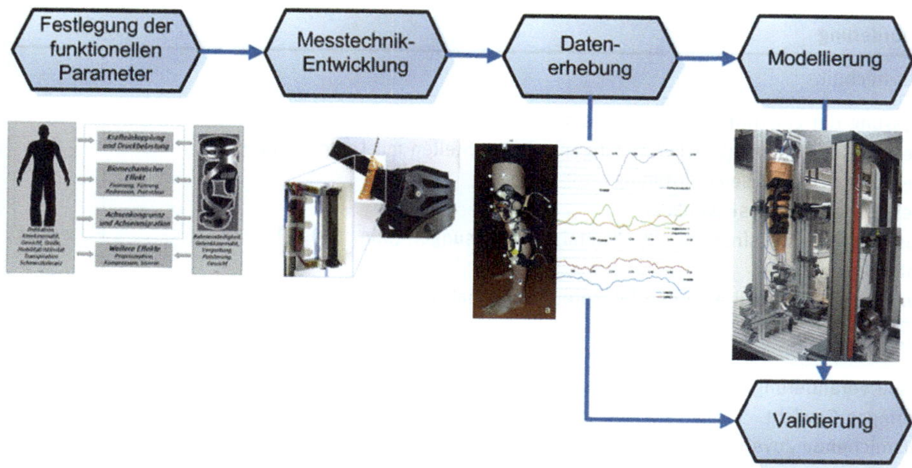

Abb. 23: Vereinfachte Darstellung wesentlicher Schritte im Rahmen der Prüfverfahrensentwicklung.

4.3 Konzeption und Entwicklung der Messtechnik

4.3.1 Instrumentierte Orthese

Mit Hilfe einer instrumentierten Orthese sollen die Kraftübertragung zwischen Orthese und Weichgewebe sowie die Beanspruchung der Orthese während der Nutzung bewertet werden. Dazu werden die folgenden Messgrößen erfasst:
- Zugkräfte in den Gurten,
- Druck bzw. Druckverteilung an den Stellen mit Lasteinleitung,
- Verformung bzw. Belastung der Orthese im Gangzyklus,
- Winkel zwischen dem Ober- und dem Unterschenkelsegment der Orthese (Orthesenwinkel).

Da die instrumentierte Orthese im Rahmen von klinischen Untersuchungen, ggf. synchronisiert mit der optischen Ganganalyse, angewendet werden soll, muss sie eine Reihe Anforderungen (Tabelle 11) erfüllen.

4.3.1.1 Gurtkraftmessung

Die Aufgabe der Gurtkraftsensoren besteht darin, die Änderungen der Zugkräfte in den Orthesengurten beim Anlegen und Tragen einer Orthese zu registrieren. Die Recherche nach kommerziell verfügbaren Gurtspannungssensoren ergab, dass existierende Kraftsensoren nicht alle Forderungen erfüllen. Da insbesondere die Anbringung an die Gurte und die Kalibrierung bei kommerziellen Systemen problematisch sind, wurde eine Eigenentwicklung vorgezogen.

Anforderung	F/W
Messtechnik	
Messung der Zugkräfte in den Orthesengurten	F
Messung der Drücke (Druckverteilungen) an den Stellen mit Lasteinleitung	F
Messung der Orthesenverformung	F
Messung des Orthesenwinkels	F
Ausreichende Messfrequenz für dynamische Messungen (min. 100 Hz)	F
Kalibrierbarkeit	F
Synchronisierung mit externen Sensoren (Ganganalyse) möglich	F
Anwendung	
Keine Veränderung des Aktivitätsmusters durch die Messtechnik	F
Geringes Gewicht	W
Ausreichende Zuverlässigkeit	F
Einfache Anpassung an verschiedene Probanden und Orthesen	W
Im Feld einsetzbar	W
weitere Anforderungen	
Keine Gefährdung der Probanden (scharfe Kanten, Druckstellen, Wärme, elektrische Sicherheit, Biokompatibilität etc.)	F
Keine Beschädigung der Orthese durch die Instrumentierung	F

Tab. 11: Wesentliche Anforderungen an die instrumentierte Orthese.

Das Prinzip des entwickelten Sensors ist in Abbildung 24a abgebildet. Es basiert auf der kraftschlüssigen Befestigung des Sensors am Gurt und der Kraftmessung mittels Dehnungsmessstreifen (DMS).

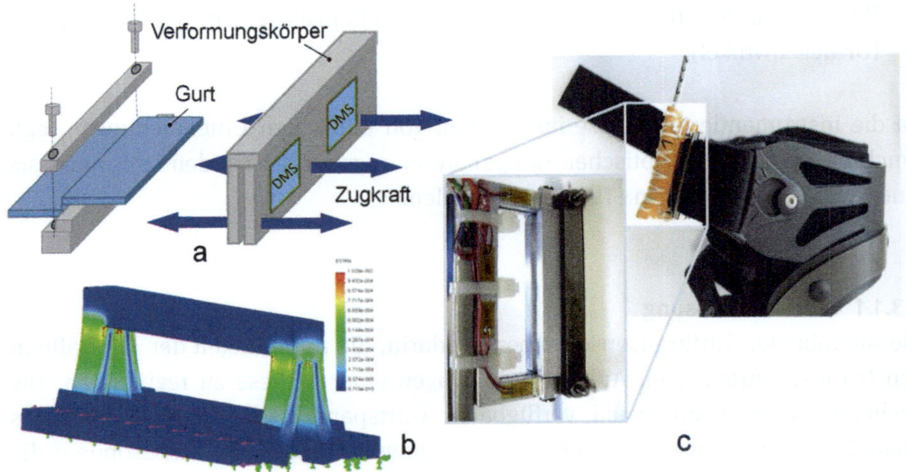

Abb. 24: Gurtkraftsensor: a) Funktionsprinzip, b) FEM-Modell, c) applizierter Zugkraftsensor.

Der Gurt wird mittels eines Metallplättchen und zweier Schrauben an einem L-förmigen Träger befestigt. Durch das Festziehen der Schrauben und die Trägergeometrie wird dabei ein sicheres Klemmen gewährleistet. Zwei derartige Elemente werden so nebeneinander angeordnet, dass der Gurt dazwischen entlastet ist. Werden die beiden Einspannungen nun durch einen Verformungskörper fest verbunden, wird die Zugkraft zwischen den Befestigungen nicht über den Gurt, sondern über den Verformungskörper übertragen und in die Biegedeformation des Verformungskörpers umgewandelt. Der Verformungskörper wird als ein U-förmiger Bügel aus Aluminium realisiert, auf dessen seitlichen Flächen DMS angebracht und als Wheatstonesche Brückenschaltung zur Kompensation von Wärmeausdehnungen verschaltet werden. Diese Form erlaubt eine größere Biegedeformation, verglichen mit einer direkten Verbindung (Abbildung 24b), und dadurch ein empfindlicheres Sensorverhalten. Zur Signalverstärkung wurde ein Mehrkanal-DMS-Verstärker mit einem Signalkonditionierungsterminal zum direkten Anschluss an eine DAQ-Messkarte (Fa. National Instruments) aufgebaut. Damit ist es möglich, Signale von mehreren Zugkraftsensoren gleichzeitig einzulesen und Synchronisationssignale für die weitere Messtechnik (Winkelgeber, Drucksensoren etc.) auszugeben.

Die Kalibrierung in einer Materialprüfmaschine (Fa. Zwick-Roell) zeigte im untersuchten Bereich bis 50 N Zugspannung einen nahezu ideal linearen Zusammenhang zwischen der Zugkraft und dem Ausgangssignal der DMS (Abbildung 25). Dabei ist es wichtig, den Sensor zusammen mit dem später zu verwendenden Gurt zu kalibrieren, da die Eigenelastizität und die Länge des Gurtes einen Einfluss auf die Kalibrierfunktion haben.

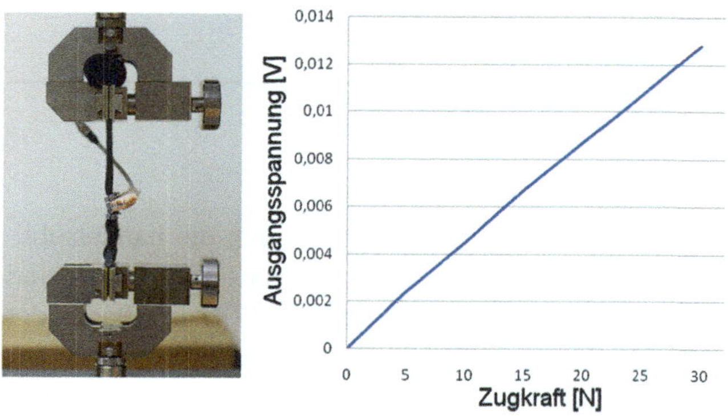

Abb. 25: Kalibrierfunktion des Gurtkraftsensors.

Die Erprobung zeigte, dass der entwickelte Gurtkraftsensor in der Lage ist, die Schwankungen der Gurtkräfte im Gangzyklus genau zu erfassen, und dabei die Aktivitäten der Probanden kaum stört. Einige geringfügige Modifikationen waren erforderlich, um die mechanische Robustheit des Prototypen zu steigern. Es wurden eine Zugentlastung der Verkabelung durch Kabelbinder sowie eine stoßabsorbierende Schaumstoff-Ummantelung vorgesehen. Anschließend wurden mehrere Zugkraftsensoren für 30mm und 40 mm Gurtbreite angefertigt. Ein auf der Orthese montierter Zugkraftsensor ist in Abbildung 24c dargestellt.

4.3.1.2 Druckmessung

Im ersten Ansatz wurden die Druckbelastungen in den Schellen mit Einzelsensoren gemessen, da von einer wiederholbaren und homogenen Druckverteilung nach dem Anlegen ausgegangen wurde. Dazu wurden verschiedene Einzelsensoren erprobt und bewertet – handelsübliche resistive FSR-Sensoren, kapazitive Drucksensoren (Fa. Pressure Profile Systems), Hydromesszellen (Fa. Paromed) und ein pneumatischer Einzelsensor „Kikuhime“ (Fa. TT Medi Trade). Die wesentlichen Anforderungen an die Drucksensoren sind in Tabelle 12 zusammengefasst.

Anforderung	F/W
Ausreichende Ortsauflösung zur Darstellung der Druckspitzen	F
Geringer Messfehler (< 15 %)	F
Knick- und Scherkraftunempfindlichkeit	F
Ausreichende Messfrequenz für dynamische Messungen (min. 100 Hz)	F
Geringer Hysterese- und Kriechfehler	W
Ausreichende Linearität und Nullpunktstabiliät	W
Ausreichende Elastizität und Formanpassungsfähigkeit	F
Messbereich bis 200 mmHg	F
Geringe Beeinflussung der Druckkraft durch den Sensor selbst	F
Kalibrierbarkeit	W
Ausreichend robust für den Feldeinsatz	F
Kostengünstig	W

Tab. 12: Anforderungen an die Drucksensoren.

Die Erprobung zeigte, dass die Anforderungen am besten durch die handelsüblichen FSR-Sensoren erfüllt werden. Die FSR-Sensoren (Force Sensing Resistor) sind druckempfindliche Widerstände, bei denen durch Druck auf die Sensorfläche der Widerstand von ca. 2 MΩ stufenlos bis ca. 3 kΩ fällt. FSR-Sensoren sind in unterschiedlichen Geometrien und Größen von verschiedenen Anbietern erhältlich (Abbildung 26a). Sie zeichnen sich durch geringe Knick-Artefakte aus und werden aufgrund ihrer geringen Dicke beim Tragen kaum bemerkt. Die Formanpassungsfähigkeit an die Orthese ist ebenfalls ausreichend. Durch ihren günstigen Preis können einzelne Sensoren schnell ausgetauscht werden. Es zeigte sich, dass mit FSR-Sensoren bei entsprechender Verschaltung ein Messbereich von 20–200 mmHg und eine Messfrequenz von mehr als 1000 Hz erreicht werden kann. Bei der Analyse der Genauigkeit wurde jedoch festgestellt, dass die Sensoren neben einer schlechten Linearität ein relativ ausgeprägtes, von Sensor zu Sensor unterschiedliches Hystereseverhalten aufweisen (Abbildung 26b). Das Problem konnte jedoch durch eine geeignete, relativ aufwändige Kalibrierung gelöst werden, so dass der Gesamtfehler auf weniger als 15 % gesenkt wurde.

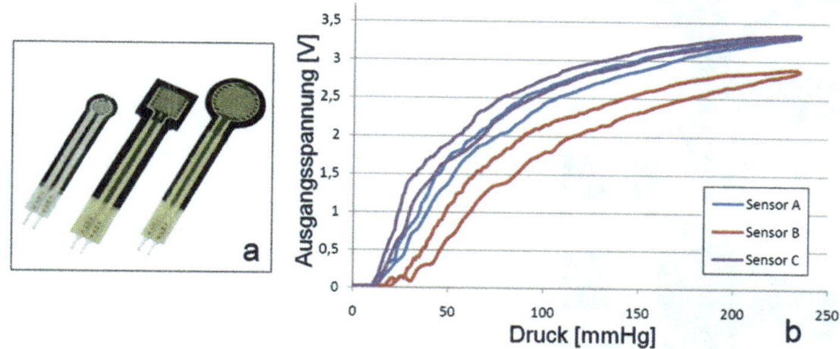

Abb. 26: a) FSR-Sensoren, b) Kalibrierkurven von drei baugleichen FSR-Sensoren.

Zur kontinuierlichen Aufzeichnung der Druckwerte wurde eine DAQ-Messkarte PCI 6225M (Fa. National Instruments) mit 80 Analogkanälen verwendet. Da für jeden Kanal ein Spannungsteiler aufgebaut werden musste, wurden diese in einer Box mit entsprechenden Anschlüssen integriert. Das aufgetretene Problem des gegenseitigen Übersprechens der einzelnen Kanäle konnte trotz einer kompletten Abschirmung der Leitungen nur durch eine Abkopplung des Messsystems von der Messkarte gelöst werden. Dazu wurde für jeden Kanal ein Impedanzwandler mittels Operationsverstärker (OP) aufgebaut. Da immer das Gesamtsystem inkl. Impedanzwandler kalibriert wurde, ist der Einfluss des OP-Offsets unerheblich. Die Glättung durch den Operationsverstärker kann im gegebenen Frequenzbereich als vernachlässigbar gering angenommen werden. Darüber hinaus zeigten die Versuche, dass das Rauschen des Operationsverstärkers ebenfalls vernachlässigt werden kann. Für das Gesamtmesssystem wurde ein Signalkonditionierungsterminal für die Messkarte aufgebaut, das über 40 Kanäle mit OP-Trennung und 24 unbeeinflusst weitergeleitete Kanäle für Anwendungen mit unkritischem Lastwiderstand verfügt. Die verbleibenden 16 Kanäle wurden für die Messungen mit Dehnungsmessstreifen (DMS) reserviert. Anschließend wurden die Drucksensoren mit doppelseitigem Klebeband auf der Orthese angebracht (Abbildung 27).

Dabei wurden die Leitungen so verlegt, dass der Proband nicht beim Gehen behindert wurde. Die Leitungen sämtlicher applizierter FSRs wurden zu einem am Oberschenkel-Segment der Orthese befestigten Stecker zusammengeführt. Dies erlaubte das schnelle Verbinden der Messorthese mit den restlichen Komponenten, so dass der Proband die Möglichkeit hatte, sich in den Pausen zwischen den Messungen mit angelegter Messorthese frei zu bewegen.

Die Wiederholbarkeit der Druckmessung wurde untersucht, indem beim gleichen Probanden an einer definierten Stelle der Orthese sowohl der Anlegedruck

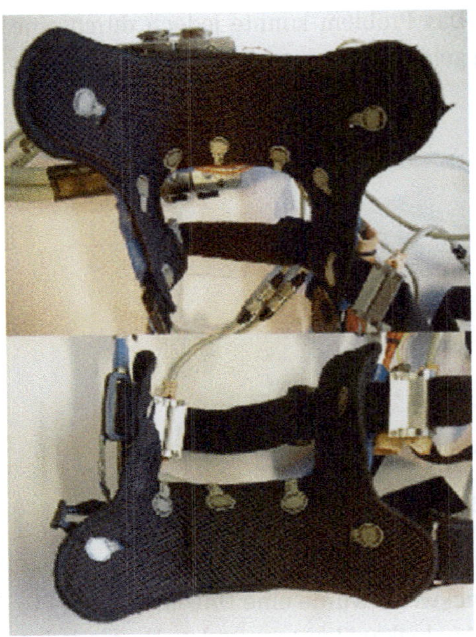

Abb. 27: Applikation der FSR-Drucksensoren auf der instrumentierten Orthese.

als auch die Änderung des Druckes beim Gehen auf dem Laufband bei insgesamt 12 Wiederholungsmessungen erfasst wurden. Die erhaltenen Messergebnisse sind in den Boxplots (Abbildung 28a) dargestellt. Es zeigte sich eine erheblich höhere Variabilität für den anfänglichen Anlegedruck (CV = 33,6 %) als für den maximal im Laufe der Messung erreichten Druck (CV = 13,0 %). Das legt die Vermutung einer Abhängigkeit der Ergebnisse von der relativen Positionierung des Sensors nahe und ist ein Indiz für eine ungleichmäßige Druckverteilung in der Schelle. Darüber hinaus zeigte sich bei der Erprobung, dass einige Drucksensoren im Gangzyklus komplett oder teilweise unbelastet waren. Aus diesem Grund folgte eine Untersuchung der Druckverteilung in den Schellen mit Hilfe der Druckverteilungsmessung (DVM) mit dem Ziel, die Ergebnisse der FSR-Sensoren zu validieren und, wenn möglich, charakteristische Punkte zum Aufbringen von FSRs abzuleiten.

Die Untersuchung erfolgte mit der elastischen kapazitiven Druckmessmatte „Elastisens-HA44“ der Fa. Novel mit 256 (16 × 16) Sensoren (Abbildung 28b). Mit einer Sensorgröße von 4,4 × 4,4 mm ist die Ortsauflösung des Systems gut für die Erkennung von ungleichmäßigen Druckverteilungen geeignet. Der sog. „Hängematten-Effekt“, der aus der mechanischen Kopplung einzelner Sensoren untereinander resultiert und insbesondere bei der Anpassung an 3D-verformte Oberflächen, wie zum Beispiel die Orthesenschelle, zur Geltung kommt, lässt sich mittels Nullabgleich weitgehend eliminieren. Der vom Hersteller angegebene Druckbereich von 5–200 kPa lässt sich durch geeignete Kalibrierung an den zu erwartenden Druck anpassen. Allerdings war bei einer solchen Kalibrierung ein schwankendes Nullni-

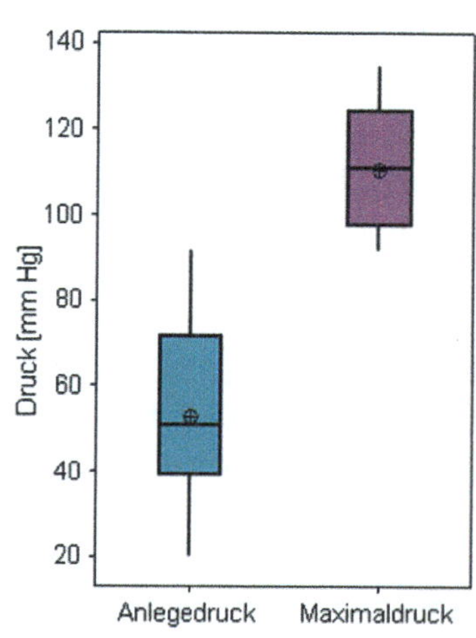

Abb. 28a: Ergebnisse der Wiederholbarkeitsuntersuchung.

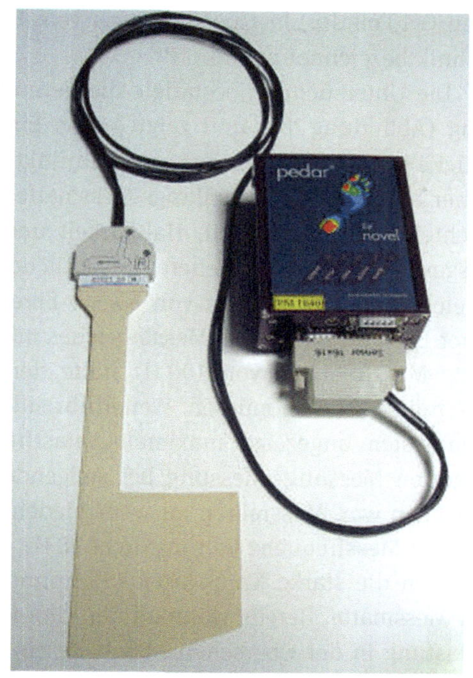

Abb. 28b: Druckverteilungsmessystem (Fa. Novel).

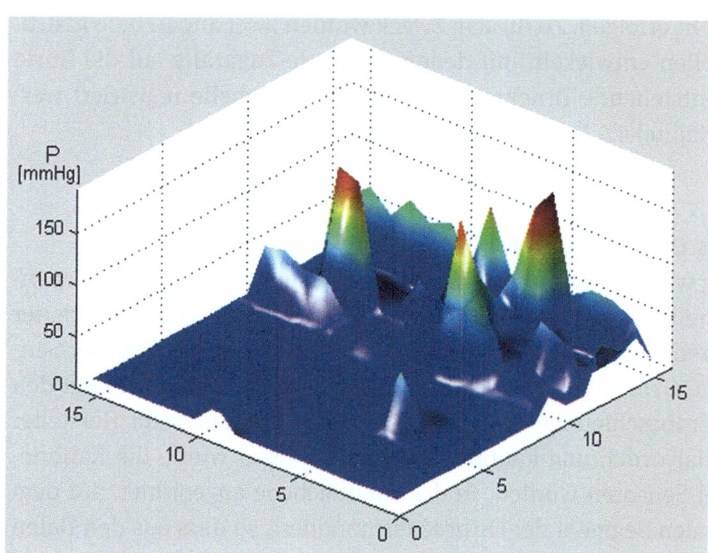

Abb. 28c: Exemplarische Druckverteilung.

veau (± 10 mmHg) festzustellen, was vom Hersteller als eine Limitation der Messtechnik bezeichnet wurde.

Die Untersuchung bestätigte die Vermutung einer inhomogenen Druckverteilung (Abbildung 28c) und zeigte, dass Einzeldrucksensoren zur Bewertung der Drücke in den Schellen nur eingeschränkt eingesetzt werden können. Es musste daher auf die Druckverteilungs-Messmatte ausgewichen werden, was sich leider nachteilig auf die Kosten, Haltbarkeit und Transportfähigkeit des Messsystems ausgewirkt hat. Eine weitere wesentliche Limitation ist die geringe maximal erreichbare Messfrequenz von 44 Hz. Eine höhere Messfrequenz wäre zwar mit einer Einschränkung des Messbereiches möglich gewesen, für die anfangs festgelegte Messfrequenz von 100 Hz hätte der Messbereich jedoch auf ca. 2 × 2 cm beschränkt werden müssen. Weiterführende Versuche zeigten wiederum, dass die vom System angezeigte maximale Abtastfrequenz von 44 Hz bei einer extern getriggerten Messung (Messung bei steigender Flanke eines TTL-Signals) nicht zu erreichen war. Messreihen mit verschiedenen Taktfrequenzen zeigten, dass effektiv eine Messfrequenz von maximal 28 Hz erreichbar ist. Weitere Schwierigkeiten betrafen die starke Knick-Artefakt-Empfindlichkeit und die geringe Lebensdauer der Messmatte. Bereits während der Pilot-Phase fiel auf Grund der Wechselbiegebelastung in der Oberschenkel-Schelle eine Sensor-Zeile aus und musste kostenpflichtig repariert werden. Auf Grund der hohen Anschaffungs- und Reparaturkosten der Matte war ein flächendeckender Einsatz im Rahmen der klinischen Studie nicht vertretbar. Daher musste der Zusammenhang zwischen Druck und Zugkräften in den Gurten zunächst im Laborversuch untersucht werden. Die geplante Untersuchung des als unangenehm empfundenen Drucks in Abhängigkeit von Applikationsort und Patienteneigenschaften konnte mit Hilfe der instrumentierten Orthese ebenfalls nicht erfolgen. Zu diesem Zweck wurden zwei anpassbare instrumentierte Mess-Schellen entwickelt, mit denen definierte Zugkräfte auf die Gurte appliziert und die entstehende Druckverteilungen in den Schelle registriert werden können (siehe Kapitel 4.4.1).

4.3.1.3 Messung des Orthesenwinkels

Parallel zur Messung wird der Verlauf des Winkels zwischen Ober- und Unterschenkel der Orthese mittels synchronisierter optischer Ganganalyse oder integrierter Absolutwinkelsensoren (Fa. Otto Bock Healthcare) aufgenommen werden. Der Sensor besteht aus einem Gyroskop und zwei Beschleunigungssensoren und zeigt den Absolutwinkel zur Erdbeschleunigung an. Die Sensoren wurden beim Hersteller mit Hilfe einer Spezialvorrichtung kalibriert. Vor dem Einbau wurde die Kalibrierung verifiziert. Zwei Sensoren wurden, in der Sagittalebene angeordnet, auf dem proximalen und distalen Segment der Orthese fest montiert, so dass aus den Daten beider Sensoren der Orthesenwinkel berechnet werden kann. Bei der Anwendung im Feld ist jedoch eine mögliche Temperaturdrift des Gyroskops zu beachten.

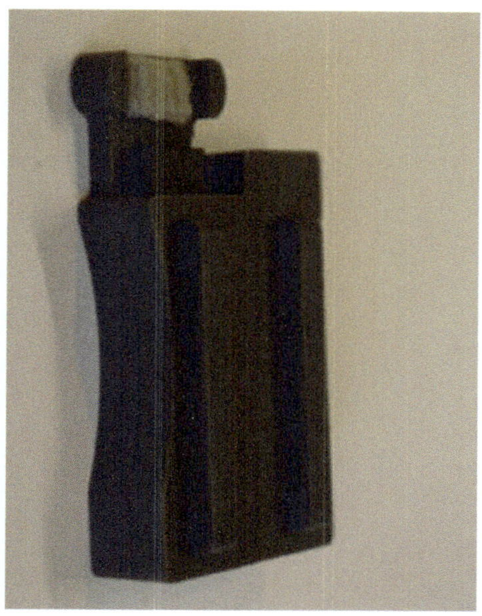

Abb. 29: Goniometer (Fa. Otto Bock Healthcare).

4.3.1.4 Messung der Orthesendeformation und Belastung

Zur Erfassung der Dehnungen bzw. Spannungen in der Orthese eignen sich prinzipiell mehrere industriell eingesetzte Verfahren, die sich in ihren physikalischen Grundprinzipien unterscheiden. Neben rein qualitativen Verfahren wie der Reißlack-Technik, die heute kaum noch eine Rolle spielen, und dem Standard-Verfahren der DMS-Applikation haben sich in den letzten Jahren optische Verfahren der berührungslosen Verformungsmessung etabliert. Dabei werden die Positionen von einzelnen aufgebrachten Markern oder optischen Mustern mittels photogrammetrischer Verfahren mit hoher Genauigkeit ausgewertet.

Die Verformung der Messorthese wird mit auf den metallenen Teilen der Orthese applizierten DMS erfasst. Die Anzahl der zu untersuchenden Stellen wird jedoch einerseits durch den zur Verfügung stehenden Platz und andererseits durch die für die Verstärkung der Ausgangssignale erforderliche Messtechnik beschränkt. Einfache Folien-DMS registrieren lediglich die Dehnung in eine Richtung (Querempfindlichkeit unter 1 %), was sehr gute Aussagen über die betrachtete Dehnungsrichtung bei geringen Störeinflüssen von überlagerten Dehnungen erlaubt. Problematisch ist dabei jedoch, dass die Messpunkte und die dort auftretenden Dehnungsrichtungen vor der Applikation bekannt sein müssen, um aussagekräftige Ergebnisse zu erhalten. Aus diesem Grund mussten die Hauptdehnungsrichtungen an der Orthese im Vorfeld bestimmt werden.

Viel versprechend erschien in diesem Zusammenhang der Einsatz eines Messsystems zur berührungslosen Verformungsmessung. Das System PONTOS (Fa.

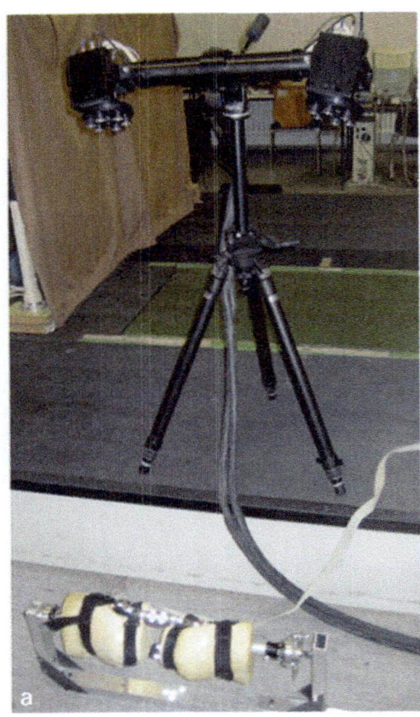

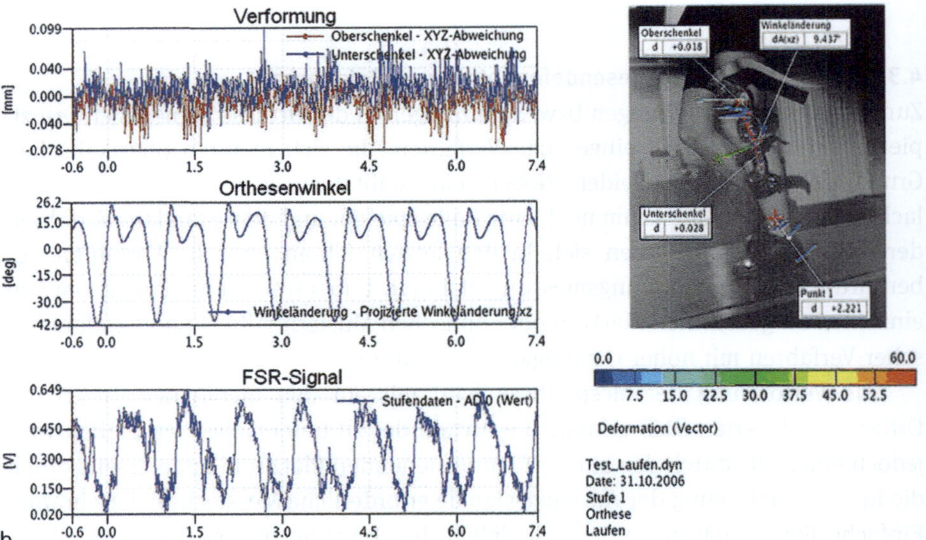

Abb. 30: Untersuchung der Orthesenverformung mit PONTOS-System: a) PONTOS-System und Vorrichtung zum Aufbringen der Torsion; b) Ergebnisse des Versuches „Gehen".

GOM) erfüllte mit einer Messgenauigkeit von 0,05 mm und einer Abtastfrequenz von bis zu 500 Hz die wesentlichen Anforderungen. Das abzubildende Messvolumen von 0,5 × 0,4 m² bis 2,5 × 2 m² ist für einen Probandenversuch auf dem Laufband ausreichend. Die Anzahl der abzubildenden Marker ist unbeschränkt und beeinflusst die Messfrequenz nicht. Mit freundlicher Unterstützung der Fa. GOM wurde dazu ein Versuch mit dem Ziel durchgeführt, die Eignung des PONTOS-Systems zur Bestimmung der Hauptdehnungsrichtungen sowie für die weitere relevante Fragestellungen, wie z. B. die Messung der Orthesenmigration, zu untersuchen.

Auf die zu untersuchende Orthese wurden mehrere im Infrarotbereich reflektierende selbstklebende runde Messmarker aufgebracht. Die Marker werden mit Infrarot-LEDs bestrahlt, die rund um die beiden Kameras des Systems angeordnet sind (Abbildung 30a). Die Kameras nehmen das reflektierte Licht auf und leiten es zur Analyse an ein angeschlossenes System weiter, das die Messwerte für den Benutzer aufbereitet. Dabei können aus den Positionen der einzelnen Messmarker Abstände, Winkel etc. bestimmt werden. Zudem ist es möglich, die Signale eines analogen Eingangs synchronisiert auszugeben. Bei dem Versuch wurden die Aktivitäten „Gehen“, „Laufen“, Springen“ an einem Probanden sowie das isolierte Aufbringen der Torsion mit Hilfe einer Belastungsvorrichtung untersucht.

Die Ergebnisse für das Gehen sind in (Abbildung 30b) exemplarisch abgebildet. Dabei sind die Verformungen der ausgewählten Marker, die berechneten Orthesenwinkel und die Spannungswerte eines zwischen Bein und Orthese positionierten FSR-Sensors zu sehen. Die gemessenen Verformungen lagen leider im Bereich des für das erfasste Messvolumen gültigen Messfehlers. Eine weitere Steigerung der Genauigkeit konnte nur durch die Verkleinerung des Messvolumens erreicht werden, in einem solchen Fall wäre jedoch nicht die gesamte Orthese abgebildet. Eine weitere Limitation des PONTOS-Systems betraf den Blickwinkel. Durch die Verwendung von nur zwei Kameras und deren Anordnung konnte nur die laterale Seite der Orthese zufriedenstellend abgebildet werden.

Nachdem die Versuche, die Stellen repräsentativer Verformung mit Hilfe von Reißlack bzw. mittels optischer Deformationsanalyse zu ermitteln, nicht zum Ziel führten, mussten die geeigneten Applikationsorte mittels numerischer Simulation ermittelt werden. Dazu wurden in einem Probandenversuch die Druckkräfte zwischen Bein und Orthese sowie die Zugkräfte in den Gurten während des Gehens aufgezeichnet. Mit den gewonnenen Daten wurde mittels Pro/Mechanica eine FE-Analyse der Genu Arexa Knieorthese durchgeführt und als Ergebnis die Hauptspannungsrichtungen auf den Oberflächen der Orthese dargestellt (Abbildung 31a). Dabei mussten jedoch zwangsläufig Vereinfachungen getroffen werden. Zum einen wurde in der FE-Analyse nur der Metallrahmen als Modell der gesamten Orthese verwendet, da die Modellierung der nicht linear-elastischen Polsterung und der Formteile aus Kunststoff den Modellierungsaufwand enorm steigern würden. Zum anderen musste für die numerische Simulation eine feste Einspannung der Orthese definiert werden, die in der Realität aufgrund des statisch überbestimmten Systems und der Orthesenmigration nicht vorliegt.

Aufgrund der Beschränkungen durch den Platzbedarf und der Anzahl freier Kanäle des DMS-Verstärkers wurden anhand der FEM-Ergebnisse fünf repräsenta-

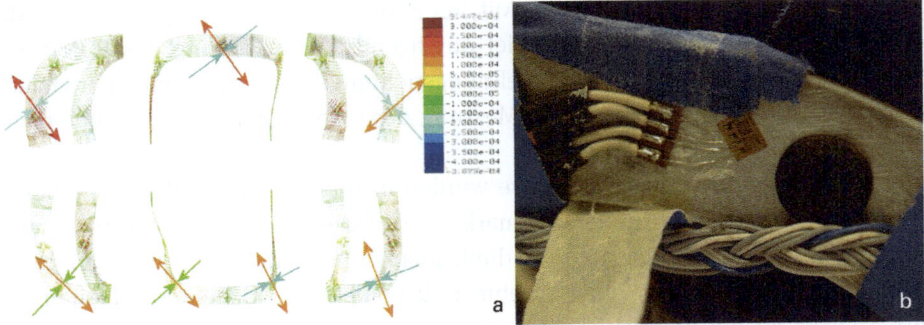

Abb. 31: a) Durch FEM ermittelte Hauptspannungsrichtungen; b) Applikation der DMS.

tive Orte für die DMS-Applikation ausgewählt. Die DMS wurden aus Platzgründen als Viertelbrücken an der Außenseite des chemisch entlackten Orthesenrahmens appliziert und mit einem Schutzlack gegen Beschädigungen abgedeckt (Abbildung 31b). An jede Position wurden jeweils zwei DMS geklebt, in Hauptspannungsrichtung und senkrecht dazu. Das aus der Viertelbrückenapplikation resultierende ungünstige Signal-/Rausch-Verhältnis musste durch die Anwendung geeigneter Filteralgorithmen (Savitzky-Golay-Filter) korrigiert werden.

Abbildung 32a zeigt den exemplarischen Verlauf der erfassten Messgrößen für den Oberschenkel beim Gehen. In den Messungen konnte damit gezeigt werden, dass alle Sensorgruppen mit dem Gangzyklus periodisch schwankende Messwerte ausgeben und somit die Wechselwirkungen zwischen Bein und Orthese charakterisieren. Die gemessenen Dehnungen erlauben jedoch keinen Rückschluss auf die einwirkenden Kräfte und Momente in einzelnen Belastungsrichtungen. Die Versu-

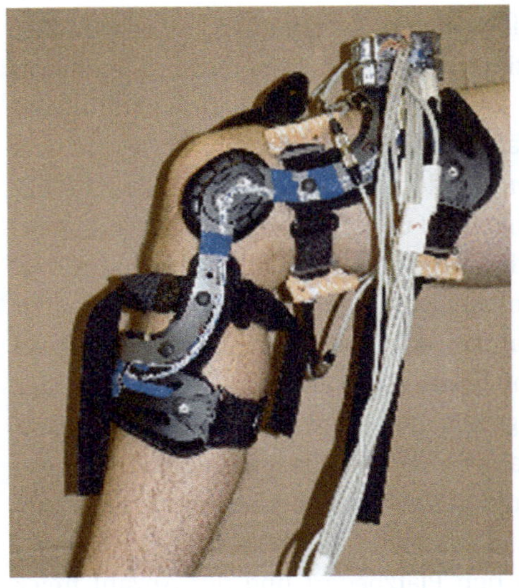

Abb. 32: a) Proband mit dem angelegten Prototypen der Messorthese.

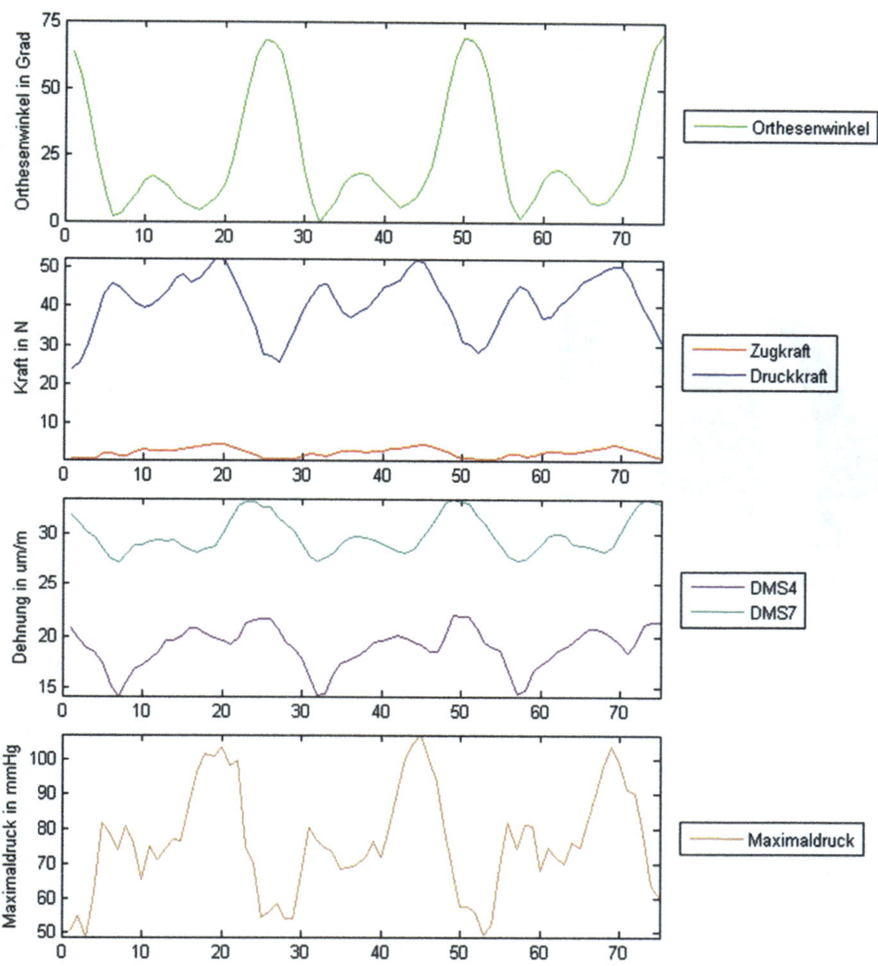

Abb. 32: b) Messergebnisse ausgewählter Sensoren am Unterschenkelteil der Orthese.

che, einen Zusammenhang durch Kalibrieren der DMS herzustellen, zeigten eine Überlagerung einzelner Momente an den Stellen der DMS-Applikation.

Die Kenntnis der auf die Orthese übertragenden Flexions-/Extensionsmomente ist für die Prüfung der Betriebsfestigkeit jedoch von großer Bedeutung. Aus diesem Grund musste das Messsystem um instrumentierte Anschläge erweitert werden, mit deren Hilfe das Anschlagsmoment bei Flexions-/Extensionsbegrenzung gemessen werden kann. Da das gesamte auf die Orthese wirkende Flexions- bzw. Extensionsmoment in die Biegedeformation der Anschläge umgewandelt wird, kann durch eine entsprechende Kalibrierung auf das Moment zurück geschlossen werden. Um einen möglichst großen Winkelbereich abzudecken, wurde aus den von Hersteller mitgelieferten Anschlägen jeweils ein Anschlag mit großer Einschränkung und einer mit geringer Winkeleinschränkung gewählt. Es wurden zwei Anschläge mit 30° Flexion und jeweils ein Anschlag für 6° Flexion sowie 20° und 45° Extension mit DMS versehen. Da einige von Hersteller gelieferte Anschläge aus Kunststoff gefertigt waren, wurden diese bei Bedarf aus Metallanschlägen nachgebaut. Die DMS wurden direkt auf die Anschläge appliziert und konnten auf Grund des begrenzten Raumes nur als Viertelbrücke verschaltet werden (Abbildung 33a).

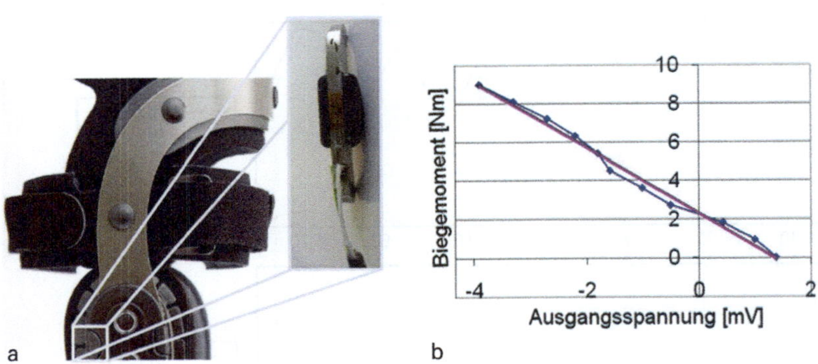

Abb. 33: a) Instrumentierter Flexionsanschlag, b) Kalibrierkurve des Anschlagsmomentsensors.

Die Kalibrierung der Anschlagssensoren erfolgte nach dem Einbau in die Orthese mit Hilfe einer Materialprüfmaschine. Von der Orthese wurden alle Gurte und Polsterungen entfernt, anschließend wurde die Orthese so in der Materialprüfmaschine eingespannt, dass ein reines Flexions- bzw. Extensionsmoment auf das Orthesengelenk aufgebracht wurde. Dabei wurde darauf geachtet, dass durch die Befestigung keine Verspannung der Orthese auftrat. Eine exemplarische Kalibrierkurve für den Anschlagsensor ist in Abbildung 33b dargestellt und zeigt eine sehr gute Linearität.

4.3.2 Instrumentierte Mess-Schelle

Die Höhe des als unangenehm empfundenen Druckes in Abhängigkeit von Applikationsort und Patienteneigenschaften sowie die Größe der maximal tolerierten Gurtkräfte sind bisher nicht publiziert, müssen jedoch im Vorfeld der Modellierung geklärt werden. Die Anwendung der entwickelten instrumentierten Messorthese war in diesem Zusammenhang nicht zweckmäßig. Zum einen wurde nur die Orthese der Größe L instrumentiert, so dass die Untersuchung nur an Probanden mit entsprechendem Beinumfang möglich wäre. Zum anderen bedarf das Anlegen der instrumentierten Messorthese einiger Zeit, was bei einer Untersuchung an vielen Probanden problematisch ist. Zudem ist die Fixierung der Druckmessmatte in der instrumentierten Orthese nur umständlich zu realisieren. Darüber hinaus müssten verschiedene Orthesen-Modelle instrumentiert werden, um den Einfluss der Orthesenkonstruktion auf die Messergebnisse zu klären.

Aus diesen Gründen wurden zwei dem Befestigungsmechanismus einer Knieorthese nachempfundene Mess-Schellen entwickelt, mit deren Hilfe sowohl die Zugkräfte in den Gurten als auch die Druckbelastung zwischen Schelle und Bein gemessen werden können (Abbildung 34).

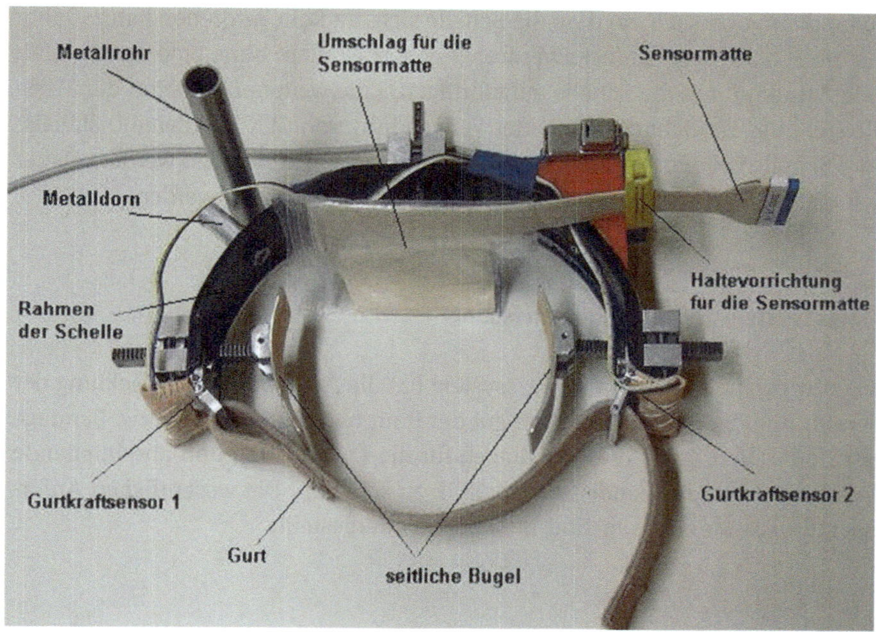

Abb. 34: Instrumentierte Messschelle zur Erfassung der Gurtkräfte und Druckbelastungen.

Die Mess-Schelle besteht aus einem Rahmen mit drei beweglichen Bügeln (Pads). Der Krümmungsradius der Pads ist entsprechend der DIN 33402-2 [60] gewählt und erlaubt eine einfache Anpassung der Mess-Schelle an unterschiedliche Beinabmessungen. Das vordere Pad enthält eine Aufnahme für die Novel-Druckverteilungsmessmatte. In den Gurtschlaufen bzw. Umlenkrollen sind die bereits beschriebenen Zugkraftsensoren integriert, aus der Differenz der beiden Signale können die Reibungsverluste beim Anziehen der Gurte abschätzt werden. Für die Probandenstudie wurden zwei instrumentierte Mess-Schellen angefertigt, je eine für den Unter- und den Oberschenkel.

Das Auslesen der Kraftmesswerte erfolgt über das DMS-Signalkonditionierungsboard SC-2043-SG und die PCMCIA-Messkarte 6024E (Fa. National Instruments). Für die Druckverteilungsmessung wird die Originalsoftware des Herstellers Pliance-C Expert 11.3.9 (Fa. Novel) verwendet. Die Synchronisation der Sensoren erfolgt über die aufsteigende Flanke eines von der Messkarte generierten TTL-Signals. Um die Einstreuungen der DVM-Hardware auf die DMS-Kanäle zu vermeiden, wurde zwischen dem TTL-Ausgang der Messkarte und der DVM-Hardware ein Optokoppler verschaltet.

Die Mess-Schelle zeichnet sich durch eine einfache und standardisierte Anwendung aus, weist jedoch verglichen mit einer realen Orthese eine Reihe von Vereinfachungen auf. Durch das Fehlen der Schienen wird dem durch die unsymmetrische Kraftaufbringung beim Festziehen des Gurtes entstehenden Torsionsmoment kaum Widerstand entgegensetzt, so dass die Schelle sich am Bein verdrehen kann. Daher musste die Schelle beim Anlegen verdrehgesichert werden, ohne eine druckverfälschende Axialkraft auf die Schelle aufzubringen. Eine weitere Limitation der Mess-Schelle stellt das Gewicht dar. Trotz der Verwendung von CFK kann eine Distalisierung der Schelle bei dynamischen Untersuchungen nicht vermieden werden. Daher müssen beim Versuchsdesign isostatische Übungen vorgezogen werden.

4.3.3 Messsystem zur Mikroklimamessung

Das zu entwickelnde Mikroklima-Messsystem hat die Aufgabe, die Entwicklung der Temperatur und der relativen Feuchte auf der Haut unter der Orthese bzw. Bandage zu registrieren, und damit die Grundlagen für die Entwicklung und abschließende Validierung der entsprechenden Prüftechnik zu schaffen. Die wesentlichen Anforderungen an das Messsystem sind in Tabelle 13 dargestellt.

Anforderung	F/W
Messtechnik	
Messung von Temperatur- und Feuchteverteilung in einer Hautregion	F
Geringer Messfehler (< 4 % rF, < 0,3° C)	F
Ausreichende Messfrequenz (min. 0,01 Hz)	F
Schnelle Reaktion auf Feuchteänderungen	F
Kalibrierbarkeit	W
Anwendung	
Einsetzbar zwischen Modell und Hilfsmittel, zwischen Proband und Hilfsmittel oder an der Hautoberfläche eines Probanden	F
Keine Veränderung des Aktivitätsmusters durch die Messtechnik	F
Geringes Gewicht	W
Einfache Anpassung an verschiedene Probanden und Orthesen	W
Einfache Reinigung und Desinfektion	F
weitere Anforderungen	
Keine Gefährdung der Probanden	F

Tab. 13: Wesentliche Anforderungen an das Messsystem zur Mikroklimamessung.

Das entwickelte Messsystem basiert auf einem digitalen Feuchte- und Temperatursensor SHT-15 (Fa. Sensirion), der sich durch eine kleine Baugröße und geringe Störanfälligkeit auszeichnet und gleichzeitig die Genauigkeitsanforderungen weitgehend erfüllt. Leider zeigten sich die Sensoren als empfindlich für die Eigenerwärmung bei hohen Messfrequenzen. Die daraus resultierende niedrige Abtastrate von 0,015 Hz ist jedoch unkritisch, da die zu beobachtenden Prozesse langsam ablaufen (Gesamtmessdauer über 1 h).

Zur Realisierung des Messsystems wurden sechs Einzelsensoren zu einer 3×2 Matrix verschaltet (Abbildung 35).

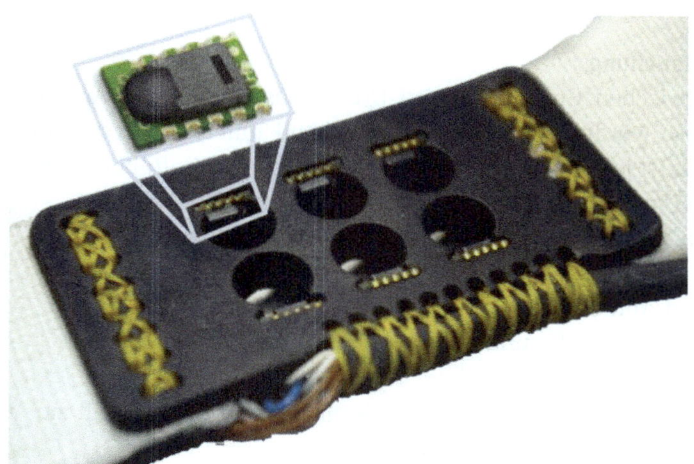

Abb. 35: Mikroklima-Mess-System.

Die geringe Sensorgröße ermöglicht dabei eine relativ hohe Ortsauflösung, so dass eine Aussage über die lokale Feuchte- und Temperaturentwicklung getroffen werden kann. Eine Mittelwertbildung wie bei großflächigen Sensoren geschieht in wesentlich geringerem Ausmaß. Dadurch können auch lokale Inhomogenitäten in der Feuchteentwicklung untersucht werden.

Der Träger für die Einzelsensoren wurde aus einem gewebearmierten Gummi durch Wasserstrahlschneiden hergestellt und mit einem elastischen Gurt zur Befestigung am Bein versehen. Der Werkstoff erlaubt dabei eine sehr gute Formanpassung an das Bein. Durch die geringe Höhe des Trägers wird die natürliche Tragesituation kaum gestört. Die Leitungen wurden in Kanälen verlegt, so dass der bestückte Sensorträger beidseitig eine homogene Oberfläche aufweist. Dieser Aufbau erlaubt es zusätzlich, das Mess-System komplett nach außen abzudichten, um die abgegebene Feuchtemenge und damit die Transpirationsrate direkt zu bestimmen.

Die Steuerung des Mess-Systems erfolgt über den Mikrocontroller Conrad C-Control Pro Mega 128 (Fa. Conrad), der die erforderlichen Befehle zur Feuchte- und

Temperaturmessung an die Sensoren aussendet, die empfangenen Feuchte- und Temperaturwerte zwischenspeichert und sie anschließend mit einer Zeitinformation versehen über die RS-232-Schnittstelle an einen PC überträgt. Der Empfang der Daten auf dem PC kann mittels eines beliebigen Terminalprogramms erfolgen.

4.4 Durchführung und Ergebnisse der klinischen und Laboruntersuchungen

4.4.1 Untersuchung des Komfort-Empfindens

4.4.1.1 Ziele der Untersuchung

Der Zusammenhang zwischen Gurtkräften und Druckbelastungen beim Anlegen und Tragen der Orthese wurden bisher nur unzureichend untersucht (vgl. Kapitel 4.1.1), seine Kenntnis ist jedoch für ein realistisches Modell der Kraftübertragung unabdingbar. Die experimentelle Untersuchung hat daher zum Ziel:

- die Höhe der noch als erträglich empfundenen Druckbelastungen und die dazu gehörenden Gurtkräfte in Abhängigkeit von Patienteneigenschaften, Applikationsort und Anlegekraft zu ermitteln,
- die Veränderung der Gurtkräfte und Drücke bei Kontraktion und Entspannung der Muskulatur zu registrieren,
- die Eignung der durch den Patienten beim Anlegen ausgeübten Zugkraft zur Standardisierung der Kraftübertragung zu überprüfen.

4.4.1.2 Material und Methode

Die Untersuchung erfolgte an 22 gesunden Probanden (17 männlich, 5 weiblich) mit Hilfe der in Kapitel 4.3.2 beschriebenen instrumentierten Mess-Schelle. Die Eigenschaften des Probandenkollektivs sind in Tabelle 14 aufgeführt. Da es sich dabei um gesunde aktive Studierende im Alter zwischen 21 und 30 Jahren handelte, wird die Stichprobe als repräsentativ für die Grundgesamtheit der mit funktionellen oder rehabilitativen Knieorthesen versorgten Patienten angesehen.

Eigenschaft	mean	SD	max	min
Alter [Jahre]	25,09	2,02	30	21
BMI [kg/m²]	22,84	3,10	30,3	19,1
Schmerzempfindlichkeit Score (0–4)	2,55	0,74	4	1
Sportlichkeit (Tegner Activity Score)	4,50	1,10	7	2

Tab. 14: Stichprobeneigenschaften.

Zur Einschätzung der Sportlichkeit des Probanden wird der Tegner Activity Score (TAS) verwendet. Der Proband nimmt dabei eine Selbsteinschätzung vor, wobei er seine eigene sportliche Aktivität quantifiziert und einem entsprechenden Level der Skala zuordnet. Zur Einschätzung der Schmerzempfindlichkeit des Probanden wird eine an die anerkannte Verbal Rating Scale (VRS) angelehnte Skala verwendet, die von 0 – „sehr stark schmerzempfindlich“ bis 4 – „kaum schmerzempfindlich“ reicht.

Vor der Untersuchung wurde der Proband über den Ablauf des Versuchs aufgeklärt, ein Erhebungsbogen wurde ausgefüllt. Anschließend wurden die Messreihen am Oberschenkel (OS), Unterschenkel vorn (USV) und Unterschenkel hinten (USH) durchgeführt. Dabei legte der Untersucher dem mit leicht angewinkeltem (ca. 45°) Bein sitzenden Probanden die Schelle so an, dass der Schnittpunkt der Achsen der Kontaktflächen zum Weichteilgewebe möglichst in der Mitte des Beines liegt und die Bügel locker am Bein anliegen (Abbildung 36a). Bei der Oberschenkelmessung wurde die Schelle am Quadrizeps in 19 m Abstand vom Kniespalt angelegt, am Unterschenkel erfolgte die Messung an der Tibia-Kante und an der Wadenbeinmuskulatur in 17 cm Abstand vom Kniespalt. Der Proband zog anschließend den Gurt der Mess-Schelle so fest, wie es ihm auch für längeres Tragen angenehm erschien, und führte eine maximale Kontraktion der jeweiligen Muskulatur mit anschließender Entspannung durch. Die Gurtkräfte und die Druckverteilung in der Sensormatte (Abbildung 36b) wurden dabei kontinuierlich gemessen. Die Messung wurde für jeden Applikationsort dreimal wiederholt.

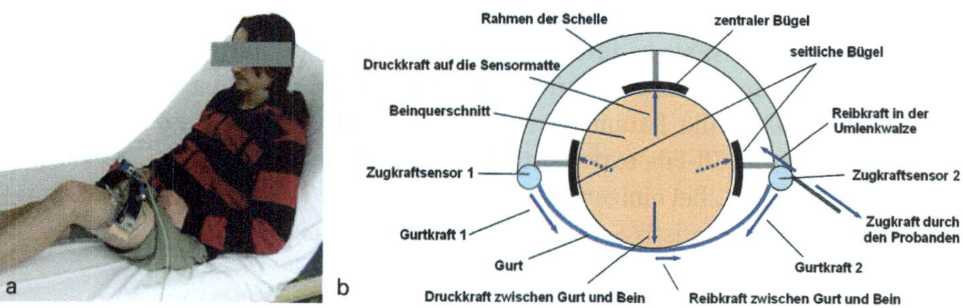

Abb. 36: a) Versuchsdurchführung; b) Kräfte in der Schelle.

Bei der Wahl der Applikationsorte wurde beschlossen, die Messung auch an der Wadenbeinmuskulatur (Unterschenkel hinten) durchzuführen, um die Orthesenkonstruktionen nach dem 4-Punkt-Prinzip (z. B. DonJoy Legend) zu berücksichtigen. Die festgelegte Entfernung der Applikationsorte vom Kniespalt entspricht den Durchschnittswerten vorkonfektionierter Knieorthesen, die im Rahmen einer Recherche ermittelt wurden.

Die anschließende Verarbeitung der Messwerte erfolgte am PC mit Hilfe existierender bzw. im Vorfeld entwickelter Softwarepakete (siehe Datenflussdiagramm in

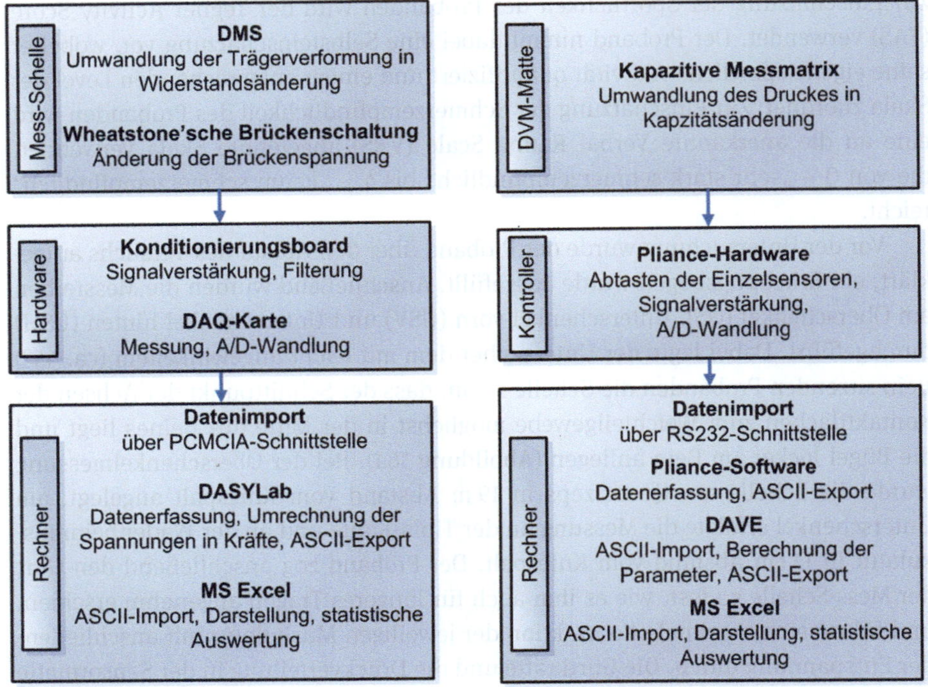

Abb. 37: Datenflussdiagramm der Messwerte.

Abbildung 37). Die Messwerte der Gurtkraftsensoren konnten aus der Messdatenerfassungs-Software DASYLab direkt im ASCII-Format exportiert werden, aus den Messwerten der Sensormatte wurden mit Hilfe der MATLAB-basierten Auswertungssoftware DAVE die Parameter maximaler Druck und Druckkraft berechnet und ebenfalls als ASCII-File exportiert. Die anschließende statistische Auswertung erfolgte mit MS Excel, bei einigen Fragestellungen (z. B. Test der Normalverteilung) wurde spezialisierte Statistik-Software (MiniTab, SPSS) eingesetzt.

4.4.1.3 Ergebnisse

Die typischen Verläufe der Gurtkräfte sowie des Maximaldrucks und der Druckkraft über die drei Phasen der Versuches (Festziehen des Gurtes, Muskelkontraktion und Entspannung) sind für den Oberschenkel in Abbildung 38 dargestellt.

Es ist auffällig, dass beim Anziehen die Kraft F1 am Befestigungsort des Gurtes nur ca. 25 % der durch den Probanden aufgebrachten Zugkraft F2 beträgt. Die Verluste beim Festziehen lassen sich durch Reibung zwischen Gurt und Bein, aber vor allem durch die hohen Reibungsverluste in der Umlenkung erklären. Weitere Untersuchungen zeigten, dass diese unter anderem vom Zugwinkel α abhängig sind. Eine Anpassung der konstruktiven Ausführung der Umlenkung (Rollreibung statt Gleitreibung) führte ebenfalls zu einer erheblichen Verringerung der Verluste.

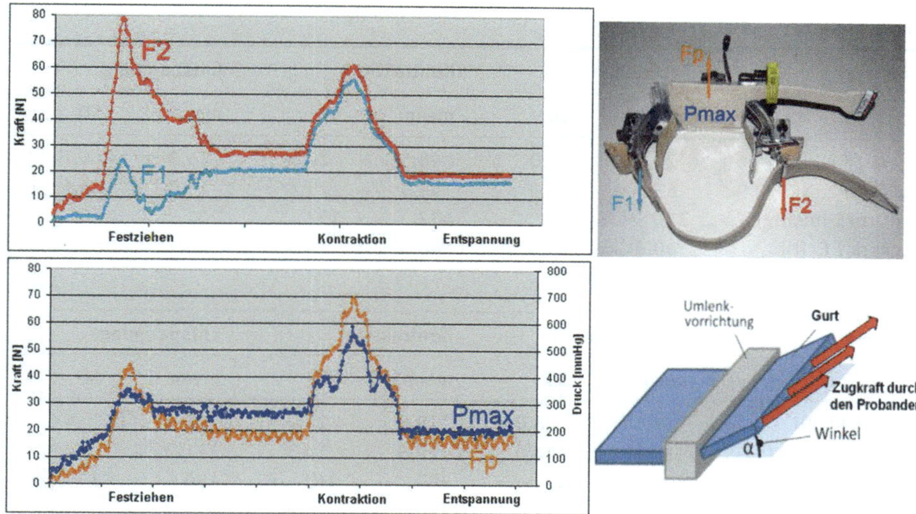

Abb. 38: Typische Verläufe der Gurtkräfte, der Druckkraft und des Maximaldrucks.

Der maßgebliche und individuell variierende Verlustanteil an der Zugkraft F2 zeigt, dass eine Standardisierung der Anlegesituation durch reine Festlegung der Zugkraft durch den Probanden nicht möglich ist. Die Kräfte F1 und F2 gleichen sich erst nach Kontraktion und Entspannung an, so dass hier von einer definierten Kraftübertragung ausgegangen werden kann.

Die Kraftverläufe am Unterschenkel vorn verlaufen prinzipiell ähnlich, mit dem Unterschied, dass der Anstieg der Kräfte durch die Muskelkontraktion weniger ausgeprägt ist. Eine Erklärung für diese Tatsache ist die geringere Zunahme des Muskelquerschnitts der Wade im Vergleich zum Oberschenkel. Außerdem ist der Maximaldruck bei einer vergleichbaren Druckkraft erwartungsgemäß viel höher, was auf die ungünstige Druckverteilung auf der Tibia-Kante zurückzuführen ist. Die typischen Druckverteilungsbilder am Oberschenkel und Unterschenkel vorn sind in Abbildung 39 abgebildet.

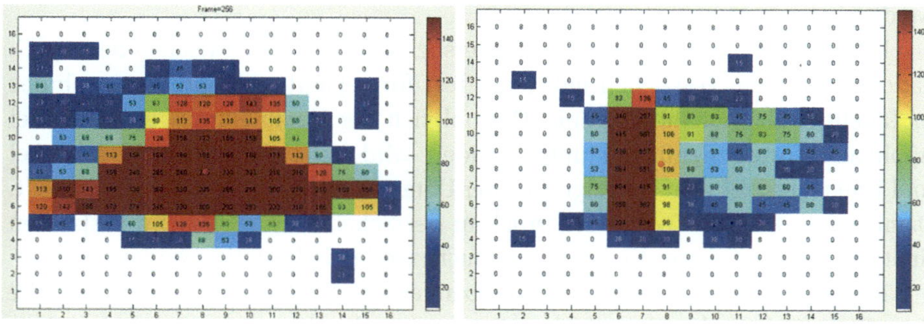

Abb. 39: Typische Druckverteilungsbilder am Oberschenkel (links) und Unterschenkel vorn (rechts).

Oberschenkel

Parameter	Festziehen		Kontraktion		Entspannung	
	mean	SD	mean	SD	mean	SD
Zugkraft F1 [N]	20,0	8,0	48,5	20,5	15,3	6,7
Zugkraft F2 [N]	57,4	21,3	52,5	21,8	15,7	6,5
Max Druck [mmHg]	326	87	432	137	201	60
Druckkraft F_p [N]	40,6	12,8	48,5	15,5	16,7	5,3

Unterschenkel Schelle vorn

Parameter	Festziehen		Kontraktion		Entspannung	
	mean	SD	mean	SD	mean	SD
Zugkraft F1 [N]	17,6	8,0	28,8	14,7	11,4	4,6
Zugkraft F2 [N]	57,6	24,0	29,5	14,5	11,7	4,8
Max Druck [mmHg]	817	523	389	262	180	135
Druckkraft F_p [N]	40,2	19,5	26,9	12,8	10,9	4,5

Unterschenkel Schelle hinten

Parameter	Festziehen		Kontraktion		Entspannung	
	mean	SD	mean	SD	mean	SD
Zugkraft F1 [N]	35,5	14,3	50,5	20,1	21,5	8,4
Zugkraft F2 [N]	72,6	29,9	55,5	24,1	24,9	9,2
Max Druck [mmHg]	248	112	237	113	91	48
Druckkraft F_p [N]	30,8	16,5	31,1	19,5	7,0	5,1

Tab. 15: Mittelwerte und Standardabweichungen der untersuchten Parameter.

Die Maximalwerte der Messgrößen wurden für jeden Applikationsort und jede Versuchsphase separat ausgewertet. Die Ergebnisse sind für Mittelwert und Standardabweichung in Tabelle 15 tabellarisch zusammengefasst, die Darstellungen der zugehörigen Verteilungen mit Hilfe von Boxplots befinden sich im Anhang A-1-a. Der Test der Normalverteilung mit dem Anderson-Darling-Test und dem Kolmogorov-Smirnov-Test ergab, dass eine Normalverteilung der Messdaten angenommen werden kann.

Ein Vergleich der Mittelwerte der untersuchten Parameter zwischen den Applikationsorten beim Festziehen mit dem t-Test für gepaarte Stichproben ergab das in Tabelle 16 dargestellte Ergebnis. Obwohl sich der Maximaldruck an allen drei Applikationsorten signifikant unterscheidet, wird beim Vergleich Oberschenkel und Unterschenkel vorn kein signifikanter Unterschied bei den Kräften festgestellt. Damit kann die These, dass der Druck in der Schelle die Kraft beim Festziehen limitiert, an Hand dieser Untersuchung nicht eindeutig bestätigt werden.

Der Einfluss des Geschlechts des Probanden auf die Parameter wurde mit Hilfe des t-Tests für unverbundene Stichproben untersucht, die entsprechenden p-Werte sind in Tabelle 17 dargestellt. Obwohl die Mittelwerte der Kräfte der männlichen

Parameter Applikationsort	F_1	F_2	p_{max}	F_p
OS-USH	0,000	0,007	0,000	0,007
OS-USV	0,076*	0,960*	0,000	0,925*
USV-USH	0,000	0,003	0,000	0,035

*nicht signifikant auf dem Niveau von 0,05 (2-seitig)

Tab. 16: p-Werte des Parametervergleichs verschiedener Applikationsorte beim Festziehen.

Applikationsort	Oberschenkel			Unterschenkel vorn			Unterschenkel hinten		
Parameter	Festziehen	Kontraktion	Entspannung	Festziehen	Kontraktion	Entspannung	Festziehen	Kontraktion	Entspannung
Zugkraft F1	0,046	0,014	0,034	0,205*	0,037	0,115*	0,609*	0,072*	0,384*
Zugkraft F2	0,280*	0,025	0,064*	0,218*	0,044	0,168*	0,492*	0,117*	0,358*
Max Druck	0,315*	0,097*	0,368*	0,192*	0,311*	0,602*	0,149*	0,058*	0,103*
Druckkraft F_p	0,134*	0,022	0,225*	0,058*	0,023	0,146*	0,208*	0,082*	0,353*

Tab. 17: p-Werte der Untersuchung der Geschlechtsabhängigkeit.

Probanden größer als die der weiblichen sind, ist der Unterschied nur für den Oberschenkel und für die Kontraktion am Unterschenkel vorn statistisch signifikant, was vermutlich auf die geringe Stichprobengröße bei weiblichen Probanden (nw = 5) zurückzuführen ist.

Zur Untersuchung des Zusammenhangs zwischen den gemessenen Parametern und den Probandeneigenschaften wurden die entsprechenden Korrelationskoeffizienten berechnet (Pearson'scher Korrelationskoeffizient für intervallskalierte Variablen; Kendalls Tau-b und Spearmans Rangkorrelationskoeffizienten für ordinalskalierte Variablen).

Es ergab sich eine mittlere bis hohe signifikate Korrelation zwischen dem maximalen Druck am Oberschenkel und dem BMI beim Anlegen ($r = 0{,}582$; $p = 0{,}004$) und Entspannen ($r = 0{,}537$; $p = 0{,}010$). Eine mögliche Erklärung dafür wäre die druckverteilende Wirkung des Fettgewebes, die am Oberschenkel wesentlich stärker ausgeprägt ist als an der Tibia-Kante oder an der Wadenbeinmuskulatur.

Eine mittlere Korrelation wurde beim Tegner-Score (TAS) und den Kräften am Unterschenkel hinten festgestellt (Tabelle 18). Am Oberschenkel konnte dagegen keine Abhängigkeit beobachtet werden, am Unterschenkel vorn liegt die Korrelation zum Teil im Grenzbereich der Signifikanz ($p = 0{,}053 - 0{,}079$). Keine Abhängigkeiten wurden bei subjektiven Schmerzempfindlichkeit festgestellt. Hier ist allerdings auf starke Subjektivität der Selbsteinschätzung zu verweisen. Bei der Altersabhängigkeit konnten ebenfalls keine Korrelationen festgestellt werden, was bei der Zusammensetzung der Stichprobe (25 ± 2 Jahre) jedoch zu erwarten war.

Parameter Koeffizient	F1	F2	pmax	Fp
Kendall-Tau-b τ_b	0,355	0,365	0,464	0,445
p-Wert	0,034	0,030	0,006	0,008
Spearman-Rho ρ	0,453	0,472	0,694	0,552
p-Wert	0,034	0,027	0,005	0,008

Tab. 18: Korrelation zwischen TAS und Messgrößen am Unterschenkel hinten.

4.4.1.4 Schlussfolgerungen

- Die These, dass der Gurt an den Stellen mit schlechter Druckverteilung (hoher Maximaldruck) weniger fest zugezogen wird, konnte an Hand dieser Untersuchung nicht eindeutig bestätigt werden.
- Die Kraft, die der Patient beim Anziehen ausübt, eignet sich nicht zur Standardisierung von Anlegesituation, da sie von mehreren Faktoren (Reibung in der Umlenkung, Winkel und Geschwindigkeit des Ziehens etc.) abhängig ist.
- Direkt nach dem Anlegen herrscht noch kein Kräftegleichgewicht, erst nach Kontraktion und Entspannung gleichen sich die Gurtkräfte an. Diese Beobachtung erklärt die Notwendigkeit der sog. „Einrichtfahrten“ bei der Orthesenprüfung [162].
- Die in der Literatur angegebenen Werte der Anlegekraft zwischen 44 und 68 N entsprechen eher den Werten, die nur kurzzeitig toleriert werden können. Dadurch wird in der Prüfung ein in der Realität nicht erreichbarer „best case“ angenommen.
- Der größere Anstieg der Gurtkräfte durch die Muskelkontraktion am Oberschenkel verglichen mit dem Unterschenkel kann sowohl durch die Verhärtung als auch durch die Änderung des Beinquerschnitts hervorgerufen werden. Diese beiden Faktoren müssen daher unabhängig voneinander untersucht werden.
- Die hohen Standardabweichungen deuten auf erhebliche interindividuelle Unterschiede hin.

4.4.1.5 Limitationen

Es ist festzuhalten, dass die eingesetzten Mess-Schellen zwar dem Befestigungsmechanismus einer Orthese in der Funktion ähneln, aber nicht den Anspruch erheben, ihr komplett zu gleichen. Die Ergebnisse können daher nicht vorbehaltlos auf alle Hartrahmen-Knieorthesen übertragen werden. Das würde allerdings ebensowenig für eine Messung mit einer instrumentierten Messorthese gelten, da sich die Orthesen in ihren Eigenschaften stark unterscheiden.

Da die Stichprobe dieser Untersuchung aus gesunden und aktiven Studenten im Alter zwischen 21 und 30 Jahren zusammensetzt war, kann sie zwar als repräsentativ für die Grundgesamtheit der Träger von funktionellen bzw. rehabilitativen Knieorthesen angesehen werden, die Übertragbarkeit der Ergebnisse auf die Träger von Gonarthrose-Orthesen muss aber noch bestätigt werden.

Einige Limitationen sind mit der Druckverteilungsmessung verbunden, die zum Teil in den messtechnischen Eigenschaften der Sensormatte (Knickempfindlichkeit, Hängematten-Effekt etc.) und zum Teil in der Anordnung der Sensormatte im vorderen Bügel der Mess-Schelle zurückzuführen sind (der durch die seitlichen Bügel aufgenommene Teil der Druckkraft wird bei der Messung nicht berücksichtigt). Besondere Vorsicht ist beim Vergleich der numerischen Werte der Druckmessung mit den Ergebnissen anderer Untersuchungen geboten. Da der Druck über einen Sensor als homogen angenommen wird, ist das Messergebnis bei einer inhomogenen Druckverteilung stark von der Sensorgröße abhängig. Damit ist ein Vergleich der Ergebnisse unterschiedlicher Messsysteme nur eingeschränkt möglich.

4.4.2 Untersuchungen der Druckverteilung beim Gehen

4.4.2.1 Zielsetzungen

Während der Untersuchungen mit den Mess-Schellen wurden die Höhe der kurzzeitig tolerierbaren Drücke und die damit verbundenen Gurtkräfte untersucht. Es ist jedoch erforderlich, die in der Realität auftretenden Drücke und Gurtkräfte zu erfassen, um die Eingangsdaten für die Modellierung zu erhalten, die Prüfbedingungen festzulegen und das Prüfverfahren anschließend zu validieren.

Wie in Kapitel 4.3.1.2 beschrieben, war auf Grund der hohen Anschaffungs- und Reparaturkosten der Druckverteilungsmessmatte Novel HA44 ein flächendeckender Einsatz im Rahmen der geplanten klinischen Studie nicht vertretbar. Aus diesem Grund wurde der Zusammenhang zwischen Druck und Zugkräften in den Gurten beim Gehen in einem Laborversuch untersucht. Es konnten jedoch nur zwei Probanden vollständig vermessen werden, danach trat ein irreparabler Ausfall einer Sensorzeile auf. Die gewonnenen Messdaten sind daher statistisch nicht abgesichert und können nur als Orientierungswerte dienen.

4.4.2.2 Material und Methode

Die synchronisierte Erfassung der Druckverteilung, der Gurtkräfte und des Orthesenwinkels erfolgte mit der im Kapitel 4.3.1.1 beschriebenen Messtechnik an einem männlichen (25 Jahre, 1,85 m groß, 75 kg schwer) und einem weiblichen Probanden (24 Jahre, 1,75 m groß, 65 kg schwer). Da die Abmessungen der DV-Messmatte nicht ausreichen, um den gesamten Auflagebereich der Schellen zu bedecken, musste die Messung mit unterschiedlichen Positionierungen der Matte wiederholt werden.

Für jeden Probanden wurden drei Messungen am Oberschenkel (median, lateral, medial) und zwei Messungen am Unterschenkel (lateral und medial) durchgeführt.

Der Proband legte die Orthese entsprechend der Herstelleranleitung an. Nach einigen Schritten wurde der Sitz der Orthese beurteilt. War der Proband mit dem Sitz der Orthese bezogen auf längeres Tragen zufrieden, erfolgte die Platzierung der DV-Messmatte. Dazu wurden die entsprechenden Gurte gelockert und die DV-Messmatte an die vorgesehene Stelle zwischen Bein und Orthese geschoben. Anschließend zog der Proband die Gurte nach eigenem Empfinden wieder fest. Die Messung erfolgte beim Gehen auf dem Laufband bei einer Geschwindigkeit von 5 km/h, die gesamte Untersuchung wurde für jeden Probanden zweimal wiederholt.

Die Verrechnung der Ergebnisse der einzelnen Positionen der DV-Matte zu einem Gesamtbild erfolgte an Hand der charakteristischen Punkte im Gangzyklus. Dazu wurden in den Messergebnissen der Winkelsensoren die lokalen Minima und Maxima der Flexion detektiert. Anschließend wurden die Winkeldaten einzelner Messungen auf 100 % Gangzyklus normiert und gemittelt. An Hand der mittleren Winkelkurve wurden dann die Druckverteilungsbilder der Einzelmessungen zu einem Bild zusammengelegt, bei Bedarf wurde zwischen den Frames mit kubischen Splines interpoliert. Aus den Messwerten der Zugkraftsensors wurde ebenfalls eine mittlere Kurve gebildet.

4.4.2.3 Ergebnisse

Für die Druckverteilungsbilder wurden die Parameter Maximaldruck, mittlerer Druck und Druckkraft ausgewertet. Um die messtechnisch bedingten Schwankungen des Nullniveaus (vgl. Kapitel 4.3.1.2) zu eliminieren, wurden die Kurven mit einem Savitzky-Golay-Filter geglättet. Die exemplarischen Kurvenverläufe für den Unterschenkel sind in Abbildung 40 dargestellt, die Ergebnisse aller durchgeführten Messreihen sind im Anhang A-IIa aufgeführt.

Die Kurven der gemessenen Parameter zeigen einen typischen Verlauf, der sowohl am Unterschenkel, als auch am Oberschenkel zu beobachten ist. Die Mittelwerte der identifizierten charakteristischen Punkte sind in Tabelle 19 dargestellt. Das erste charakteristische Maximum wird zu Beginn der Standphase beobachtet, eine genaue Unterscheidung zwischen dem initialen Bodenkontakt und der Belastungsantwort ist hier auf Grund der maximal realisierbaren Messfrequenz von 28 Hz nicht möglich. Das zweite Kraft- und Druckmaximum tritt während der terminalen Standphase auf, die dabei entstehenden Kräfte und Drücke sind höher als beim ersten Maximum. Auffällig ist, dass beide Maxima in der Nähe der maximalen Streckung auftreten. Das Minimum der Kräfte und Drücke wird während der Schwungphase erreicht.

Die Maxima der Kräfte und des Drucks am Oberschenkel wurden zum gleichen Zeitpunkt wie am Unterschenkel erreicht. Die Zugkraft am Unterschenkel liegt

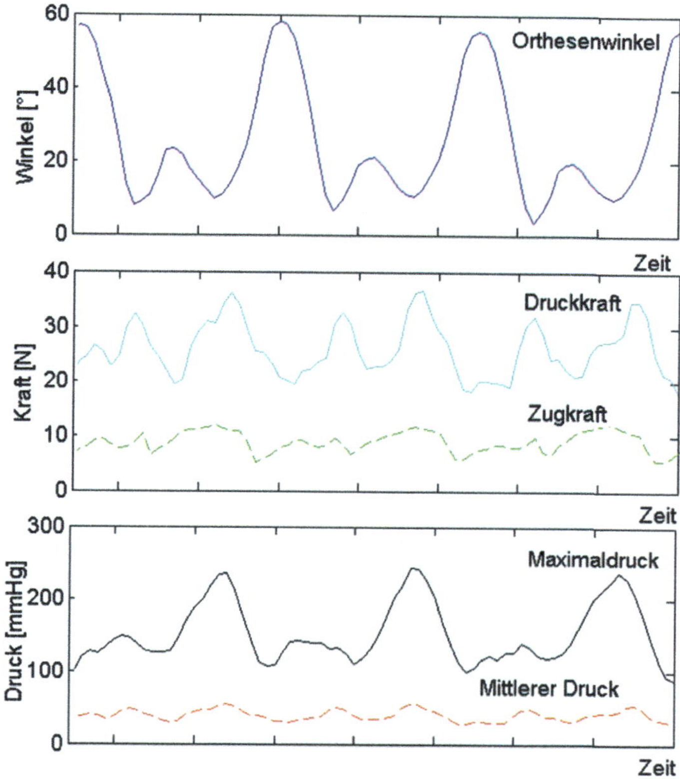

Abb. 40: Exemplarische Verläufe der gemessenen Parameter am Unterschenkel.

Oberschenkel

Parameter	Maximum 1		Maximum 2		Minimum	
	mean	SD	mean	SD	mean	SD
Zugkraft [N]	5,0	3,2	6,3	2,8	1,8	1,5
Druckkraft [N]	40,1	9,1	47,4	5,4	25,5	8,7
Max Druck [mmHg]	101,3	30,9	121,1	55,7	64,0	14,3

Unterschenkel

Parameter	Maximum 1		Maximum 2		Minimum	
	mean	SD	mean	SD	mean	SD
Zugkraft [N]	11,0	1,8	12,5	1,9	7,5	2,6
Druckkraft [N]	25,7	8,9	32,3	5,1	17,8	2,2
Max Druck [mmHg]	179,3	94,6	237,8	102,7	96,0	11,3

Tab. 19: Mittelwerte und Standardabweichungen für die charakteristischen Punkte der Parameterkurven.

etwas höher als am Oberschenkel, der Unterschied ist jedoch nicht signifikant. Die Druckkraft am Unterschenkel ist kleiner, was auf die insgesamt wesentlich geringere Kontaktfläche im Unterschenkelbereich zurückzuführen ist. Der Maximaldruck am Unterschenkel ist signifikant höher als am Oberschenkel, wie bereits in der Mess-Schellen-Untersuchung (Kapitel 4.4.1) beobachtet.

Die bei dieser Untersuchung gemessenen Zugkräfte und Maximaldrücke sind erwartungsgemäß erheblich niedriger als in der Mess-Schellen-Untersuchung. Bei der Druckkraft ist die Vergleichbarkeit nicht gegeben, da in der Mess-Schelle ausschließlich die Druckverteilung im vorderen Pad erfasst wurde und nicht wie in dieser Untersuchung über den gesamten Umfang.

Generell müssen die numerischen Werte der gemessenen Parameter auf Grund der geringen Probandenzahl und der erheblichen Streuung eher als grobe Richtwerte betrachtet werden. Eine biomechanische Interpretation der Kurvenverläufe in Bezug auf die möglichen Ursachen wie z. B. die Muskelaktivität ist auf Grund messtechnischer Limitationen der DV-Messmatte (siehe Kapitel 4.3.1.2) und der geringen Probandenzahl ebenfalls zu gewagt. Hier sollen weitere Untersuchungen mit optimierter Messtechnik und mit gleichzeitiger Erfassung der EMG-Signale der wesentlichen Muskelgruppen folgen.

4.4.3 Klinische Untersuchung bei isolierter ACL-Ruptur

4.4.3.1 Zielsetzungen

Die nachfolgend beschriebene Untersuchung erfolgte im Rahmen einer prospektiven klinischen Studie in Kooperation mit dem Julius Wolff Institut der Charité Berlin. Die primäre Fragestellung der Studie betraf den Vergleich von zwei Operationsmethoden zur ACL-Rekonstruktion. Dazu sollte die Kniegelenkkinematik nach Einzelbündel- bzw. Doppelbündel-Rekonstruktion in vivo an zwei randomisierten Patientengruppen und einer Kontrollgruppe aus gesunden Probanden mit je 15 Personen untersucht werden. Auf Grund von Problemen bei der Patientenrekrutierung konnten jedoch nur 4 Patienten randomisiert werden.

Bei jedem Teilnehmer wurden folgende Untersuchungen durchgeführt:

- Hochfeld-MRT zur Darstellung der Knieanatomie, Lokalisierung von Pathologien und Bestimmung der Weichteildeckung an Gurtpositionen der Orthese,
- Gangbildanalyse synchronisiert mit der Messorthese,
- Stand-MRT zur Bestimmung der Knieachsen unter diskreten Flexionsgraden mit und ohne Orthese.

Die ganganalytische Untersuchung fand im Ganglabor des Zentrums für Sportmedizin und Sportwissenschaften Berlin an der Charité statt und hatte unter anderem zum Ziel:

- die in der Realität erreichbaren Gurtkräfte nach dem Anlegen, während des Gangzyklus und bei weiteren Aktivitäten zu bestimmen, ergänzend zur Untersuchung des Komfort-Empfindens (vgl. Kapitel 4.4.1),
- die Orthesenmigration bei verschiedenen Aktivitäten zu quantifizieren sowie deren Abhängigkeit von Patienteneigenschaften und Gurtkräften zu untersuchen.

4.4.3.2 Material und Methode

Die Untersuchung erfolgte an 14 gesunden Probanden (7 männlich, 7 weiblich) und 4 Patienten mit ACL-Ruptur (3 männlich, 1 weiblich). Die wesentlichen Eigenschaften der beiden Stichproben sind in Tabelle 20 aufgeführt. Es ist ersichtlich, dass beide Stichproben der selben Grundgesamtheit angehören. Bei allen untersuchten Personen war das rechte Bein dominant, bei allen Patienten lag die ACL-Ruptur ebenfalls auf der rechten Seite. Bei den Probanden kam 10-mal die Orthesengröße M und 4-mal Größe L zum Einsatz, bei den Patienten wurde zweimal Größe L und zweimal Größe M verwendet.

Eigenschaft	Probanden		Patienten	
	mean	SD	mean	SD
Alter [Jahre]	27,9	4,9	27,8	5,9
Körpergröße [cm]	173,1	7,9	174,0	2,9
Beinlänge [cm]	92,2	5,9	89,4	3,3
BMI [kg/m²]	23,2	2,3	26,3	5,1
Körperfettanteil [%]	25,0	7,5	24,3	5,0

Tab. 20: Stichprobeneigenschaften.

Das eingesetzte Ganganalyse-System (Fa. VICON) verfügt über 10 Hochgeschwindigkeitskameras vom Typ MXF20 mit einer Auflösung von 2 Megapixeln. Im Rahmen der Untersuchung wurden IR-reflektierende Marker von 14 mm Durchmesser verwendet. Die Erfassung von Bodenreaktionskräften erfolgte mit zwei verdeckten hintereinander liegenden Kraftmessplatten (Fa. Advanced Mechanical Technology Inc.). Das Fundament der Kraftmessplatten und die Haltevorrichtungen der Kameras sind vom Laborboden mechanisch entkoppelt, so dass die Messungen nicht von Erschütterungen beeinträchtigt werden. Vor jeder Messung fand eine Kalibrierung gemäß den Herstelleranweisungen statt.

Um die Orthesenmigration ganganalytisch bewerten zu können, ist ein Markerset erforderlich, das die Orthese mit einschließt, wodurch nicht auf existierende Markersets zurückgegriffen werden konnte.

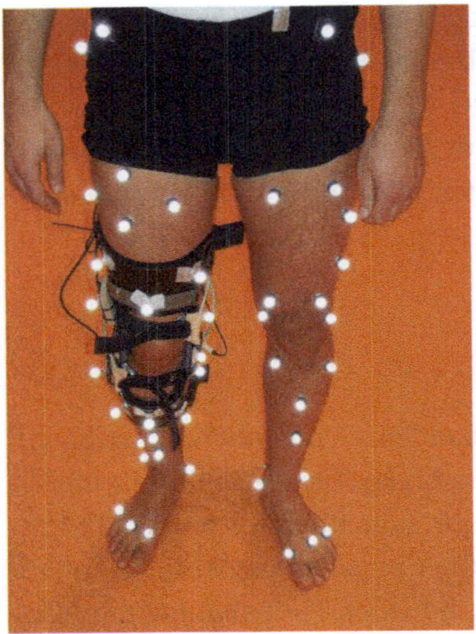

Abb. 41: Proband mit Messorthese und aufgeklebten Markern.

Im Rahmen der Pilotversuche wurde mit Unterstützung des Julius-Wolff-Instituts das in Abbildung 41 dargestellte Marker-Set entwickelt, das aus folgenden Bereichen besteht:

1. Orthesen-versorgtes Bein:
   a) Femur-Segment,
   b) proximales Orthesensegment,
   c) distales Orthesensegment,
   d) Tibia-Segment,
   e) Fuß-Segment
2. Kontralaterales Bein:
   a) Femur-Segment,
   b) Tibia-Segment,
   c) Fuß-Segment
3. Becken

Bei der Zuordnung der Marker wurden die standardisierten Markerpositionen an charakteristischen Knochenvorsprüngen (Trochanter, Malleoli) so weit wie möglich berücksichtigt. Die Positionen der zusätzlichen Marker wurden so gewählt, dass auch im Falle des Verdeckens der medialen Marker durch das kontralaterale Bein die Erkennung des Gesamtsegments gewährleistet ist.

Zur Erfassung der Gurtkräfte und des Orthesenwinkels wurde die in Kapitel 4.3.1 beschriebene Messorthese verwendet, die mit dem Ganganalyse-System synchronisiert wurde. Das Ganganalyse-System arbeitete dabei im Master-Modus und gab über einen digitalen Ausgang ein TTL-Signal mit der erforderlichen Messfrequenz aus.

Die Daten zur Weichteilbeschaffenheit wurden mit Hilfe einer Körperanalysewaage (Fa. Omron) gewonnen. Das Gerät ermittelt mittels bioelektrischer Impedanz-Analyse den Körperfettanteil und den skelettalen Muskelanteil für den gesamten Körper. Die Genauigkeit dieser Methode wird jedoch angezweifelt, so dass zusätzlich eine genaue Bestimmung der Fettschicht-Dicke an Hand der transversalen Bilder aus der parallel laufenden Hochfeld-MRT-Untersuchung vorgenommen wurde. Dazu wurden die transversalen Aufnahmen 19 cm oberhalb und 17 cm unterhalb des Kniespalts ausgewertet, nachdem die Stellen durch Bänder mit eingenähten MR-Markern markiert wurden. In den Aufnahmen wurde die Fettschichtdicke an drei definierten Stellen (Abbildung 42) bestimmt und anschließend gemittelt.

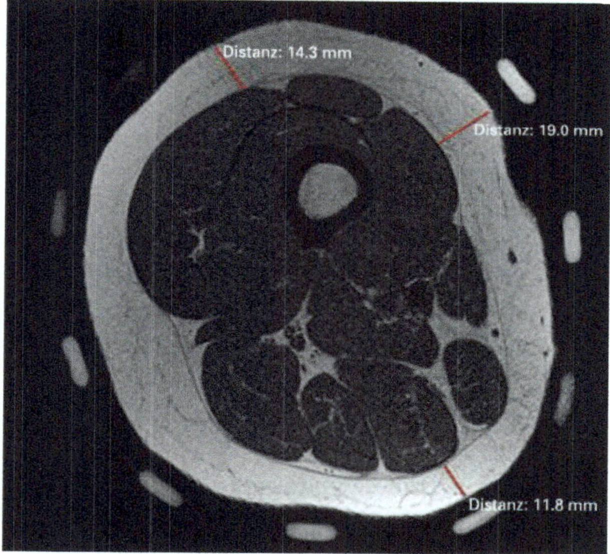

Abb. 42: MR-Aufnahme des Oberschenkels zur Bestimmung der Fettschichtdicke.

Die ganganalytische Untersuchung erfolgte nach einem zuvor im Pilotversuch erprobten Ablauf (siehe Anhang A-IIIa). Sie beinhaltet neben dem normalen Gehen einige alltagsorientierte Bewegungsabläufe (Treppensteigen und Aufstehen/Hinsetzen). Durch die Wahl der restlichen Übungen werden die Faktoren, die das Migrationsverhalten der Orthese beeinflussen (vgl. Abbildung 21), gezielt variiert:

- Der Einfluss der Muskelaktivität wird bei der Step-Up-Übung untersucht, da sie mit hoher Quadrizeps-Anspannung verbunden ist. Bei dieser Übung stellt der Proband ein Bein auf einen hohen Absatz und stützt sich dann auf dem Absatz ab, bis das kontralaterale Bein vollständig unbelastet ist. Als Kontrolle wird eine passive Flexion/Extension im Liegen betrachtet. Der Proband wird angewiesen, sich zu entspannen, während sein Bein von dem Untersu-

cher bewegt wird, so dass der Einfluss der Muskelaktivität vernachlässigt werden kann.
- Der Einfluss der Oberschenkelform und des Eigengewichts der Orthese auf die Distalisierung wird durch den Vergleich der aktiven Flexion/Extension im Liegen und im Stehen untersucht.

Darüber hinaus wird mit der Kniebeuge ein Bewegungsmuster untersucht, das in der Literatur [91] als besonders kritisch in Bezug auf Migration angesehen wird.

Aus den im Rahmen der Untersuchungen gewonnenen Markerdaten wurde anschließend mit Hilfe der Herstellersoftware das Gesamtmodell rekonstruiert und die Marker den einzelnen Segmenten zugeordnet (Labeling). Im nächsten Schritt erfolgte die Korrektur mittels Orthogonal Distance Regression (ODR), um den systematischen Fehler durch bewegungsunabhängige Postionsveränderungen (Hautverschiebungen, Weichteilverformungen etc.) zu kompensieren. Der ODR-Optimierungsalgorithmus beruht auf der Methode der kleinsten Fehlerquadrate unter der Voraussetzung, dass sich der Abstand der Marker innerhalb eines Segments nicht ändert. Die entsprechende am Julius-Wolff-Institut entwickelte und validierte Software wurde in Rahmen der Kooperation zu Verfügung gestellt.

Die anschließende Verarbeitung der ODR-Daten erfolgte in einem dafür entwickelten Matlab-basierten Programm. Zur Berechnung der Migration wird die Änderung der relativen Position der jeweiligen Orthesen- und Beinsegmente am Ober- und Unterschenkel bewertet. Dabei werden die entsprechenden Segmente durch ihren Massenschwerpunkt dargestellt und die Veränderung des vektoriellen Abstandes beider Massenschwerpunkte (Betrag des Differenzvektors beider Ortsvektoren) als Maß für die Migration berechnet. Die Veränderung für die Segmente am Unterschenkel (distale Orthese und Tibia) wird als die distale Migration und für die Segmente am Oberschenkel (proximale Orthese und Femur) als die proximale Migration bezeichnet. Da es sich dabei um einen Vektor in den globalen Ganganalyse-Koordinaten handelt, kann die Migration entlang der lokalen anatomischen Achsen nicht genau definiert werden, zumal die Position des Körpers im globalen Koordinatensystem je nach Übung unterschiedlich ausfällt.

Da das Gehen die wesentliche zu modellierende Aktivität darstellt, ist ein Bezug der gemessenen Parameter zum Gangzyklus erforderlich. Die Trennung der Gangzyklen erfolgte anhand des maximalen Orthesenwinkels in der Schwungphase, der Anfang des Zyklus beim initialen Bodenkontakt wurde durch die Auswertung der Bodenreaktionskraft festgelegt. Anschließend wurden die Schrittwiederholungen auf 100 % normiert und zu einem mittleren Doppelschritt zusammengefasst.

4.4.3.3 Ergebnisse und Diskussion

Die mittleren Verläufe der Migration des proximalen und des distalen Orthesensegments für Patienten und Probanden sind in Abbildung 43, normiert auf 100 % des

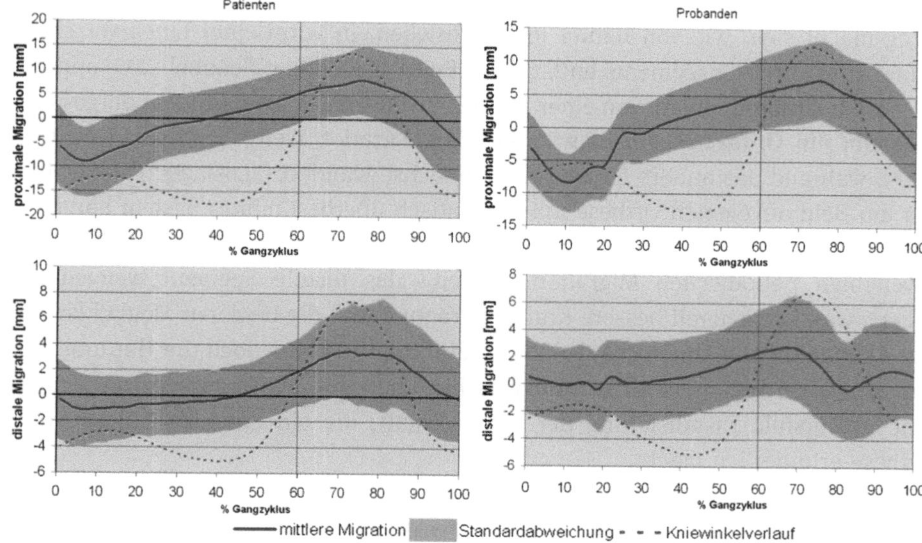

Abb. 43: Migrationsverlauf für das proximale und das distale Orthesensegment im Gangzyklus für Patienten (links) und Probanden (rechts).

Gangzyklus, abgebildet. Zum Vergleich ist in der Grafik der mittlere Verlauf des Kniewinkels dargestellt. Während des Gehens stimmen die relativen Positionen des Beines und der Orthese zu Beginn jeden Schrittes nicht exakt überein. Da die Mittelwerte aus mehreren Wiederholungen der Übung berechnet werden, wird in der Grafik die Migration zur Beginn des Gangzyklus als ungleich Null dargestellt.

Die Migrationskurven der Probanden und der Patienten zeigen einen ähnlichen Verlauf mit einer Steigung der Migration mit zunehmendem Flexionswinkel. Besonders auffällig ist der große betragsmäßige Unterschied der maximal auftretenden Migration zwischen proximal und distal (Tabelle 21). Diese zunächst irritierende Tatsache kann jedoch durch die entscheidende Rolle der Achseninkongruenz erklärt werden.

Die mit zunehmender Flexion stärker werdende Inkongruenz des Zahnsegmentgelenks der Orthese mit der Kniekinematik führt zu einem Anstieg der Zwangskräfte. Werden diese größer als die durch mehrere Faktoren (siehe Abbildung 21) bedingte Haftkraft der Orthese, findet eine ausgleichende Migration statt,

Migration	**Probanden**			**Patienten**		
	mean [mm]	**SD [mm]**	**CV [%]**	**mean [mm]**	**SD [mm]**	**CV [%]**
proximal	16,9	4,3	25,6	18,1	4,0	22,2
distal	4,7	3,9	85,2	5,8	3,9	66,8

Tab. 21: Maximal aufgetretene proximale und distale Migration beim Gehen.

wie von Ulrich [235] und Thomsen et al. [229] beobachtet. Diese Ausgleichsbewegung macht sich, wie von Bähler [6] beschrieben, in Form einer Linearverschiebung eines Orthesensegments entlang des Beins bemerkbar. Schobel [209] spricht in diesem Zusammenhang von einer „Schienenverkürzung“. Vereinfacht dargestellt verbleibt ein Orthesensegment während der Migration weitgehend fest („Festlager“), während das andere entlang der Beinachse wandert („Loslager“). Da es bei der am Bein angelegten Orthese um ein statisch überbestimmtes System handelt, sind mehrere Migrationsszenarien denkbar. Bei der in dieser Studie beobachteten reversiblen periodischen Migration verbleibt das distale Segment weitgehend fixiert, was auf generell bessere Kraftübertragung und die besseren Möglichkeiten der Abstützung am Unterschenkel zurückzuführen ist. Ist jedoch die Haftung des Unterschenkel-Segments auf Grund verschiedener Ursachen herabgesetzt, findet eine irreversible Distalisierung der Orthese statt, die ein erneutes Anlegen der Orthese erforderlich macht.

Einer der vermuteten Einflussfaktoren auf die Migration ist die Zugkraft in den Orthesengurten beim Anlegen. Wie die Messschellenuntersuchung (vgl. Kapitel 4.4.1.3) jedoch zeigte, herrscht direkt nach dem Anlegen noch kein Kräftegleichgewicht, der Vergleich der Gurtkräfte ist demnach erst nach einigen Kontraktions- und Entspannungszyklen statthaft. Aus diesem Grund wurde vor der Übung „Gehen“ eine statische Messung der Gurtkräfte im Stehen durchgeführt, nachdem bereits einige Bewegungen ausgeführt wurden. Die Untersuchung des Zusammenhangs zwischen dem Umfang der Migration und den vor der Übung gemessenen Gurtkräften erfolgte für die Probanden durch die Berechnung des Korrelationskoeffizienten nach Pearson und des Rangkorrelationskoeffizienten nach Spearman, nachdem die Überprüfung mit dem dem Anderson-Darling-Test eine Normalverteilung der Messdaten ergab. Die Ergebnisse sind in Tabelle 22 und Tabelle 23 dargestellt. Die einzige statistisch signifikante Korrelation besteht zwischen der Kraft im oberen dorsalen Oberschenkelgurt (G1) und dem Umfang der proximalen Migration. Der negative Korrelationskoeffizient besagt, dass eine höhere Anlegekraft im Gurt G1 zu einer geringeren proximalen Migration führt. Dies bestätigt die oben dargestellte Theorie, dass der Gurt G1 die Haftung des Oberschenkelsegments der Orthese maßgeblich bestimmt. Der Unterschied zwischen dem Korrelationskoeffizi-

Gurtkraft-Koeffizient	G_1	G_2	G_3	G_4	G_5	G_6
Pearson r	−0,373	−0,086	−0,256	0,214	−0,118	−0,050
p-Wert	0,259	0,801	0,447	0,528	0,730	0,883
Spearman-Rho ρ	−0,645*	−0,200	−0,073	0,127	−0,218	−0,127
p-Wert	0,032	0,555	0,832	0,709	0,519	0,709

* signifikant auf dem Niveau von 0,05 (2-seitig)

Tab. 22: Korrelation zwischen den Gurtkräften vor der Gangübung und der proximalen Migration bei Probanden.

Gurtkraft-Koeffizient	G_1	G_2	G_3	G_4	G_5	G_6
Pearson r	0,179	−0,482	−0,188	−0,291	0,515	−0,316
p-Wert	0,598	0,134	0,581	0,386	0,105	0,344
Spearman-Rho ρ	0,027	−0,373	0,018	−0,264	0,355	−0,227
p-Wert	0,937	0,259	0,958	0,433	0,285	0,502

Tab. 23: Korrelation zwischen den Gurtkräften vor der Gangübung und der distalen Migration bei Probanden.

Probandeneigenschaften	Migration proximal		Migration distal	
	Rho	p-Wert	Rho	p-Wert
Gewicht	−0,06	0,85	−0,14	0,69
BMI	0,03	0,94	−0,08	0,81
Fettanteil (Waage)	0,38	0,25	0,26	0,45
Muskelanteil (Waage)	−0,26	0,43	−0,34	0,31
Oberschenkelumfang	0,08	0,81	−0,03	0,93
Unterschenkelumfang	−0,01	0,99	−0,13	0,71
Fettschichtdicke Oberschenkel (MRT)	0,00	1,00	0,83*	0,01
Fettschichtdicke Unterschenkel (MRT)	−0,29	0,49	0,74*	0,04

*signifikant auf dem Niveau von 0,05 (2-seitig)

Tab. 24: Korrelationen zwischen den Probandeneigenschaften und der Migration.

enten nach Pearson und des Rangkorrelationskoeffizienten nach Spearman für den Gurt G1 ist ein Indiz für den monotonen nichtlinearen Zusammenhang.

Die Ergebnisse der Untersuchung der Abhängigkeit der Migration beim Gehen von erhobenen Probandeneigenschaften sind in Tabelle 24 dargestellt. Für die Parameter Gewicht und BMI sowie die Ergebnisse der Beinumfangsmessung und der Körperfettanalyse konnten keine signifikanten Korrelationen mit der Migration festgestellt werden.
Dagegen zeigten die aus MRT-Daten berechneten Fettschichtdicken am Ober- und Unterschenkel eine starke signifikante Korrelation mit dem Umfang der distalen Migration, für die proximale Migration wurde dagegen kein Zusammenhang festgestellt. Die Ergebnisse können so interpretiert werden, dass die Haftung bzw. die Verschiebbarkeit des Unterschenkelsegments der Orthese stark von der Fettschichtdicke am Unterschenkel beeinflusst wird. Vereinfacht ausgedrückt, je dicker die Fettschicht, desto weniger fest ist das „Festlager" am Unterschenkel. Der statistisch suggerierte Zusammenhang der distalen Migration mit der Fettschichtdicke am Oberschenkel ergibt sich aus der starken Korrelation der Fettschichtdicken am Ober- und Unterschenkel untereinander ($\rho = 0{,}787$, $p = 0{,}007$) und hat vermutlich keine kausale Bedeutung.

Die typischen zeitlichen Verläufe der Migration bei den weiteren untersuchten Aktivitäten und die dabei auftretenden Gurtkräfte sind im Anhang A-III-b aufge-

Aktivität	Max. aufgetr. Flexion			proximale Migration			distale Migration		
	mean [°]	SD [°]	CV [%]	mean [mm]	SD [mm]	CV [%]	mean [mm]	SD [mm]	CV [%]
Gehen	53,3	5,1	9,6	16,7	4,2	25,1	4,6	1,4	30,8
Fl.-Ext. Stehen	76,6	7,4	9,6	15,6	4,9	31,2	6,6	3,9	58,9
Fl.-Ext. Liegen aktiv	70,7	16,3	23,1	16,4	6,3	38,4	9,5	4,7	49,8
Fl.-Ext. Liegen passiv	57,8	15,3	26,4	15,2	5,2	34,1	11,5	6,2	53,8
Aufstehen	75,6	8,9	11,7	18,3	7,0	38,2	3,9	2,3	58,5
Hinsetzen	73,4	8,8	12,0	18,1	6,5	35,7	3,7	2,0	53,5
Kniebeuge	92,2	13,2	14,4	17,9	9,5	53,4	4,7	2,3	49,6
Step-up	66,2	9,4	14,3	10,9	2,7	25,2	3,3	1,3	38,3
Treppensteigen	61,3	6,3	10,3	10,9	2,6	24,2	4,8	1,9	39,2

Tab. 25: Maximal aufgetretene proximale und distale Migration bei Probanden nach Aktivität.

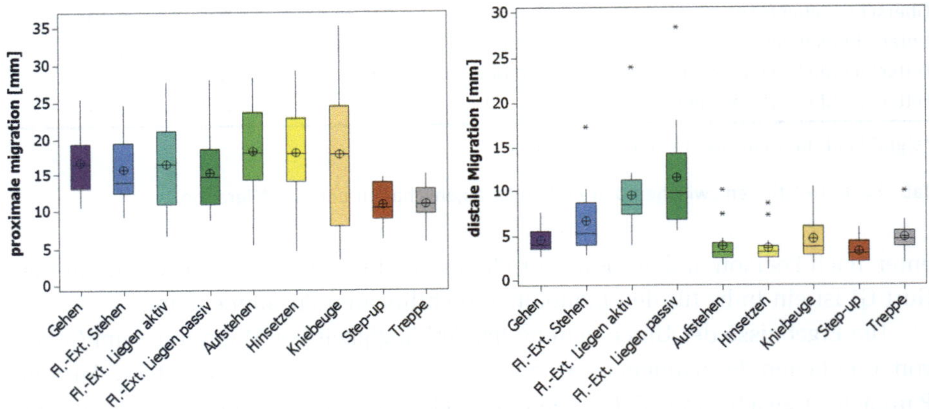

Abb. 44: Boxplots der distalen und proximalen Migration bei Probanden nach Aktivität.

führt. Da bereits beim Gehen kein signifikanter Unterschied bei der Migration zwischen Patienten und Probanden festzustellen war und auf Grund der geringen Patientenanzahl wurde nur die Probandenmessung ausgewertet. Bei einigen Aktivitäten, wie z. B. beim Treppensteigen konnte kein einheitliches Muster der Migration festgestellt werden, in solchen Fällen wird das am häufigsten aufgetretene Muster exemplarisch abgebildet. Die Werte der maximal aufgetretenen Migration und der gemessenen Kniewinkelveränderung bei den untersuchten Aktivitäten sind in Tabelle 25 dargestellt, die zugehörigen Boxplots sind in Abbildung 44 zu sehen.

Die Untersuchung der Korrelation zwischen dem Umfang der proximalen Migration und der bei einer Aktivität aufgetretenen Knieflexion mit dem Rangkorrelationskoeffizienten nach Spearman zeigte eine hohe Korrelation von 0,477, die jedoch mit einem p-wert von 0,19 auf dem Niveau von 0,05 nicht signifikant ist.

Der Vergleich der Flexions/Extensions-Übungen zur Untersuchung der die Migration beeinflussenden Faktoren mit dem t-Test für gepaarte Stichproben ergab für die proximale Migration keine signifikanten Unterschiede sowohl zwischen der passiven und der aktiven Flexion/Extension im Liegen (p = 0,456) als auch zwischen der aktiven Flexion/Extension im Stehen und im Liegen (p = 0,610). Die Migration am Unterschenkel war dagegen im Stehen signifikant (p = 0,005) geringer als bei aktiver Flexion/Extension im Liegen, wobei diese wiederum signifikant (p = 0,045) geringer war als bei passiver Flexion/Extension im Liegen. Dieser Zusammenhang ist aus den Boxplots (Abbildung 44) ebenfalls ersichtlich, die im Boxplot der distalen Migration erkennbaren Ausreißer sind auf die bei einem Probanden aufgetretene irreversible Distalisierung der Orthese zurückzuführen Die Ergebnisse können so interpretiert werden, dass die Migration des Oberschenkel-Segments kaum durch die Muskelanspannung beeinflusst wird. Am Unterschenkel dagegen kann die Muskelanspannung einen unmittelbaren Einfluss auf die Migration haben. Diese Vermutung wird bestätigt durch den Vergleich hinsichtlich der distalen Migration zwischen der mit hoher Quadrizeps-Anspannung verbundenen Step-up-Übung und den Aktivitäten wie Gehen oder Treppensteigen, bei denen vergleichbare Flexionswinkel erreicht wurden. Der einseitige t-Test für gepaarte Stichproben zeigt eine signifikant geringere (p = 0,009 bzw. p = 0,018) distale Migration beim Step-up.

Die normierten Verläufe der Kräfte in einzelnen Gurten im Gangzyklus sind im Anhang A-III-d abgebildet. Die Boxplots der maximal im Ganzyklus in einzelnen Gurtsensoren erreichten Kräfte ohne Zuordnung zu den Gangphasen sind in Abbildung 45 zu sehen.

Für den Zugkraftsensor G1 (oberer dorsaler Oberschenkelgurt) ändert sich die Zugkraft innerhalb der Standphase kaum, in der mittleren Schwungphase (ca. 80 % GZ) sinkt die Zugkraft bei allen untersuchten Personen auf einen ähnlichen

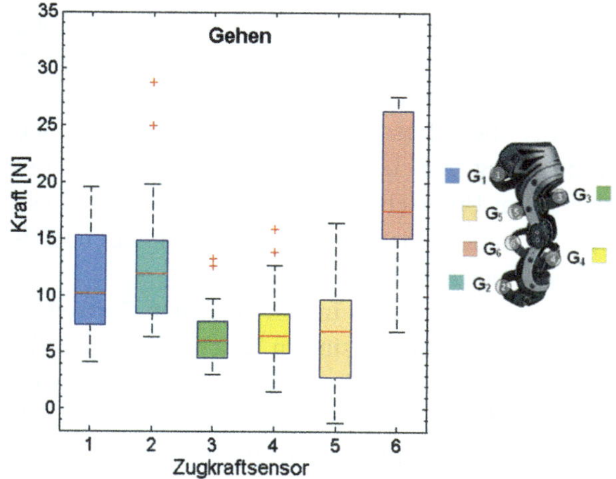

Abb. 45: Boxplots des maximal aufgetretenen Gurtkräfte beim Gehen.

Wert von ca. 6 N ab, unabhängig davon, wie hoch die Zugkraft zu Beginn des Schrittes war. Eine eindeutige biomechanische Erklärung der Kraftverlaufs, z. B. durch Betrachtung der korrespondierenden Muskelaktivitäten, kann hier nicht gegeben werden.

Die Zugkraft im Sensor G2 (unterer dorsaler Unterschenkelgurt) bleibt im Laufe des Gangzyklus auf einem Niveau von ca. 10 N weitgehend konstant. Die Ausnahme stellen Personen da, die beim Anlegen diesen Gurt deutlich fester angezogen haben. Bei diesen ist eine Kraftzunahme vom initialen Bodenkontakt bis zur terminalen Standphase zu beobachten, in der Vorschwungphase sinkt die Zugkraft deutlich ab. Der Zugkraftverlauf in der Standphase kann durch die Aktivität der hinteren Unterschenkelmuskulatur [180] erklärt werden.

Der Zugkraftsensor G3 (ventraler Oberschenkelgurt) zeigt bei allen Personen ein ausgeprägtes Maximum in der initialen Schwungphase (65–70 % GZ), der gut mit der Aktivität des M. rectus femoris und des M. sartorius [180] übereinstimmt. Am Zugkraftsensor G4 (ventraler Unterschenkelgurt) sind zwei typische Verläufe festzustellen. Bei einigen untersuchten Personen kommt es zu einem Kraftanstieg in der mittleren Schwungphase, bei den anderen findet zum gleichen Zeitpunkt eine Abnahme der Gurtkraft statt.

Beim Zugkraftsensor G5 (dorsaler unterer Oberschenkelgurt) zeigt sich ein ein Kraftmaximum in der mittleren bis terminalen Standphase. Auffällig ist zudem, dass bei den Patienten während der gesamten Standphase signifikant ($p = 0{,}04$) höhere Kraftwerte beobachtet wurden, als bei den Probanden. Das kann ein Anzeichen für den Ausgleich einer vorderen Schublade interpretiert werden. Aber auch andere Ursachen, die mit dem „quadriceps avoidance gait“ der ACL-verletzten Patienten [16] [55] zusammenhängen, sind hier denkbar. Hier sollten weitere Untersuchungen an größeren Patientenkollektiven folgen.

Der Verlauf der Zugkraft im Sensor G6 (oberer dorsaler Unterschenkelgurt) zeigt zwei relative Maxima, eines in der mittleren bis terminalen Standphase und ein weiteres in der mittleren Schwungphase. Während der erste Zugkraftanstieg wie beim Sensor G2 eine gute Übereinstimmung mit der Aktivität der hinteren Unterschenkelmuskulatur aufweist, kann das Maximum in der Schwungphase auf die Migration zurückzuführen sein. Der obere dorsale Unterschenkelgurt spielt eine entscheidende Rolle in der Vermeidung der irreversiblen Distalisierung und bestimmt, wie „fest“ das „Festlager“ im Unterschenkel tatsächlich ist. Für diese These spricht auch die Tatsache, dass die Kraftmaxima in Sensor G6 höher ausfallen als bei den anderen Gurtkraftsensoren (Abbildung 45).

Die Mittelwerte der bei verschiedenen Aktivitäten in den einzelnen Gurtsensoren maximal aufgetretenen Kräfte für die Probanden sind in Tabelle 26 dargestellt, die entsprechenden Boxplots sind im Anhang A-III-c aufgeführt. Die höchsten Kräfte traten bei der Kniebeuge auf, im Zugkraftsensor G4 wurden zudem ähnlich hohe Werte bei der aktiven Flexion/Extension im Liegen beobachtet.

Wenngleich es nicht das eigentliche Thema der Untersuchung war, wurden die Winkelverläufe beim Gehen zwischen Gesunden und ACL-Patienten verglichen.

Aktivität	Sensor G_1		Sensor G_2		Sensor G_3		Sensor G_4		Sensor G_5		Sensor G_6	
	mean [N]	SD [N]	mean [N]	SD [N]	mean [N]	SD [N]	mean [N]	SD [N]	mean [N]	SD [N]	mean [N]	SD [N]
Gehen	12,1	5,3	13,1	6,5	7,2	3,3	7,9	4,5	10,6	9,3	17,7	6,8
Fl.-Ext. Stehen	12,9	6,1	18,0	7,6	23,9	12,8	17,0	9,5	17,4	7,7	17,8	7,0
Fl.-Ext. Liegen aktiv	10,5	4,4	18,5	5,1	22,0	14,0	29,9	11,4	13,7	8,7	11,8	7,2
Fl.-Ext. Liegen passiv	10,2	5,0	13,2	5,9	14,2	10,0	18,2	12,4	8,6	4,9	9,7	5,0
Aufstehen	10,4	4,2	15,6	5,9	15,4	10,4	12,4	7,7	12,6	9,1	16,4	6,6
Hinsetzen	11,1	3,6	14,2	5,7	17,7	12,1	11,5	6,9	11,2	8,1	14,7	5,9
Kniebeuge	26,2	15,1	34,6	14,9	54,4	20,8	33,3	18,0	32,2	15,5	18,7	15,5
Step-up	13,1	7,0	18,8	7,7	20,9	6,9	13,2	5,6	14,1	7,3	18,6	10,2
Treppensteigen	13,1	5,0	15,8	7,7	15,1	5,3	10,2	4,2	12,6	6,1	17,8	8,1

Tab. 26: Maximal aufgetretene Gurtkräfte bei verschiedenen Aktivitäten bei Probanden.

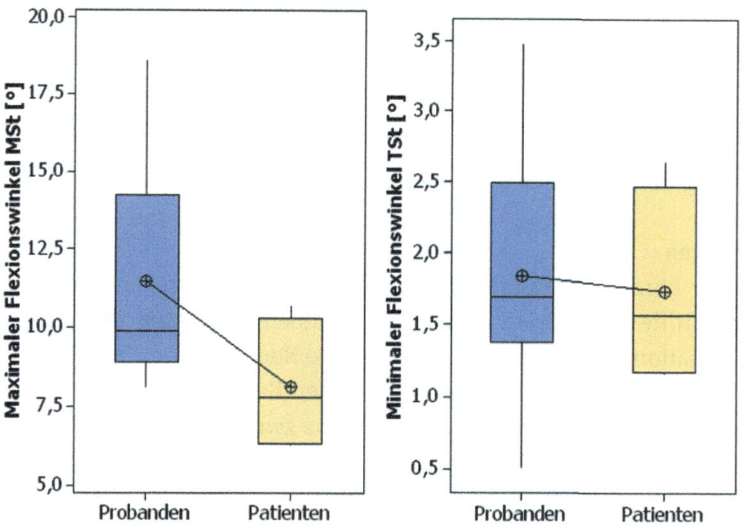

Abb. 46: Boxplots des maximalen (MSt) und des minimalen (TSt) Flexionswinkels in der Standphase.

Dabei konnte die von Berchuck et al. [16] und Devita et al. [55] beschriebene charakteristisch geringere Knieflexion in der mittleren Standphase bei ACL-Patienten beobachtet werden. Der Vergleich beider Gruppen mit dem einseitigen t-Test für unverbundene Stichproben ergibt eine signifikant (p=0,023) niedrigere Knieflexion bei den Patienten. Die von gleichen Autoren beobachtete geringere Knieextension in der terminalen Standphase konnte dagegen nicht bestätigt werden (p=0,814). Die Boxplots der Werte beider Gruppen sind in Abbildung 46 dargestellt.

4.4.3.4 Schlussfolgerungen

- Durch die Erfassung der Gurtkräfte bei unterschiedlichen Aktivitäten entstand eine Datenbasis, mit der die Kraftübertragung zwischen Bein und Orthese zu jedem Zeitpunkt des Bewegungszyklus abgebildet werden kann.
- Die in der Literatur angegebenen Werte der Anlegekraft zwischen 44 und 68 N sind wesentlich höher als die in den Gurten gemessenen Zugkräfte.
- Der beim dorsalen unteren Oberschenkelgurt beobachtete signifikante Unterschied zwischen Patienten und Probanden kann als ein Anzeichen für den Ausgleich einer vorderen Schublade interpretiert werden.
- Die Ergebnisse der Migrationsuntersuchung bekräftigen die von Ulrich [235] aufgestellte Theorie der Ausgleichsbewegung auf Grund einer Achseninkongruenz.
- Es besteht ein Zusammenhang zwischen dem Ausmaß der Migration und der Dicke der Fettschicht sowie der Kraft im oberen dorsalen Oberschenkelgurt.
- Die hohen Standardabweichungen deuten auf erhebliche interindividuelle Unterschiede hin.

4.4.4 Untersuchung der Knie- und Orthesenkinematik im offenen MRT

4.4.4.1 Zielsetzungen

Die im Rahmen der klinischen Studie durchgeführten Untersuchungen der Orthesen-Migration mit Hilfe reflektierender Marker erlauben zwar eine dynamische Bewertung der Migration, haben jedoch systematische Nachteile wie Hautverschiebungsartefakte und schlechte Darstellung des medialen Bereiches. Darüber hinaus ist keine direkte Aussage über die Achseninkongruenz zwischen Knie und Orthese möglich, da die Migrationseffekte auf Grund der Muskelaktivität die Migrationseffekte auf Grund der Achseninkongruenz überlagern.

Aus diesem Grund wurde im Rahmen des Forschungsprojektes in einer Pilotstudie an zwei Probanden die grundsätzliche Machbarkeit einer Hilfsmittelbewertung mit Hilfe der offenen funktionellen Magnetresonanztomographie (MRT) untersucht, was einen grundsätzlich neuen Ansatz darstellt. Bisher kamen bei vergleichbaren Fragestellungen hauptsächlich ionisierende Verfahren wie die 3D-Fluoroskopie zur Anwendung, die auf Grund der damit verbundenen Strahlenbelastung der Zustimmung einer Ethik-Kommission bedürfen. Trotz des Fehlens schädlicher Strahlung und der generell besseren Darstellbarkeit wurde die Magnetresonanztomographie bei der Bewertung von Hilfsmitteln bisher nur sporadisch eingesetzt. Die Gründe dafür liegen vorrangig in den den beengten Verhältnissen konventioneller Hochfeld-MR-Tomographen, die ausschließlich eine Bildgebung im Liegen erlauben, in den hohen Anforderungen, die solche Systeme an die MR-Kompatibilität der zu untersuchenden Hilfsmittel stellen, sowie in den bisher noch recht langen Bildaquisitionszeiten. In den letzten Jahren kamen jedoch offene Niederfeld-MR-Tomographen mit Permanentmagneten auf den Markt, die einerseits eine funktionelle Bildgebung unter physiologischer Last ermöglichen und andererseits durch ihre niedrige Feldstärke die Anforderungen an die MR-Kompatibilität herabsetzen. Wenngleich die Qualität der Bildgebung sich nicht mit konventionellen Hochfeld-Tomographen vergleichen lässt, ist sie für viele orthopädische Fragestellungen ausreichend.

Im Rahmen der Pilotstudie wurden vorrangig folgende Fragestellungen beantwortet:
- Lassen sich die Knieorthesen so modifizieren, dass eine artefaktfreie Bildgebung im offenen MR-Tomographen erreicht werden kann?
- Kann ein Verfahren entwickelt werden, das an Hand einer dreidimensionalen Rekonstruktion eine vergleichende Beurteilung der Kniekinematik mit und ohne Orthese erlaubt?
- Wie können die Randbedingungen und Einflussparameter bei der Durchführung nachfolgender Studien optimiert werden?

4.4.4.2 Material und Methode

Zur Bildakquise wurde ein offener Niederfeld-MR-Tomograph G-Scan (Fa. Esaote) mit einer Feldstärke von 0,25 T und einem maximalen Field of View (FOV) von 25 cm verwendet. Das Gerät besitzt eine um bis zu 90° schwenkbare Patientenliege, was Untersuchungen am stehenden Probanden mit physiologischer Belastung des Kniegelenks erlaubt.

Wie im Vorfeld der Untersuchungen vermutet, konnte auf Grund der niedrigen Feldstärke des verwendeten Geräts nach dem Ersetzen ferromagnetischer Komponenten durch MR-kompatible Materialien wie Kunststoff, Aluminium oder Titan eine weitestgehend artefaktfreie Bildakquise erreicht werden. Bei einer „Genu Arexa“ Knieorthese (Fa. Otto Bock Healthcare) wurden die Stahlnieten zur Gurtbefestigung durch Kunststoffstifte ersetzt, das Ersetzen der Stahlschrauben im Gelenk durch Schrauben aus Aluminium erfolgte durch den Hersteller. Der Aluminium-Rahmen der Orthese führte bei den Tests zu keinen messbaren Artefakten.

Um die Knieorthese in den MRT-Aufnahmen lokalisieren zu können, wurden an definierten Stellen der Orthese MR-sensitive Marker angebracht (Abbildung 47a). Aus dem Bestreben, die Konstruktion der Orthese so wenig wie möglich zu verändern, wurden als Marker die Kapseln des Medikaments Adalat (Fa. Bayer) verwendet, die in die Bohrungen auf den seitlichen Schienen des Orthesenrahmens eingepresst wurden. Dadurch sollten die Marker in der Sagittalebene näherungsweise kreisrund abgebildet werden. Der Orthesenrahmen und die Lage der Marker-Bohrungen wurden im Vorfeld mittels eines Streifenlicht-Scans dreidimensional vermessen (Abbildung 47b).

In der Pilotstudie wurde jeweils das rechte Knie von zwei männlichen Probanden ohne bekannte Kniepathologien untersucht. Jedes Knie wurde mit und ohne

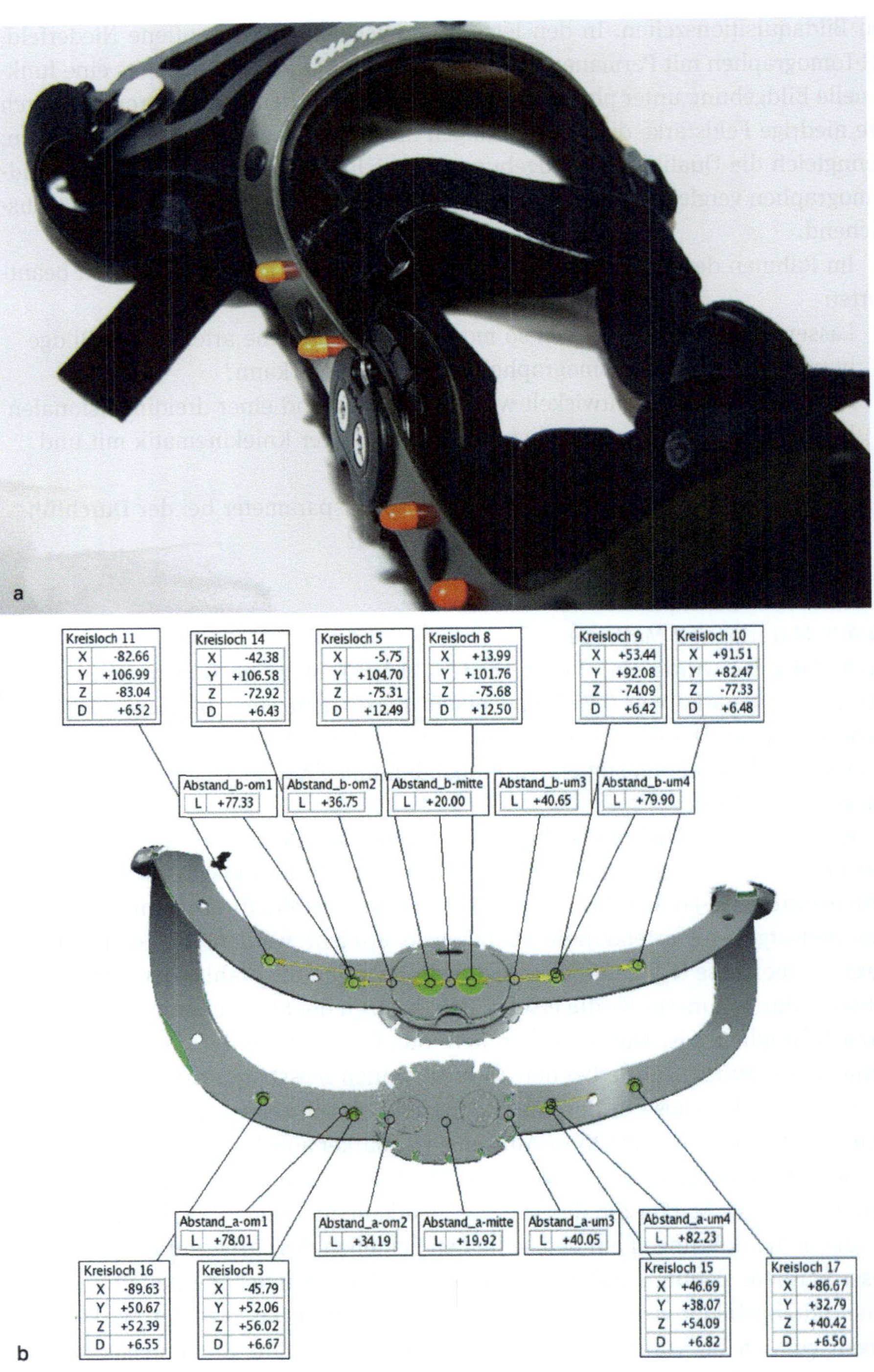

Abb. 47: a) MR-kompatible Knieorthese mit Adalat-Markern; b) Ergebnisse der 3d-Streifenlicht-Vermessung des Orthesenrahmens.

Orthese in 7 statischen Flexionsstellungen abgebildet, die mit Hilfe von MR-kompatiblen Hartgummi-Platten realisiert wurden. Von einem Stapel aus 18 Platten mit einer Dicke von je 1,5 cm wurden in sechs Schritten jeweils drei Platten unter dem kontralateralen Fuß entnommen, was zu einer schrittweise zunehmenden Flexion des ipsilateralen Beines führte (Abbildung 48b). Dabei wurde der Bereich zwischen 0° und ca. 80° Flexion mit Abstufungen von ca. 10° dargestellt.

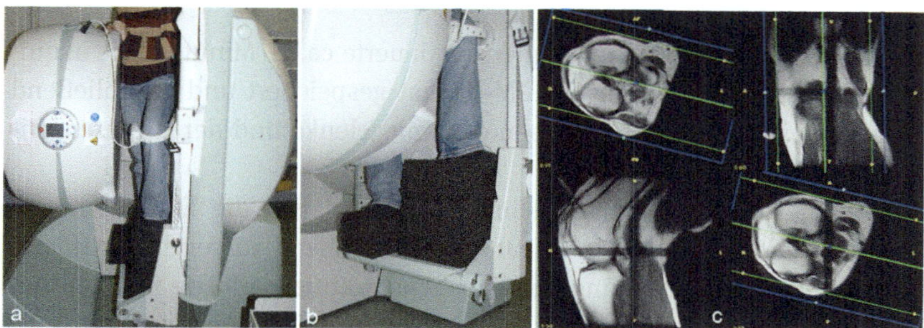

Abb. 48: a) Proband im offenen Niederfeld-MRT; b) Positionierung der Hartgummi-Platten; c) Planung der MR-Sequenzen.

Um eine physiologische Haltung des Probanden zu gewährleisten, wurde auf eine Zwangsführung des Knies verzichtet. Der begrenzte Freiraum im MR-Tomographen führte jedoch vor allem bei größeren Flexionsgraden zu einem Verdrehen der Hüfte und somit zu einer möglichen Verfälschung der natürlichen Körperhaltung. Eine weitere Folge des Verzichts auf Zwangsführungen ist die Notwendigkeit, die knöchernen Strukturen dreidimensional zu rekonstruieren, da keine eindeutige Position des Probanden im MRT gegeben ist. Der resultierende Gesamtablauf der Studie ist in Abbildung 49 dargestellt.

Zur Abbildung des Knies mit angelegter Orthese wurden für jede Flexionsstellung folgende drei MR-Sequenzen angewendet (Abbildung 48c):

– Schnelle T1-gewichtete transversale Sequenz zur Lokalisation einer Referenzschicht in den Kondylen zwecks geometrischer Ausrichtung der folgenden Sequenzen.

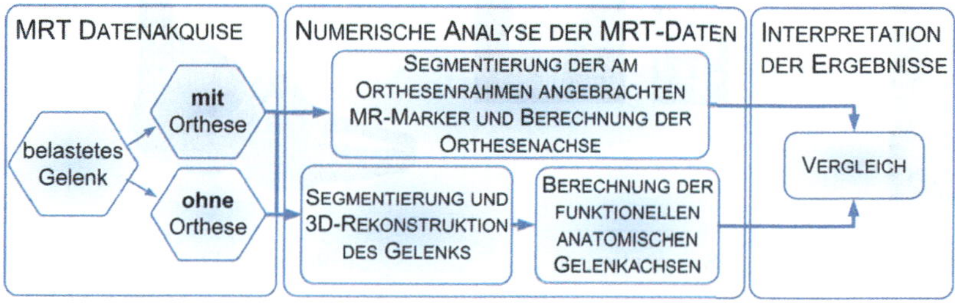

Abb. 49: Gesamtablauf der MRT-Pilotstudie [171].

- T1-gewichtete sagittale Sequenz mit einer Schichtdicke von 4,5 mm, einem Schichtabstand von 5,1 mm und einem FOV von 240 × 240 × 150 mm zur Lokalisation der Orthesenmarker relativ zur Knieanatomie. Bei der Untersuchung ohne Orthese wurde diese Sequenz nicht durchgeführt.
- Sagittale Turbo-3D-Sequenz mit einer Schichtdicke von 0,9 mm, einem Schichtabstand von 0 mm und einem FOV von 240 × 240 × 110 mm zur dreidimensionalen Rekonstruktion der knöchernen Strukturen.

Ein vollständiger Durchlauf der drei Sequenzen dauerte ca. 20 Minuten. Die akquirierten MRT-Datensätze wurden im DICOM-Format gespeichert und anschließend zur Berechnung der Momentandrehachsen der Kniegelenke und der Orthesenachsen verwendet.

Der Begriff „Segmentierung" bezeichnet in diesem Fall die Extraktion von zusammenhängenden Regionen aus einem MRT-Bild anhand vorgegebener Homogenitätskriterien. Die Segmentierung der Knochenstrukturen erfolgte manuell mit Hilfe einer am Fachgebiet Medizintechnik auf Basis von MATLAB entwickelten Software. Im Rahmen der Segmentierung stehen verschiedene Techniken zu Verfügung wie Definition der Grauwertschwellen, morphologische Operationen (Erosion, Dilatation), Kantenerkennungsfilter etc. Die Ortsinformationen der DICOM3-Datensätze bleiben dabei erhalten. Mit Hilfe der Segmentierungs-Software wurden bei Aufnahmen ohne Orthese der Femur und die Tibia segmentiert. Aus den Datensätzen zur Orthesenlokalisation wurde nur der Femur als Bezugsmöglichkeit zur Darstellung von Knie- und Orthesenachsen im gleichen Koordinatensystem segmentiert. Anschließend erfolgte aus den segmentierten Volumendaten eine dreidimensionale Rekonstruktion der knöchernen Strukturen in Form triangulierter Oberflächennetze (Abbildung 50).

Die anschließende Berechnung der Knieachsen aus den rekonstruierten Daten von Femur und Tibia in zwei Flexionsstellungen erfolgt wie in Abbildung 51 dargestellt. Als Registrierung wird dabei die Ausrichtung der unter verschiedenen Flexionsgraden gewonnenen dreidimensionalen Knochenmodelle auf einem Referenz-

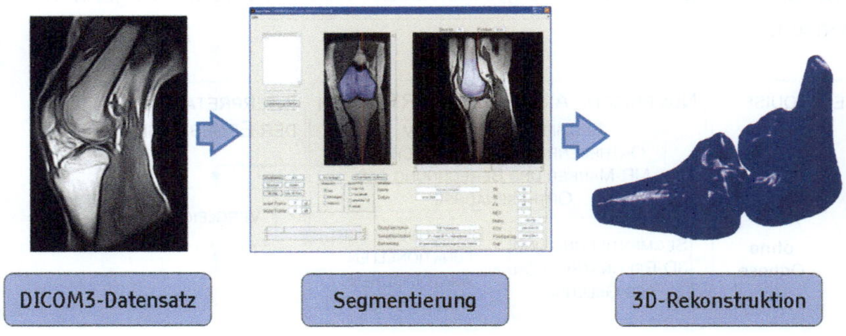

Abb. 50: Ablauf der 3D-Rekonstruktion der knöchernen Strukturen.

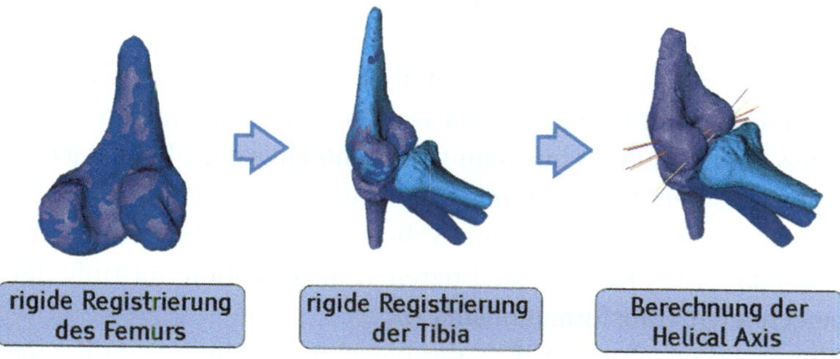

Abb. 51: Ablauf der Achsenberechnung.

Modell und die Ermittlung der dazu notwendigen Transformationsparameter bezeichnet. Zur Berechnung der Knieachsen wird der Femur als feststehendes Gelenkteil in einem einheitlichen Koordinatensystem und die Tibia als bewegliches Gelenkteil definiert.

Die punktbasierte, rigide Registrierung basiert auf der Minimierung des mittleren quadratischen Abstandes der Oberflächen (Optimierung der Kostenfunktion) und beinhaltet folgende Schritte:

- Angleichen der Länge des Femur im Source- und im Referenz-Modell,
- Angleichen und Reduktion der Anzahl der Oberflächenpunkte,
- Ermittlung korrespondierender Punktepaare im Source- und im Referenz-Modell auf Basis eines KD-Tree-Algorithmus,
- Grobregistrierung durch Finden eines globalen Minimums mittels eines genetischen Algorithmus,
- Feinregistrierung durch Finden eines lokalen Minimums mittels eines gradientenbasierten Algorithmus. [172]

Die Parameter der zu minimierenden Kostenfunktion umfassen die drei Euler-Winkel der Rotation, drei Komponenten der Translation und drei Komponenten einer weiteren Translation und ihrer Inversen, die ein Rotationszentrum ungleich dem Koordinatenursprung zulassen [172].

Nachdem die die Femur-Modelle zweier Flexions-Positionen des Kniegelenks vor der Berechnung aufeinander registriert wurden, wird eine Registrierung der Tibia-Modelle durchgeführt. Die dabei entstehende Transformationsmatrix beschreibt die Bewegung der Tibia relativ zum Femur und kann zur Berechnung der Rotationsachse nach der Helical-Axis-Methode verwendet werden. Die Berechnung umfasst die Bestimmung des Richtungsvektors und eines Punktes der Achse. Zur Auswahl eines optimalen Berechnungsverfahrens wurden Testmodelle mit bekannten Achsenverläufen generiert und dem Achsenberechnungsprozess unterzogen. Es stellte sich heraus, dass die Ergebnisse der in der Literatur (Spoor und Veldpaus, Woltring et al.) vorgestellten Methoden der Helical-Axis- Berechnung wesentlich verbessert werden können, wenn die Berechnung eines Punktes einer Achse in Form einer Optimierung durchgeführt wird.

Die Orthesenachse wird aus den Datensätzen mit der Sequenz 2 (Orthesenlokalisation) berechnet und kann in folgende Arbeitsschritte unterteilt werden [171]:

- Registrierung des Femur-Modells aus dem Orthesenlokalisation-Datensatz auf das Femur-Modell aus dem Knieanatomie-Datensatz,
- Segmentierung der am Orthesenrahmen angebrachten MR-Marker,
- Berechnung der Marker-Koordinaten und deren Transformation mit Hilfe der in Schritt 1 berechneten Transformationsmatrix,
- Berechnung der Orthesenachse mit Hilfe der berechneten Markerkoordinaten.

Schritt 1 ist erforderlich, um eine Vergleichbarkeit der aus unterschiedlichen MR-Datensätzen berechneten Knie- und Orthesenachse zu gewährleisten, indem sie relativ zu dem gleichen Femur-Modell dargestellt werden. Für die Segmentierung wurde auf Grund der schlechten Sichtbarkeit der Adalat-Marker am Rand des FOV und der starken Unterschiede zwischen den Datensätzen hinsichtlich Intensität und Form der Marker eine manuelle Segmentierungsmethode angewendet.

Bei der Berechnung der Orthesenachse (Schritt 4) wurde auf die Nutzung des 3D-Modells aus dem Streifenlicht-scan der Orthese verzichtet. Die Gründe dafür liegen einerseits in der teilweise sehr schlechten Sichtbarkeit der Marker und andererseits in dem durch die Parameter der zur Orthesenlokalisation gewählten MR-Sequenz bedingten Fehler der Markerpositionbestimmung. Darüber hinaus ist der Rahmen der verwendeten Orthese nicht ideal steif.

Um diese Fehler zu minimieren, wurden zwei Berechnungsmethoden vorgeschlagen [171]:

- Durch die Marker des distalen und die Marker des proximalen Orthesensegments wird jeweils eine Regressionsebene gelegt. Die Schnittgerade der Regressionsebenen bildet die Momentandrehachse des Orthesengelenks ab (Abbildung 52a).

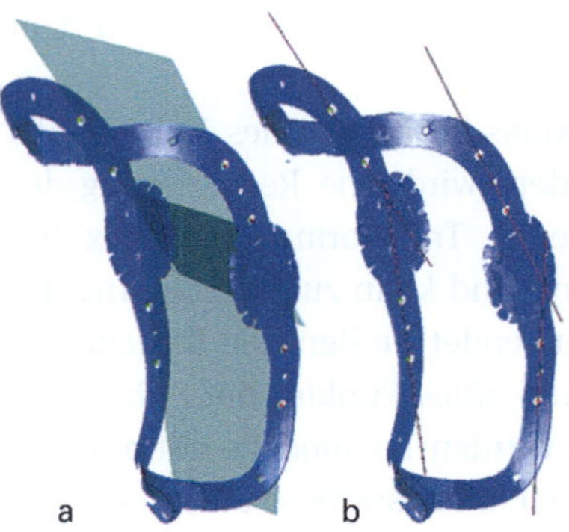

Abb. 52: Varianten der Orthesenachsenberechnung [171].

- Die proximale und die distale Schiene jedes Orthesengelenks werden durch Verbinden der jeweiligen Marker mit einer Geraden approximiert. Der Schnittpunkt der Geraden medial bzw. lateral des Kniegelenks ergibt den Momentandrehpol des jeweiligen Gelenks, die Momentandrehachse wird als Verbindung der Momentandrehpole definiert (Abbildung 52b).

Die Methode I hat gegenüber der Methode II den Vorteil, dass sie auch dann funktioniert, wenn durch die Segmentierung nur drei Marker erkannt wurden.

4.4.4.3 Ergebnisse

Durch die Anwendung des beschriebenen Verfahrens ist es möglich, die Knieachsen mit und ohne Orthese sowie die Knieachsen mit Orthese mit den Orthesenachsen zu vergleichen. In Abbildung 53 ist exemplarisch der Verlauf der Knie- und Orthesenachsen für einen der Probanden bei drei verschiedenen Flexionsstellungen dargestellt. Grundsätzlich stimmt der in der Frontalebene nach medial hin ansteigende schräge Verlauf der Knieachsen bei geringen Flexionswinkeln und eine zunehmend transversale Ausrichtung für größere Flexionswinkel mit den Arbeiten von Wetz und Jakob [243], Kärrholm et al. [120] und Blankevoort et al. [30] überein.

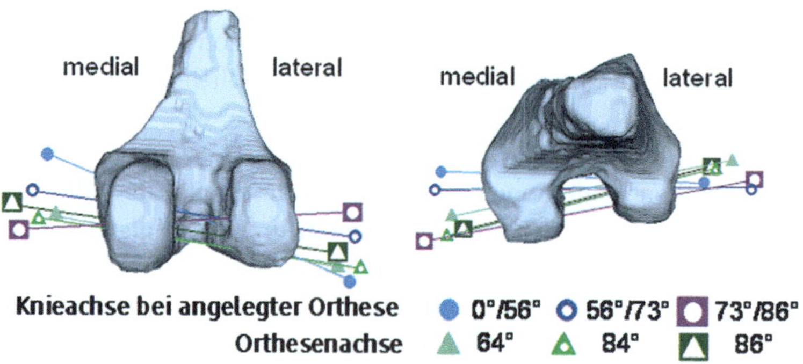

Abb. 53: Verlauf der Knie- und Orthesenachsen für einen Probanden bei verschiedenen Flexionsstellungen [171].

Eine abgesicherte Aussage über die Achseninkongruenz zwischen Knie und Orthese ist an Hand der Daten der Pilotstudie jedoch nicht möglich. Neben der geringen statistischen Aussagekraft spielen hier die folgenden Limitationen eine entscheidende Rolle:

- Der Vergleich der Achsen verschiedener Probanden oder der Achsen mit und ohne Orthese ist nur bei einem identischen Flexionswinkel statthaft. Die angewendete Methode der Plattenentnahme hat leider den wesentlichen Nachteil, dass der resultierende Flexionswinkel abhängig von der Beinlänge des Probanden ist. Die Messung des Flexionswinkels im MR-Tomographen ist daher erforderlich.

- Die Ungenauigkeit der ermittelten Orthesenachsen ist aufgrund der eingeschränkten Sichtbarkeit der MR-Marker sehr hoch. Für zukünftige Studien sollten daher größere und nah am Isozentrum liegende Marker angestrebt werden.
- Eine weitere Fehlerquelle ist die erforderliche zusätzliche Registrierung, um eine Vergleichbarkeit der aus unterschiedlichen MR-Datensätzen berechneten Knie- und Orthesenachse zu gewährleisten. In zukünftigen Studien sollte daher die Abbildung der Marker in einer Sequenz mit der Knieanatomie vorgenommen werden.
- Die Belastungssituation ist während der Pilotstudie nicht klar definiert, da der MR-Tomograph dem Probanden die Möglichkeit gibt, sich abzustützen. Da die Belastungssituation einen starken Einfluss auf die Kniekinematik hat [130], müssen in zukünftigen Studien reproduzierbare Belastungssituationen z. B. durch die Messung der Bodenreaktionskraft definiert werden.
- Die lange Dauer der Bildaquisition schränkt die Anwendbarkeit der Methode erheblich ein, da die Untersuchung den Patienten mit Knieinstabilität oder Gonarthrose nicht zugemutet werden kann. Bereits bei gesunden Probanden trat ein Muskelzittern auf, das einerseits zu Bewegungsartefakten und andererseits zu einer nicht reproduzierbaren Muskelanspannung führte. Für zukünftigen Studien muss daher die Dauer der Bildaquisition durch die Anwendung bzw. Entwicklung geeigneter Sequenzen erheblich verkürzt werden.

Ungeachtet der dargestellten Limitationen konnte in der durchgeführten Pilotstudie erstmalig die grundsätzliche Machbarkeit der Bewertung von Hilfsmitteln in einem offenen Niederfeld-Magnetresonanztomographen belegt werden. Das dabei entwickelte Verfahren ist nicht nur auf Knieorthesen anwendbar, sondern kann auf viele orthopädische Fragestellungen übertragen werden.

Die Weiterentwicklung, Optimierung und Validierung des Verfahrens sind derzeit Gegenstand mehrerer laufender Forschungsprojekte, in denen die oben genannten Limitationen bereits überwunden worden sind. So wird durch Anwendung von MR-kompatiblen Kraftmessvorrichtungen eine reproduzierbare Belastungssituation definiert. Die Dauer der Bildaquisition wurde durch Entwicklung optimierter Sequenzen in Kooperation mit dem Hersteller ebenfalls erheblich herabgesetzt. Die lateral und medial aufgebrachten Orthesenmarker wurden durch nah am Isozentrum liegende MR-sensitive Koordinatensysteme ersetzt. Dadurch wurde einerseits die Sichtbarkeit der Marker verbessert und andererseits die Abbildung der Marker in der gleichen Sequenz mit der Knieanatomie ermöglicht [228].

4.4.5 Untersuchungen der Flexions-/Extensionsmomente

4.4.5.1 Zielsetzungen

Wie in Kapitel 4.3.1.4 dargestellt, war es nicht möglich, mit Hilfe der auf den Orthesenrahmen geklebten DMS einen Rückschluss auf die einwirkenden Kräfte und Momente in allen lokalen (orthesenbezogenen) Belastungsrichtungen herzustellen. Es wurde daher beschlossen, die Quantifizierung der wirkenden Momente auf die Sagittalebene zu beschränken, da die Kenntnis der Flexions-/Extensionsmomente für die Betriebsfestigkeitsprüfung von primärer Bedeutung ist.

Der Verlauf der Kniemomente in der Sagittalebene beim physiologischen Gehen in der Ebene wird in der Fachliteratur [43] [111] [180] [244] prinzipiell in Form einer biphasischen Kurve (Abbildung 54) beschrieben, mit lokalen Maxima der Extension beim initialen Bodenkontakt und in der terminalen Standphase und einem Flexionsmaximum am Anfang der mittleren Standphase. Über die Höhe der Momente herrscht dagegen keine Einigkeit. Während Perry [180] von einem maximalen Flexionsmoment von ca. 51 Nm und einem maximalen Extensionsmoment von ca. 30 Nm spricht, sehen andere Autoren das maximale Extensionsmoment als vergleichbar groß [244] oder gar größer [111] als das Flexionsmoment. Der Verlauf der Momente in der Schwungphase wird seltener angegeben, Kirkley [125] und Eng et al. [68] beschreiben ein Flexionsmoment in der terminalen Schwungphase von ca. 0,2 Nm/kg.

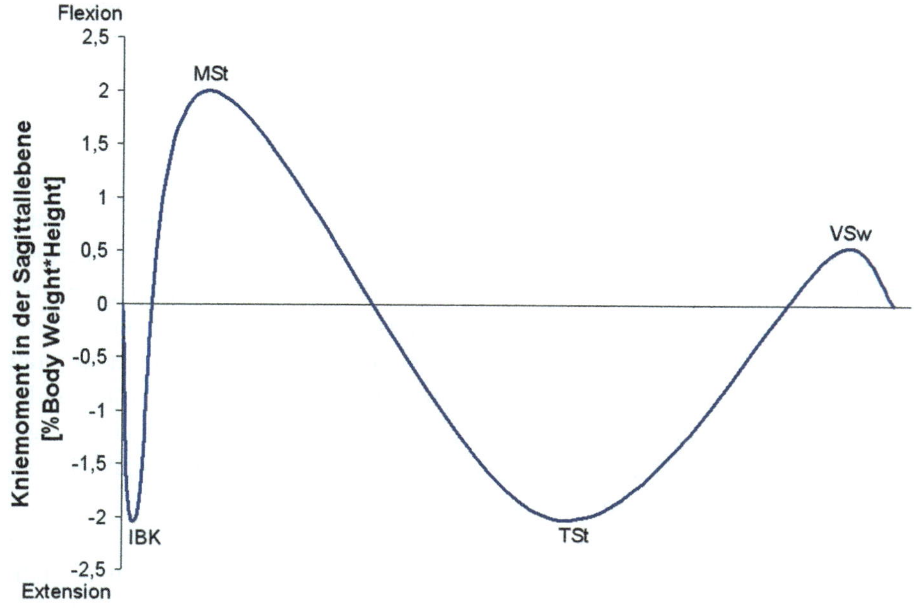

Abb. 54: Verlauf der Kniemomente in der Sagittalebene beim ebenen Gehen (nach [244]).

Der dargestellte Momentenverlauf kann leider nicht uneingeschränkt auf die vorliegende Fragestellung übertragen werden. Zum einen wird bei bei ACL-verletzen Patienten oft das sogenannte „Quadriceps Avoidance Gait" beobachtet, das sich unter anderem durch das fehlende Flexionsmoment in der mittleren Standphase auszeichnet [16] [244]. Zum anderen wird durch die künstliche Begrenzung des Kniewinkels durch die Orthese das normale Gangmuster je nach verwendeten Anschlägen mehr oder weniger stark beeinflusst und die Formen der Ausgleichsmechanismen sind sehr heterogen. Darüber hinaus sagen die mit Hilfe der Kraftmessplatten in der konventionellen Ganganalyse gewonnenen Daten nichts über den Verlauf der Momente in der Schwungphase aus. Es ist außerdem nicht klar, welcher Anteil der äußeren Momente durch die Orthese und welcher durch die Muskelaktivität abgefangen wird.

Da für die Modellierung der Orthesenbeanspruchung die in die Orthese eingeleiteten Momente ausschlaggebend sind, ist eine direkte Erfassung in der Orthese nahe liegend, zumal dadurch auch die Erfassung der Momente in der Schwungphase ermöglicht wird. Die Messung erfolgte im ersten Ansatz mit rein auf Biegung kalibrierten instrumentierten Anschlägen (siehe Kapitel 4.3.1.4). Nachdem mit der Entwicklung des Funktionsprüfstandes die Möglichkeit einer realitätsnahen Kalibrierung in der Sagittalebene zur Verfügung stand, fand eine ergänzende Untersuchung mit einer instrumentierten Immobilisierungsschiene statt. Dabei wurden vorrangig folgende Fragestellungen adressiert:

- Wie hoch sind im Durchschnitt die maximalen auf die Orthese übertragenen Flexions- und Extensionsmomente?
- Wie wird die Höhe der Momente durch das Ausmaß der Bewegungseinschränkung beeinflusst?

4.4.5.2 Untersuchungen mit instrumentierten Anschlägen

Im Vorfeld der Untersuchung war es erforderlich, die Anzahl der zu instrumentierenden Anschläge zu bestimmen. Die verwendete Orthese ist gemäß der Anleitung für die gleichzeitige Verwendung von zwei identischen Anschlägen im lateralen und im medialen Gelenk konzipiert, so dass prinzipiell beide Anschläge zu instrumentieren wären, um den zweigeteilten Kraftfluss zu erfassen. Bei der Verwendung eines Anschlagssensors wird das gesamte Biegemoment durch diesen geleitet. Dadurch sind einerseits weniger Sensoren und DMS-Verstärker erforderlich, andererseits vergrößert sich das im Anschlag gemessene Moment deutlich, was angesichts der platzmangelbedingten Viertelbrücken-Instrumentierung das Signal-Rausch-Verhältnis deutlich verbessert.

Um zu prüfen, ob die Verwendung nur eines instrumentierten Anschlags zulässig ist, wurde mit zwei 30°-Flexionanschlägen eine vergleichende Messung durchgeführt, bei der ein definiertes Biegemoment in die Orthese eingeleitet wurde. Die Messung erfolgte zunächst mit zwei Anschlägen, danach nur mit dem medialen

Anschlag und anschließend nur mit dem lateralen Anschlag. Es zeigte sich erwartungsgemäß, dass das gemessene Moment bei nur einem Anschlag der Summe der Momente aus der Messung mit zwei Anschlägen entsprach. Es waren ebenfalls keine Unterschiede bezüglich der lateralen bzw. medialen Anordnung festzustellen, so dass der Einsatz eines einzelnen Sensors als vertretbar angesehen wurde. Um einen möglichst großen Winkelbereich abzudecken, wurde jeweils ein Anschlag mit großer Einschränkung und einer mit geringer Winkeleinschränkung gewählt. Neben den Anschlägen mit 30° Flexion wurden je ein Anschlag für 6° Flexion sowie 20° und 45° Extension instrumentiert (siehe Kapitel 43).

Die Untersuchung erfolgte an sieben gesunden männlichen Probanden, die Eigenschaften des Probandenkollektivs sind in Tabelle 27 aufgeführt. Zudem konnte eine Messung an einem Patienten mit isolierter ACL-Ruptur (27 Jahre, 75 kg, 180 cm) durchgeführt werden. Die Messung erfolgte mit der instrumentierten Orthese (siehe Kapitel 4.3.1), neben dem Anschlagsmoment wurden die Gurtkräfte und der Orthesenwinkel synchronisiert erfasst.

Eigenschaft	mean	SD	min	max
Alter [Jahre]	28,6	2,7	34,0	26,0
Gewicht [kg]	78,0	12,1	63,0	95,0
Große [m]	1,81	8,38	1,68	1,94
BMI [kg/m²]	23,6	2,1	20,6	26,0

Tab. 27: Stichprobeneigenschaften.

Die Messungen mit jedem Anschlag umfassten das Gehen auf dem Laufband bei 5 km/h sowie das Treppensteigen aufwärts/abwärts. Beim Gehen wurden die Probanden angewiesen, zunächst normal zu gehen, anschließend den Anschlag bewusst zu belasten und darauf folgend den Anschlag bewusst zu entlasten.

Die beim Gehen erhobenen Messwerte der Kniewinkel und Anschlagsmomente wurden für alle Probanden zu einem normierten Gangzyklus zusammengefasst und gemittelt. Die Ergebnisse für das normale Gehen sind in Abbildung 55 und Abbildung 56 dargestellt, die Kurven bei bewusster Be- und Entlastung des Anschlags sind in Anhang A-IVa aufgeführt. Auffällig dabei sind die Abweichungen der gemessenen Orthesenwinkel von den Winkel der verwendeten Anschläge, die auf die unterschiedliche Positionierung der Orthese beim Anlegen sowie auf die Ausgleichsmechanismen beim Gehen zurückgeführt werden können.

Das Gehen mit einem 20° Extensionsanschlag wird von allen Probanden und Patienten als kaum behindert empfunden. Einige Probanden haben gar das Gefühl, das Bein nicht weit genug strecken zu können, um den Anschlag zu belasten. Wie Abbildung 55 jedoch zeigt, ist das gemessene Extensionsmoment im Anschlag recht hoch. Bereits beim initialen Bodenkontakt werden Werte von durchschnittlich 15 Nm, bei der Messung mit der bewussten Belastung des Anschlags sogar über

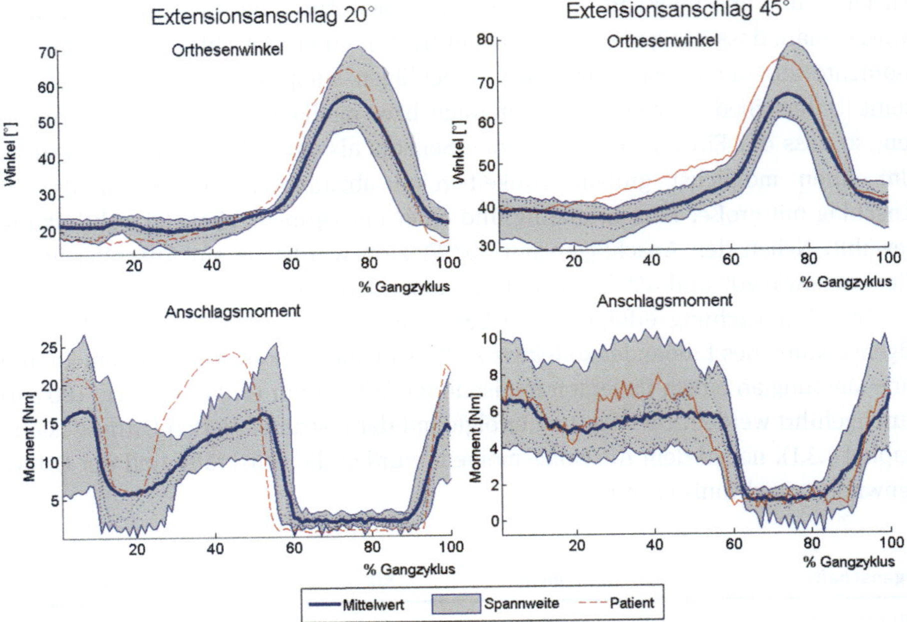

Abb. 55: Gemessene Winkel und Momente beim Gehen mit Extensionsanschlag.

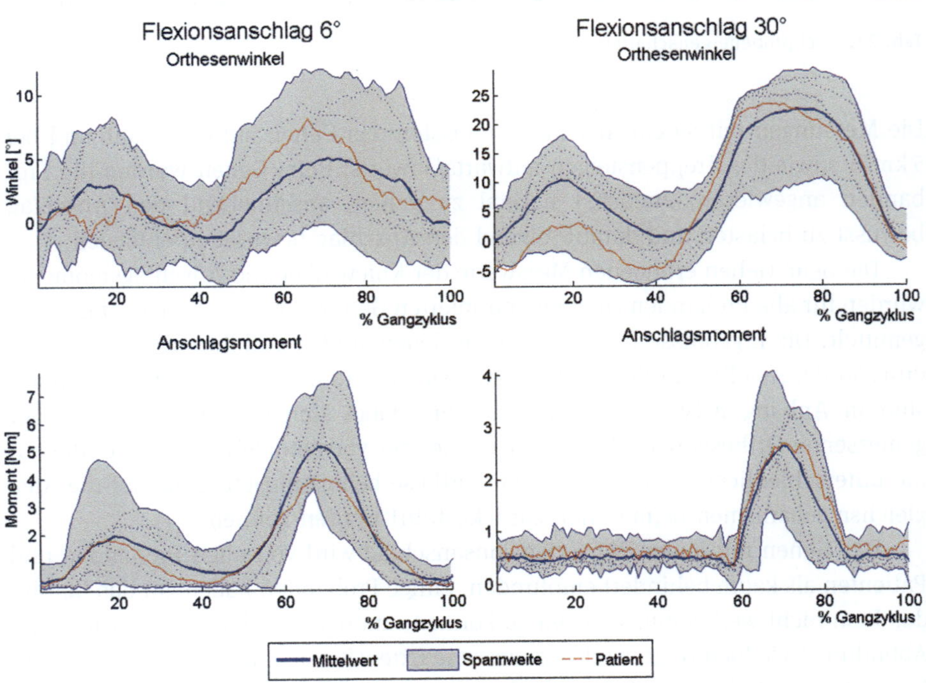

Abb. 56: Gemessene Winkel und Momente beim Gehen mit Flexionsanschlag.

20 Nm auf die Orthese übertragen. Während der Belastungsantwort steigt das Moment zunächst geringfügig an, sinkt dann mit zunehmender Knieflexion deutlich. Es folgt ein Anstieg in der terminalen Standphase, gefolgt vom einem starken Abfall in der initialen Schwungphase. In der terminalen Schwungphase steigt das Moment wieder auf das ursprüngliche Niveau an.

Ein ähnlicher Momentenverlauf, wenn auch betragsmäßig kleiner, wird beim Gehen mit einem 45° Extensionsanschlag beobachtet. Das Extensionsmoment beträgt im Durchschnitt um 6 Nm und maximal 10 Nm. Das Moment bleibt während der Standphase weitgehend konstant, fällt mit dem Beginn der Knieflexion in der initialen Schwungphase ab, gefolgt von einem Anstieg auf das ursprüngliche Niveau in der terminalen Schwungphase.

Aufgrund der erzwungenen unphysiologischen Flexionsstellung findet beim Gehen mit einem Extensionsanschlag keine zusätzliche Flexion in der Belastungsantwort statt. Der Flexionswinkel bleibt während der gesamten Standphase konstant, die zusätzliche Flexion wird vermutlich durch eine vermehrte Quadrizepsaktivität ausgeglichen. Dafür könnte auch die Tatsache sprechen, dass beim Patienten höhere Flexionswinkel in der Standphase beobachtet wurden, da die ACL-Verletzten eine starke Quadrizepsaktivität meiden. Für eine eindeutige Aussage muss die Untersuchung mit einer höheren Patientenzahl durchgeführt und durch EMG-Messungen begleitet werden.

Beim Gehen mit einem 6° Flexionsanschlag sind erhebliche Einschränkungen bezüglich des Gangbildes zu erkennen. Die Probanden glichen die eingeschränkte Flexion durch Humpeln aus, insbesondere für kleinere Personen war es dabei schwierig, die eingestellte Laufbandgeschwindigkeit zu halten. In Abbildung 56 ist zu erkennen, dass die physiologische Flexion erwartungsgemäß sowohl während der Belastungsantwort als auch während der initialen Schwungphase stark behindert ist. Dabei wird der Anschlag während der Belastungsantwort mit im Durchschnitt 2 Nm belastet, der Maximalwert liegt bei 5 Nm. In der initialen Schwungphase erreichen die Momente im Durchschnitt 5 Nm bei einem Maximalwert von 8 Nm. Selbst bei bewusster Belastung des Anschlags (siehe Anhang A-IVa) wurden nur Werte von 10 Nm erreicht.

Beim Gehen mit einem 30°Flexionsanschlag kann das Knie während der Belastungsantwort physiologisch flektieren. Der Anschlag wird daher nur während der Schwungphase belastet, und die Belastung fällt mit durchschnittlich 2,5 Nm und maximal 4 Nm noch geringer als bei 6° Flexionsanschlag aus. Diese Werte erscheinen angesichts der in der Literatur [68] [125] genannten äußeren Flexionsmomente in der Schwungphase von umgerechnet ca. 20 Nm sehr gering. Es ist zwar möglich, dass diese Reduktion durch muskuläre Ausgleichsmechanismen, z. B. geringere Aktivierung der ischiokruralen Muskulatur, erfolgt. Allerdings sind angesichts der im Kapitel 4.3.1 aufgeführten messtechnischen Limitationen auch Messfehler nicht auszuschließen. Vor allem die Kalibrierung mit dem reinen Biegemoment erscheint als eine mögliche Fehlerquelle, da ein Teil der aufgebrachten Momentenbelastung nicht als Biegung, sondern als Stauchung in den Anschlag eingekoppelt werden kann.

Beim Treppensteigen konnte kein einheitliches Muster erkannt werden, da die Probanden auf unterschiedliche Weise die Bewegungslimitierung ausglichen. Aus diesem Grund wurde die Auswertung auf die maximal auftretenden Momente beschränkt. Die Mittelwerte und Standardabweichungen der maximal auftretenden Momente sind in Tabelle 28 zusammengefasst. Erwartungsgemäß sind bei Flexionsanschlägen die Momente beim Hinabsteigen höher als beim Hinaufsteigen und bei Extensionsanschlägen umgekehrt.

Anschlag	Moment in der Sagittalebene [Nm]			
	Treppe hinauf		Treppe hinab	
	mean	SD	mean	SD
F6	7,1	2,1	9,9	4,0
E20	16,3	6,5	13,5	5,4
F30	7,5	3,0	9,1	3,6
E45	5,5	2,2	5,3	2,7

Tab. 28: Anschlagsmomente beim Treppensteigen.

4.4.5.3 Untersuchungen mit einer instrumentierten Immobilisierungsschiene

Die Probandenstudie erfolgte als Ergänzung zu den Messungen mit instrumentierten Anschlägen, um einerseits den Extremfall einer weitgehenden Immobilisierung zu untersuchen und andererseits die mit Flexionsanschlägen gemessenen und zu gering erscheinenden Momente zu überprüfen. Dazu wurde in Kooperation mit dem Hersteller eine Immobilisierungsorthese mit DMS instrumentiert, die sich durch ihre Konstruktion besonders dazu eignet. Sie besteht aus einer halbflexiblen Kunststoffschale mit Innenpolsterung und Vergurtung sowie einer dorsal angeordneten weitgehend steifen Kunststoff-Stabilsierungsschiene. Verglichen mit üblichen Immobilisierungsschienen (z. B. in Abbildung 8b) mit lateral und medial platzierten Stabilisierungselementen hat diese Anordnung für die Instrumentierung erhebliche Vorteile, da prinzipiell die gesamte Biegebelastung von einer Stabilisierungsschiene aufgenommen wird. Zudem weist die Schiene ein geringes Flächenträgheitsmoment in der Sagittalebene auf, was zu größeren Verformungen und zu größeren DMS-Signalen führt und damit wesentlich bessere messtechnische Voraussetzungen, verglichen mit den instrumentierten Anschlägen, schafft.

Da die Verwendung von DMS auf Polymeren mit Einschränkungen bezüglich der Linearität und der Nullpunktstabilität einhergeht, wurden im Vorfeld der Instrumentierung entsprechende Tests durchgeführt. Dabei wurde eine gute Linearität des Ausgangssignals (R2 = 0,998) und ein für die Dauer der Versuche vernachlässigbarer Kriechfehler festgestellt. Anschließend wurde die Stabilisierungsschiene mit drei DMS-Vollbrücken instrumentiert. Jeweils eine Vollbrücke wurde im Bereich des Oberschenkels, des Unterschenkels sowie am Knie positioniert. Die Innenseite der Schiene ist fertigungsbedingt zur DMS-Applikation ungeeignet, so dass keine Schaltung mit Kompensation der Axialkräfte realisiert werden konnte. Da bereits bei der Messung mit instrumentierten Anschlägen Hinweise auf die Kalibrierung als eine mögliche Fehlerursache vorlagen, werden dadurch sehr hohe Anforderungen an die realitätsnahe Kalibrierung der Sensorik gestellt.

In den ersten Tests zeigten sich darüber hinaus weitere Probleme, die auf die Konstruktion der Orthese und die Krafteinleitung in die Stabilisierungsschiene zurückgehen:

- Die Befestigung der Schiene in der Kunststoffschale ist statisch überbestimmt,
- die Schiene wird nicht auf reine Biegung beansprucht und der Querkraftanteil ist unbekannt,
- unterschiedliche Knick- bzw. Biegelinie der Schiene bei verschiedenen Aktivitäten,
- bei größeren Flexionswinkeln wird ein steigender Anteil der Beanspruchung durch die Kunststoffschale und nicht durch die Schiene übertragen.

Diese Probleme wurden durch eine auf das reine Flexions/Extensionsmoment bezogene Kalibrierung im später beschriebenen Funktionsprüfstand (Kapitel 4.5.1) umgangen. Der Prüfstand wurde durch die Drehung des Beinphantoms in der Transversalebene um 90° angepasst, so dass statt des Varus/Valgus-Moments das Flexions/Extensionsmoment aufgebracht werden konnte (Abbildung 57).

Das ermöglicht die Einleitung von definierten Biegemomenten auf die Gesamtorthese durch die Materialprüfmaschine in realitätsnahen Belastungssituationen und deren Zuordnung zu der Verformung der Stabilisierungsschiene im Rahmen der Kalibrierung. Ob in der Stabilisierungsschiene selbst eine reine Biegung vorliegt, ist bei einer solchen Herangehensweise nicht mehr von Bedeutung. Als Limitation muss jedoch in Kauf genommen werden, dass im Prüfstand nur die Unterschenkelbewegung realisiert ist, und dadurch der Biegelinienverlauf in der Kalibrierung und beim Versuch voneinander abweichen. Dieses Problem könnte auf Grund unterschiedlicher Biegelinien bei verschiedenen Aktivitäten jedoch nur mit unvertretbarem Aufwand gelöst werden. Der entstehende Fehler kann grob aus der Differenz der Signale der DMS-Brücken an unterschiedlichen Applikationsorten abschätzt werden.

Um die Verformungen der Immobilisierungsorthese bewerten zu können, wurden anschließend das obere und das untere Ende der Stabilisierungsschiene mit Absolutwinkelsensoren (siehe Kapitel 4.3.1.3) versehen. Aus der Änderung der Differenz der Ausgangssignale der beiden Sensoren kann auf die Verformung der Schiene geschlossen werden, der Differenzwinkel im entlasteten Zustand (ca. 25°)

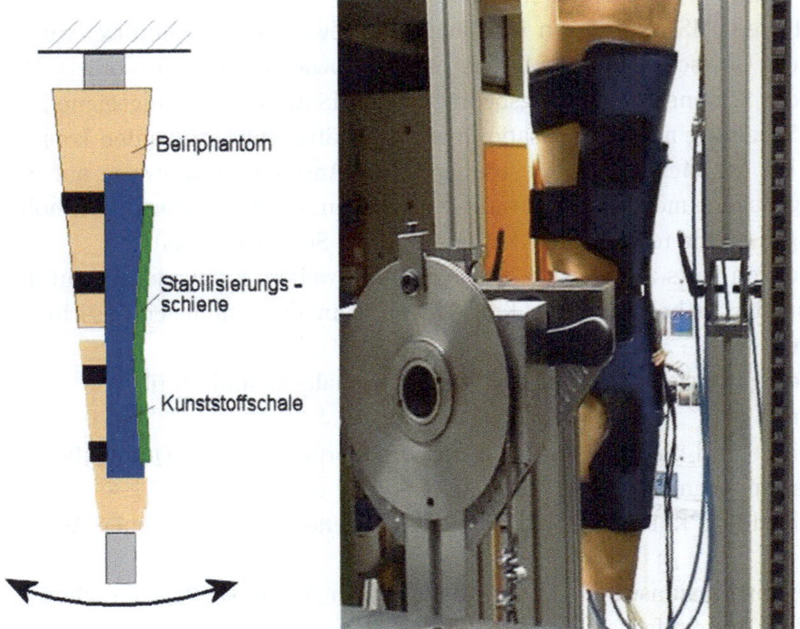

Abb. 57: Schema der Kalibrierung im Funktionsprüfstand.

wird dabei als Nullniveau definiert. Die Stabilisierungsschiene mit angebrachten Sensoren ist in Abbildung 58a dargestellt. Für die Messungen wurden darüber hinaus DMS-Messverstärker MVD2555 (Fa. Hottinger & Baldwin) und eine DAQ-Karte NI6229 (Fa. National Instruments) verwendet.

Die Untersuchungen erfolgten an sechs gesunden Probanden (4 männlich, 2 weiblich, Alter 24–38 Jahre). Vor dem Anlegen wurde der Nullabgleich der Sensorik durchgeführt, anschließend legten die Probanden mit Hilfe des Untersuchungsleiters die instrumentierte Immobilisierungsorthese an. Da nicht ausreichend Eingangskanäle zu Verfügung standen, wurde auf die Gurtkraftüberwachung verzichtet, die Probanden wurden jedoch gebeten, die Gurte so fest wie möglich anzuziehen. Die Probanden führten während der Untersuchung folgende Aktivitäten durch:

- Gehen,
- Stehen belastet,
- Stehen unbelastet,
- einbeiniges Stehen,
- vom Stuhl aufstehen,
- hinsetzen,
- Treppe hinauf steigen,
- Treppe hinab gehen,

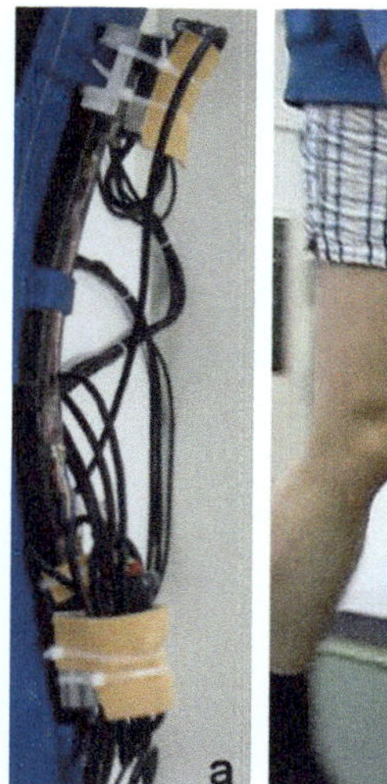

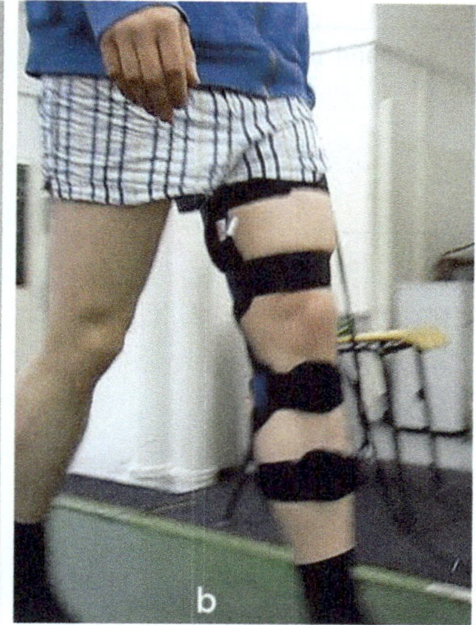

Abb. 58: a) Stabilisierungsschiene mit DMS und Winkelsensoren; b) Proband mit instrumentierter Immobilisierungsorthese auf dem Laufband.

- Springen einbeinig,
- Springen zweibeinig.

Die Untersuchung des Gehens erfolgte auf dem Laufband bei einer Geschwindigkeit von 5 km/h, zur Unterscheidung zwischen Stand- und Schwungphase wurden Fußschalter auf FSR-Basis verwendet. Darüber hinaus wurden die Aktivitäten bei allen Probanden auf Video aufgezeichnet, um eventuelle Unterschiede in den Ausgleichsmechanismen interpretieren zu können.

Die Momentenverläufe und die zugehörigen Biegewinkel sind für die Probanden 1 bis 3 in Abbildung 59 dargestellt, die Messergebnisse der weiteren Probanden sind im Anhang A-Va aufgeführt. Bei der Interpretation der Kurven muss beachtet werden, dass als einheitliches Nullniveau der DMS die entlastete, nicht angelegte Orthese verwendet wird. Je nach Anlegeposition und Gurtkräften wird die Orthese beim Anlegen vorgespannt, so dass vor dem Start der Messung bereits eine Verschiebung des Nullniveaus stattfindet, die bei verschiedenen Probanden unterschiedlich ausfallen kann. Aus diesem Grund ist der Übergang zwischen Flexion und Extension unscharf definiert.

Die Analyse der Videoaufzeichnungen zeigte darüber hinaus, dass das maximale erreichte Flexionsmoment in der Schwungphase stark von der Motivation des Probanden, die Orthese zu belasten, abhängig ist. Während die Probanden 1 und 2 die behinderte Flexion in der Schwungphase durch Humpeln ausglichen, versuchte Proband 3, seinen Laufstil beizubehalten. Die dabei gemessenen Flexionsmomente von bis zu 40 Nm stellen sicher einen „worst case“ dar, der beim üblichen Gebrauch der Orthese kaum auftritt. Da der Einfluss des Laufstils verglichen mit

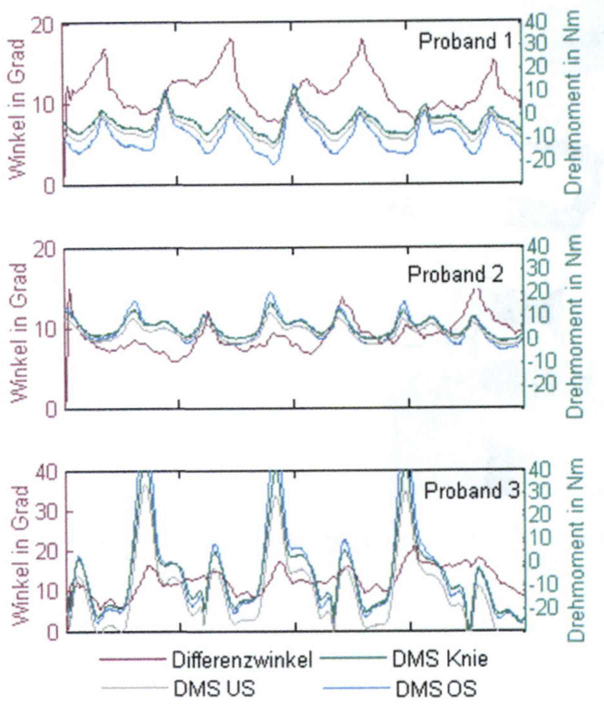

Abb. 59: Gemessene Verläufe der Biegemomente und Winkel beim Gehen (Probanden 1–3).

der Gewichtsbelastung groß ist, erscheint hier eine Gewichtsnormierung des Moments nicht sinnvoll.

Auf Grund des mit steigendem Flexionswinkel zunehmenden Kraftnebenflusses über die Dehnung der Kunststoffschale liegt bei der Momentenbestimmung ein systematischer Fehler vor. Aus diesem Grund wurde die Orthese zur Kontrolle modifiziert, indem die Kunststoffschale im Kniebereich aufgetrennt und die jeweiligen Schalensegmente auf der instrumentierten Schiene mit Schrauben fixiert wurden, so dass das gesamte Biegemoment durch die Stabilisierungsschiene aufgenommen wird. Nach erneuter Kalibrierung im Funktionsprüfstand erfolgte eine Wiederholung der Untersuchung an drei Probanden.

Die erhobenen Messwerte wurden für alle Probanden zu einem normierten Gangzyklus zusammengefasst und gemittelt (Abbildung 60). Dabei ist zu beachten, dass ausschließlich charakteristische Extremwerte erfasst wurden und der Kurvenverlauf interpoliert ist. Die Zuordnung der Extremwerte zu den Phasen des Gangzyklus erfolgte an Hand des Fußschalters. Es zeigte sich, dass das maximale Flexionsmoment in der Schwungphase und das maximale Extensionsmoment in der terminalen Standphase erreicht wird. Prinzipiell entspricht der Verlauf der Kurve der Messung mit dem instrumentierten 6°-Flexionsanschlag, die Unterschiede in den absoluten Werten der erreichten Flexionsmomente sind höchstwahrscheinlich

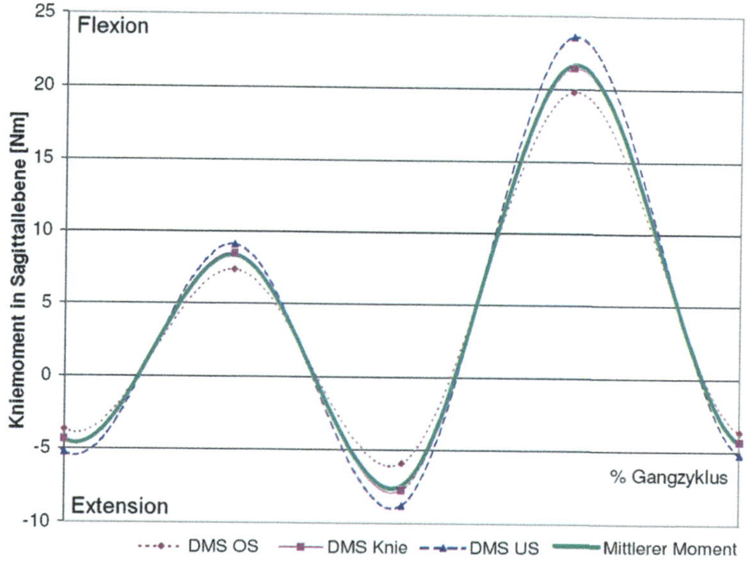

Abb. 60: Mittlerer Verlauf der Kniemomente in der Sagittalebene beim Tragen einer Immobilisationsorthese.

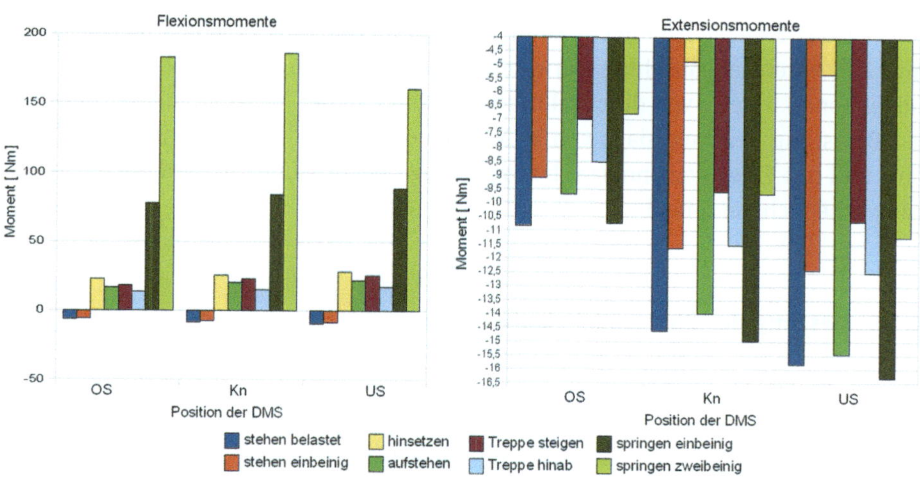

Abb. 61: Maximale auftretende Flexions- und Extensionsmomente bei untersuchten Aktivitäten.

auf die unterschiedliche Kalibrierung zurückzuführen und bestätigen die Vermutung eines kalibrationsbedingten Fehlers bei instrumentierten Anschlägen.

Die bei den weiteren untersuchten Aktivitäten auftretenden maximalen Flexions- und Extensionsmomente sind in Abbildung 61 dargestellt.

Erwartungsgemäß ist hier die Abweichung der Ergebnisse der einzelnen DMS-Positionen voneinander größer, die höchste Abweichung liegt im Bereich CV = 0,2.

Beim Stehen findet eine reine Extensionsbelastung statt, was auf die Form der Schiene, die keine vollständige Extension gestattet (siehe Abbildung 58a), zurückzuführen ist. Die höchsten Flexionsmomente wurden beim Springen festgestellt. Überraschend ist, dass die Werte beim Landen auf zwei Beinen erheblich höher waren als beim einbeinigen Springen. Die Analyse der Videoaufzeichnungen zeigte jedoch, dass die einbeinigen Sprünge von dem Probanden sehr vorsichtig und kontrolliert ausgeführt wurden.

4.4.5.4 Schlussfolgerungen

Bei den Untersuchungen wurden die für verschiedene Arten der Bewegungseinschränkung beim Tragen einer Knieorthese typischen Winkel- und Momentenverläufe erfasst und damit die notwendigen Informationen für die Modellierung der Betriebsfestigkeitsprüfung gewonnen.

Als Richtgröße für das Flexionsmoment ergibt sich aus der Messung mit der Immobilisationsorthese ein Wert von 20 Nm an. Das von Kirkley [125] und Eng et al. [68] angegebene gewichtsnormierte Knieflexionsmoment in der terminalen Schwungphase von ca. 0,2 Nm/kg kann näherungsweise mit Hilfe des mittleren Probandengewichts umgerechnet werden und entspricht etwa 15,5 Nm. Der Unterschied ist auf die künstliche Begrenzung des Kniewinkels durch die Orthese und die daraus resultierende Veränderung des normalen Gangmusters zurückzuführen.

Für das Extensionsmoment kann als „worst case“ das Ergebnis der Messung mit 20° Extensionsanschlag verwendet werden. Dabei wurden beim initialen Bodenkontakt Werte von durchschnittlich 15 Nm, bei der Messung mit der bewussten Belastung des Anschlags von 20 Nm gemessen. Da das aufzubringende Flexions- und das Extensionsmoment betragsmäßig übereinstimmen, wird die Modellierung erheblich vereinfacht.

4.4.6 Messung der Oberschenkelaufweitung

Eine realitätsnahe Modellierung der Kraftübertragung zwischen Orthese und Bein muss die flexionsabhängigen Veränderungen des Beinquerschnitts auf Grund der Weichteilverschiebungen sowie der Änderung der Muskelquerschnitte berücksichtigen. Die verwertbaren Erkenntnisse im Schrifttum sind begrenzt – trotz einer umfangreichen Recherche konnten nur wenige Veröffentlichungen gefunden werden. Kuehnegger [132] gibt die Veränderungen der Bein-umfänge in Form einer Grafik an, ohne nähere Angaben zur deren Entstehung zu machen. Böckelmann und Speth [31] zitieren die Ergebnisse von Kuehnegger und sprechen in diesem Zusammenhang von einer „empirischen Untersuchung“ an 110 Probanden, ohne die Untersuchungsmethodik zu beschreiben. Um die Verwertbarkeit dieser Werte zu überprüfen, wurde ein Versuch mit Hilfe des offenen Niederfeld-MR-Tomograph G-Scan (Fa. Esaote) durchgeführt.

Die Untersuchuchungsmethodik ähnelt der im Kapitel 57 beschriebenen Herangehensweise. Die Untersuchung erfolgte im Stehen, um die Aufnahmen unter physiologischer Last zu erhalten. Einige der im Kapitel 57 angesprochenen Optimierungsmöglichkeiten konnten zum Zeitpunkt der Untersuchung bereits umgesetzt werden. So wurde die Lastverteilung mit Hilfe einer MR-kompatiblen Waage und die Einhaltung der Kniewinkel mit einem orthopädischen Winkelmessgerät kontrolliert. Die Positionierung der Spule erfolgte an der in früheren Untersuchungen (siehe Kapitel 4.4.4) festgelegten Stelle 19 cm oberhalb des Kniespalts. Um später die Position der Spule in den MR-Aufnahmen identifizieren zu können, wurden an dieser Stelle Adalat-Marker mit einem Klebebandstreifen befestigt. Die MR-Aufnahmen erfolgten in der Transversalebene mit einer 2D-Spinecho-Sequenz, es wurden die Flexionsstellungen von 0°, 20°, 35°, 50° und 70° untersucht. Die maximale Flexion von 70° ist durch die Position der Spule am Oberschenkel und die Höhe der Spulenbefestigung im MR-Tomographen limitiert.

Die Versuchsauswertung erfolgte durch Zuordnung der Transversalaufnahmen zum jeweiligen Flexionswinkel, Segmentierung und farbliche Markierung der einzelnen Muskeln bzw. der Beinkontur und anschließender Berechnung der Flächeninhalte. Bei der Flächenberechnung wurde zunächst die Anzahl der farblichen Pixel in der Aufnahme mit Hilfe eines Grafikprogramms bestimmt. Anschließend wurde die Fläche über die bekannte Auflösung der DICOM-Bilder berechnet. Da durch die limitierte Verfügbarkeit des MR-Tomographen nur eine Probandin (24 Jahre, 1,75 m groß, 65 kg schwer) untersucht werden konnte, wurde auf Grund der fehlenden statistischen Absicherung die zunächst angedachte Bestimmung der Fläche der Einzelmuskeln, wie in Abbildung 62a noch vorgenommen, verzichtet. Es zeigte sich darüber hinaus, dass im Bereich der Spule die Weichteilverschiebung stark behindert wurde, zum einen durch das Klebeband zur Markerbefestigung und zum anderen durch die Schaumstoffpolster zur Beinfixierung. Daher wurde beschlossen, primär die außerhalb der Spule liegenden Randschichten (jeweils in 6 cm und 31 cm Entfernung vom Kniespalt) auszuwerten. Die Ergebnisse des Versuchs sind in Abbildung 62b dargestellt. Es zeigte sich eine Querschnittszunahme von 7,8 % in 31 cm Entfernung vom Kniespalt und eine Querschnittszunahme von 3,2 % in 6 cm Entfernung vom Kniespalt.

Rechnet man zu Vergleichszwecken die von Kuehnegger angegebene femorale Höhe mit Hilfe der Durchschnittsmaße nach DIN 33402-2:2005 [60] in den Kniespalt-Abstand um, so entsprechen 6 cm und 31 cm Entfernung vom Kniespalt in etwa 13 % und 66 % femoraler Höhe. Dadurch können der Veröffentlichung [132] die Vergleichswerte entnommen und unter vereinfachender Annahme eines kreisrunden Querschnitts umgerechnet werden. Wie in Abbildung 62b dargestellt, zeichnet sich eine gute Übereinstimmung für den Flexionsbereich 0° bis 20° ab, bei höheren Flexionswerten ist die Querschnittszunahme nach Kuehnegger wesentlich höher. Für die Entfernung 31 cm vom Kniespalt konnte auf Grund fehlender Angaben in Veröffentlichung [132] kein Vergleich durchgeführt werden.

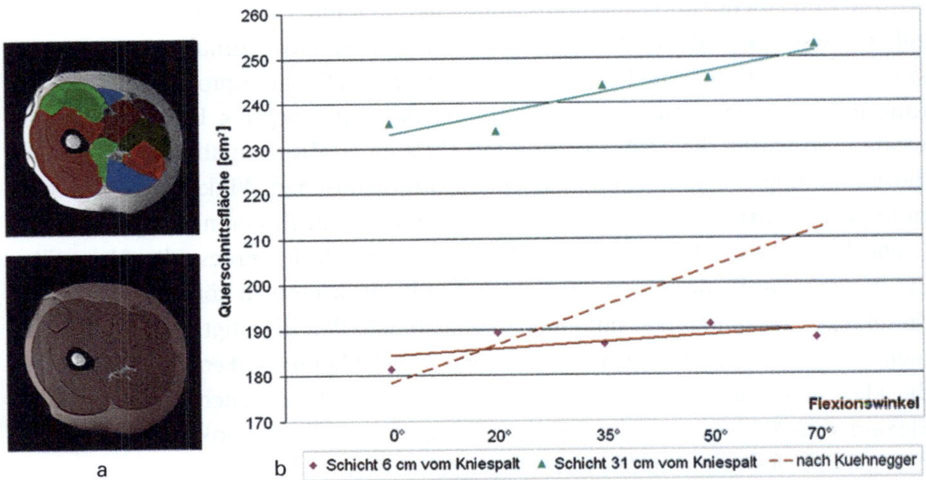

Abb. 62: a) Segmentierung der Einzelmuskeln bzw. der Beinkontur in transversalen MR-Aufnahmen; b) Veränderung der Querschnittsfläche des Oberschenkels bei zunehmender Flexion.

Bezogen auf die Modellierung bedeutet das, dass die Werte für die im Rahmen der Funktionsprüfung voraussichtlich abzubildenden Flexionsgrade (0°–20°) verwendet werden können, während für die höheren Flexionsgrade bei Betriebsfestigkeitsprüfung nach einem anderen Ansatz gesucht werden muss. Eine der Möglichkeiten besteht darin, die Aufweitung kraftgesteuert mit Kontrolle der Gurtkraft aufzubringen.

4.5 Konzeption und Ausführung der Prüftechnik

Nachdem im Rahmen der experimentellen Untersuchungen (Kapitel 4.4) die unklaren Modellierungsparameter quantifiziert wurden, kann auf Basis der bei der Beurteilung der Prüfbarkeit getroffenen Vorfestlegungen (Kapitel 4.2) die Modellierung der zu prüfenden Wechselwirkungen erfolgen. Es handelt sich genau genommen um drei voneinander unabhängige Prüfverfahren, so dass eine detaillierte Darstellung der einzelnen Schritte der analytischen und konstruktiven Modellierung im Rahmen dieser Arbeit nur eingeschränkt möglich ist. Da in dieser Arbeit die Vollständigkeit der Methodendarstellung verglichen mit inhaltlichen Festlegungen von untergeordneter Bedeutung ist, wird auf eine starre Trennung zwischen der analytischen Modellierung und der prüftechnischen Umsetzung verzichtet. Die Darstellung soll daher für jedes einzelne Prüfverfahren unabhängig erfolgen.

Darüber hinaus werden die erst nach der Erprobung der Prüfstände im Rahmen der Optimierungsphase vorgenommenen Modifikationen bereits hier beschrieben, da eine detaillierte Darstellung den Rahmen dieser Arbeit sprengen würde.

4.5.1 Indikationsbezogene Prüfung

Bei der Konzeption der Prüftechnik zur indikationsbezogenen Funktionsprüfung muss unterschieden werden zwischen der indikationsabhängigen Simulation der pathologischen Kniegelenkkinematik (Bewegungssimulation) und einer Nachbildung der Muskel/Weichteildeckung (Beinmodell) zur Modellierung der Kraftübertragung zwischen Orthese und Bein.

Bei der Entwicklung des Beinmodells müssen die in Kapitel 4.1.1 festgelegten Anforderungen an ein valides Modell der Kraftübertragung zwischen Bein und Orthese berücksichtigt werden, die Umsetzung ist jedoch weitgehend unproblematisch.

Eine valide Simulation der indikationsabhängigen pathologischen Kniegelenkkinematik im Rahmen einer Laborprüfung ist dagegen heute kaum realisierbar. Ausschlaggebend dafür sind weniger die technischen Möglichkeiten, sondern der aktuelle Erkenntnisstand. Die Realisierung der 3D-Kinematik wäre z. B. mit Hilfe eines Industrieroboters oder eines Hexapods mit entsprechender Regelung sehr gut möglich. Für die Modellierung fehlen jedoch genaue Kenntnisse über den 3D-Verlauf der Rotationsachsen bei verschiedenen Indikationen und die entsprechenden Kräfte und Momente im Kniegelenk. Wie in Kapitel 4.1.2 dargestellt, liegt derzeit nicht einmal für die „physiologische" Kniebewegung ein allgemein gültiges Modell vor. Im Falle einer pathologischen Kniebewegung kommt eine weitere Veränderung der Kniekinematik hinzu, die von der Art und dem Ausmaß der Instabilität bzw. des Funktionsdefizites abhängig ist. Aufgrund der hohen intraindividuellen Variabilität ist es zudem fraglich, in wie weit die Übereinstimmung mit einer „Standardkinematik" auf den individuellen Verlauf beim konkreten Patienten übertragen werden kann.

Eine Alternative zur vollständigen Modellierung der Kniekinematik besteht darin, die durch die Orthese zu beeinflussenden Bewegungsrichtungen (anteroposteriore Translation, Innen-/Außenrotation, Varus/Valgus) isoliert zu betrachten. Diese Herangehensweise lässt sich in hohem Maße standardisieren und ist gut mit der aus der Analyse der bisherigen Systeme (Kapitel 3.3.2) resultierenden Umsetzung des „Black-box"-Prinzips beim Beinmodell kombinierbar. Nachteilig ist dabei jedoch, dass die Wirkung von kombinierten Belastungen, wie sie z. B. bei Sportverletzungen auftreten, nicht oder nur unzureichend bewertet werden kann. Aus diesem Grund ist dieser Ansatz vorrangig zur Bewertung von funktionellen Knieorthesen geeignet.

Das gewählte Gesamtkonzept der indikationsbezogenen Prüfung von Knieorthesen besteht daher in der statischen Simulation einer oder mehrerer kritischer Phasen eines in der Realität messtechnisch erfassten dynamischen Vorgangs. Orientiert man sich an einer Aktivität, lassen sich aus den Ergebnissen der durchgeführten klinischen Messungen bzw. aus der Literatur die Randbedingungen (relevante Belastungsrichtungen, Muskelanspannung, Gurtkräfte, kritische Flexionswinkel etc.) ableiten.

4.5.1.1 Beinmodell

Anforderungen an das Beinmodell

Die Aufgabe des Beinmodells ist es, durch die Nachbildung der Muskel/Weichteildeckung eine definierte, reproduzierbare und gleichzeitig realitätsnahe Kraftübertragung zwischen der zu prüfenden Orthese und der Belastungsvorrichtung zu ermöglichen. Die wesentlichen Anforderungen an das Beinmodell sind in Tabelle 29 zusammengefasst.

Anforderung	F/W
Geometrie	
Außenform und Muskelverläufe entsprechend der menschlichen Morphologie	F
Trennung von Ober- und Unterschenkel ohne Kniegelenknachbildung (black-box)	F
Nachbau der wesentlichen Beinmuskeln	W
Umfang der Flexion: 0°–60°	W
Mechanische Kennwerte	
Bein-Compliance geregelt im Bereich 0,3 mm/N (kontrahiert) – 0,7 mm/N (relaxiert)	F
Reibungskoeffizient des Hautersatzmaterials: 0,6 … 0,8	F
Aufweitung des Oberschenkels um 5–15 % (je nach Flexionsgrad)	W
dynamische Regelung der Muskelgruppen entsprechend dem Gangzyklus	W
Anwendung	
adaptierbar in Prüfvorrichtung	F
Aufbau und Handhabung durch eine Person	W

Tab. 29: Wesentliche Anforderungen an das Beinmodell.

Es wurde angestrebt, ein Beinmodell zu entwickeln, das prinzipiell auch im Rahmen der Bewegungssimulationen verwendet werden kann, falls in der Zukunft neue Erkenntnisse bezüglich der pathologischen Kniekinematik verfügbar sein sollten. Aus diesem Grund sollte eine Regelung aufgebaut werden, die die Aufweitung und die Verhärtung des Beins synchronisiert zum simulierten Gangzyklus ermöglicht. Der festgelegte Umfang der Flexion stellt einen Kompromiss zwischen dem Wunsch, den gesamten Bereich der Knieflexion abzubilden, und dem systematischen Nachteil aller „black-box"-Systeme – dem mit zunehmender Flexion größer werdenden Kniespalt und der damit verbundenen fehlenden Abstützung im kondylären Bereich, dar. Der maximale Flexionswinkel orientiert sich dabei an dem in der klinischen Untersuchung (Kapitel 4.4.3) maximal gemessenen Kniewinkel beim Gehen in der Ebene von 53,3° ± 5,1°.

Die Quantifizierung der Anforderungen an die mechanischen Kennwerte erfolgte basierend auf Ergebnissen vorangegangener eigener Untersuchungen sowie einer Analyse der Literatur. Die Festlegung der Oberschenkel-Aufweitung wurde an Hand der in Kapitel 4.4.6 beschriebenen MRT-Untersuchung und der

Arbeit von Kuehnegger [132] vorgenommen. Der Reibungskoeffizient des Hautersatzmaterials wurde anhand der Untersuchung von Diesing [57], der mit einem Scherspannungssensor Messungen des Reibungskoeffizienten zwischen Haut und Hilfsmittel durchführte, festgelegt. Der dabei ermittelte Reibungskoeffizient der trockenen menschlichen Haut auf Baumwollgewebe lag bei 0,6 bis 0,8.

Die Festlegung der abzubildenden Compliance erfolgte an Hand einer Literaturrecherche. Bei bisherigen Beinmodellen zur Orthesenprüfung wurde die Nachbildung der Compliance nur in den Studien von Liu et. al. [139] und Erickson et al. [70] explizit berücksichtigt. Erickson et al. [70] beziehen sich dabei auf nicht publizierte interne Untersuchungen an 10 Probanden bei kontrahierter Muskulatur. Liu et al. [139] beschreiben eine Untersuchung an 30 Probanden (15 männlich, 15 weiblich), die in drei gleiche Gruppen (sitzend tätig, Freizeitsportler, Wettkampfsportler) eingeteilt wurden. Die Messungen erfolgten am Oberschenkel 7 cm über dem Kniespalt bei relaxierter und bei kontrahierter Muskulatur. Eingesetzt wurde ein speziell konstruiertes Messgerät, das aus einem Kraftsensor und einem Differential-Wegmesser bestand. Der Druck wurde über einen zylindrischen Indentor (∅ = 1,22 cm) aufgebracht.

Die Ergebnisse von Liu und Erikson werden durch die Arbeit von Hartung et al. [96] prinzipiell bestätigt. Sie untersuchten die Compliance des Oberschenkels zwecks numerischer Modellierung mit Hilfe eines „Forschungsstuhls“, der im Sitzbereich aus 49 Stößeln mit integrierter Druck- und Wegmessung bestand [96]. Im Rahmen der Untersuchung wurden auch Messungen mit einem Stößel bei komprimierter und relaxierter Muskulatur vorgenommen, die am ehesten mit der Methodik anderer Untersuchungen vergleichbar ist. Die Ergebnisse weisen gute Übereinstimmung mit den Werten von Liu und Erikson auf.

Eine Zusammenfassung der Ergebnisse bisheriger Untersuchungen zeigt Tabelle 30.

Untersuchung	**Personengruppe**	**n**	**Compliance [mm/N]**	
			entspannt	**kontrahiert**
Liu et al. [139]	sitzend tätige Personen	10 (5m, 5f)	0,71 ± 0,10	0,50 ± 0,09
	Freizeitsportler	10 (5m, 5f)	0,65 ± 0,09	0,36 ± 0,05
	Wettkampfsportler	10 (5m, 5f)	0,59 ± 0,04	0,31 ± 0,01
Erickson et al. [70]	nicht definiert	10	–	0,311 ± 0,11
Hartung et. al [96]	nicht definiert	1	ca. 0,66	ca. 0,39

Tab. 30: Ergebnisse der Compliance-Untersuchungen am Oberschenkel.

Auf Basis dieser Werte kann eine Festlegung der Compliance des Beinphantoms vorgenommen werden. Über die Verteilung der Compliance am Oberschenkel liegen nur rudimentäre Informationen vor. Die Untersuchung von Hartung et al. [96] gibt zwar die Werte für die Verteilung über die Zeilen und Spalten an, ihre Interpretation ist jedoch auf Grund der geringen Probandenzahl und erheblicher interindividueller Streuung nur eingeschränkt möglich. Es wird daher vereinfachend eine weitgehend homogene Compliance über den Umlauf des Oberschenkels angenommen.

Aufbau des Beinmodells

Der Aufbau des entwickelten Beinmodells ist in Abbildung 63 dargestellt. Die Außenform des Beines sowie die Geometrien und der Verlauf der Beinmuskeln basieren auf den Bilddaten des Visible-Human-Projektes [259]. Dazu wurden die transversalen Gefrierschnitte des männlichen Visible-Human-Datensatzes (Abbildung 63a) in 1-cm-Schritten extrahiert und die Konturen der Außenform sowie der Muskeln auf 1 cm dicke Kunststoffplatten übertragen. Die Platten wurden entsprechend der Konturen zugeschnitten und dann jeweils übereinander gesetzt (Abbildung 63b). An die so entstandenen festen Modelle der Außenform und der Muskeln wurden zur Erstellung flexibler Hüllen 2 mm starke Schaumstoffmatten thermoplastisch angeformt (Abbildung 63d).

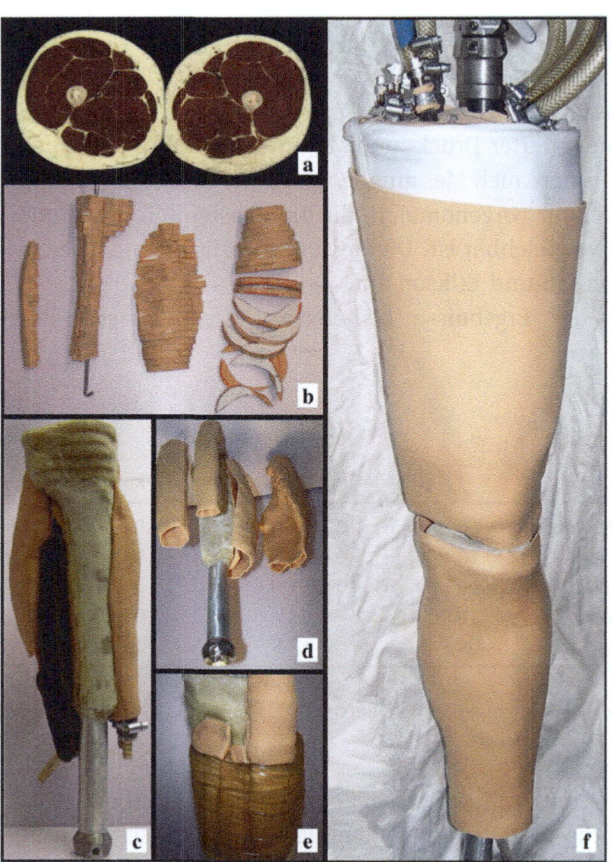

Abb. 63: Entstehung und Aufbau des Beinmodells.

Die knöchernen Bereiche Tibia/Fibula und Femur wurden mit PU-Hartschaum nachgebildet (Abbildung 63c, d). In diesen verläuft jeweils ein Prothesen-Rohradapter aus Aluminium zur externen Fixierung von Ober- und Unterschenkel. Die Muskel-Hüllen wurden entsprechend ihrer anatomischen Lage mit dem jeweiligen Knochenteil von Ober- bzw. Unterschenkel verklebt. Eine Übersicht der modellierten anatomischen Strukturen gibt Tabelle 31.

Oberschenkel	**Unterschenkel**
Mm. vastii	Mm. gastrocnemii
M. adductor longus	Mm. fibulares
M. adductor magnus + M. adductor brevis	M. tibialis anterior + M. ext. digit. longus
M. semimembranosus + M. semitendinosus	M. soleus + M. popliteus
M. biceps femoris	Tibia + Fibula
M. sartorius	
M. rectus femoris	
Femur	

Tab. 31: Modellierte Muskeln und Knochen.

In den Muskel-Hüllen befinden sich Druckschläuche (Abbildung 63c), die die Verhärtung und Aufweitung der Muskeln bei Aktivität mittels Druckluft nachbilden. Die pneumatische Variante wurde der hydraulischen auf Grund des erforderlichen Dichtaufwandes vorgezogen, da geringe Mengen ausströmender Luft unproblematisch sind.

Als Weichgewebe-Nachbildung wird das Akton-Gelpolymer (Fa. Action Products) verwendet (Abbildung 63e), das bereits in der Vergangenheit zur Modellierung des Sakralbereichs [57] eingesetzt wurde. Laut Herstellerangaben weist es ähnliche Eigenschaften wie das menschliche Weichgewebe auf, die Testmessungen ergaben eine Compliance von C = 0,93 mm/N. Da die Anforderungsliste jedoch die Compliance für das gesamte Bein vorgibt, mussten weitere Untersuchungen in Kombination mit Muskelmodellen durchgeführt werden, in denen die Erreichbarkeit der geforderten Compliance-Werte belegt wurde.

Die Außenhaut des Beinphantoms besteht aus einer zwei mm starken Schicht des Kunststoffs Pedilin (Fa. Otto Bock Healthcare), das nach Diesing [57] die Reibungseigenschaften der trockenen menschlichen Haut aufweist.

Die Regelung der Fülldrücke der einzelnen Muskelgruppen erfolgt pneumatisch mit Hilfe von Stellventilen. Dazu wurden die modellierten Einzelmuskeln entsprechend ihrer Aktivierung im Gangzyklus zu sechs Muskelgruppen zusammengefasst. Bei der Wahl des Reglers stand der Kostenfaktor im Vordergrund. Da das Prüfkonzept keine Bewegungssimulation vorsieht, kann hier ein langsamerer Software-basierter Festwertregler eingesetzt werden (Abbildung 64). Der im Inneren des Muskels befindliche Drucksensor misst den Fülldruck und gibt den Wert

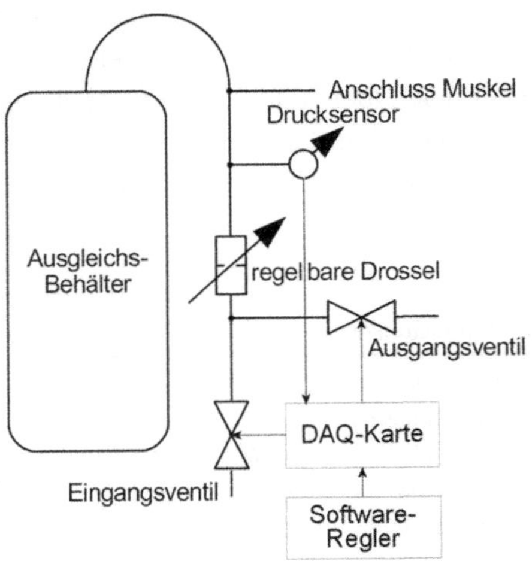

Abb. 64: Regelung einer Muskelgruppe.

über die DAQ-Karte (NI DAQPad-6016, Fa. National Instruments) als Regelgröße aus, die anschließend im Regler mit dem eingestellten Sollwert verglichen wird. Die Ausgabe der generierten Stellgröße an die Stellglieder (Schaltventile) erfolgt über die DAQ-Karte. Das Eingangsventil verbindet die Druckluftversorgung mit dem Muskel und unterscheidet die beiden Schaltzustände „Druck erhöhen" (Ventil geöffnet) und „Druck halten" (Ventil geschlossen). Das Ausgangsventil verbindet den Muskel mit der Umgebungsluft und unterscheidet die beiden Schaltzustände „Druck verringern" (Ventil geöffnet) und „Druck halten" (Ventil geschlossen). Die Verwendung von kostengünstigen Stellventilen hat jedoch den Nachteil, dass es bei höherer Druckdifferenz zwangsweise zu Druckstößen kommt. Diese verhindern, dass bei Muskelgruppen mit kleinem Volumen der Innendruck fein genug eingestellt werden kann. Aus diesem Grund wird jede Muskelgruppe um einen Ausgleichsbehälter erweitert, um die entstehenden Druckstöße abzufangen. Zusätzlich wird bei jeder Muskelgruppe eine regelbare Drossel eingebaut, um den Volumenstrom an die unterschiedlichen Volumina der Muskelgruppen anpassen zu können.

4.5.1.2 Belastungsvorrichtung

Anforderungen

Die Aufgabe der Belastungsvorrichtung besteht darin, in festgelegten isolierten Bewegungsrichtungen definierte Belastungen weggesteuert bzw. kraftgesteuert auf die Orthese aufzubringen und dabei entstehende Kräfte bzw. Momente sowie Wege bzw. Winkel zu messen und zu speichern. Die entsprechende allgemeine Funktionsstruktur ist in Abbildung 65 dargestellt.

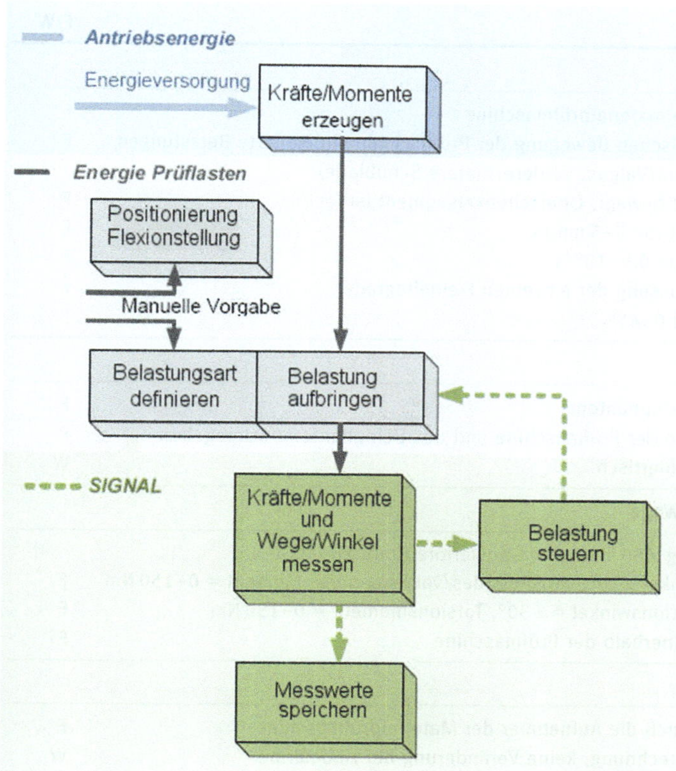

Abb. 65: Allgemeine Funktionsstruktur der Belastungsvorrichtung.

Es ist prinzipiell möglich, die Sensorik der Antriebssteuerung von der Mess-Sensorik zu trennen, wie das beim BASiS-Prüfstand (siehe Kapitel 3.3.2.3) umgesetzt wurde, jedoch zu Lasten der Vergleichbarkeit der Ergebnisse. Zudem ist eine konstruktive Realisierung aller Funktionen mit einer für den Prüfzweck ausreichenden Genauigkeit nicht im Rahmen des Forschungsprojektes zu finanzieren. Eine alternative Möglichkeit bietet die Verwendung einer vorhandenen Universalmaterialprüfmaschine, die in ihrer Konstruktion die Unterfunktionen „Kräfte erzeugen", „Kräfte und Wege messen", „Messwerte speichern" und „Belastungen steuern" bereits realisiert.

Die Materialprüfmaschine Z010 (Fa. Zwick/Roell) ist eine einachsige statische Prüfmaschine für Funktionsuntersuchungen an Bauteilen und für einfache Materialprüfungen. Sie besteht aus einem Lastrahmen, in dem sich eine Traverse translatorisch bewegt und an der eine Kraftmessdose mit einem Messbereich bis zu 10 kN angebracht ist. Die zu prüfenden Proben werden zwischen den Rahmen und die Traverse gespannt und kraft- oder weggesteuert auf Zug bzw. Druck belastet. Die Steuerung der Materialprüfmaschine und das Auslesen der Messdaten erfolgt mit einem an die Materialprüfmaschine angeschlossenen PC und der Prüfsoftware

Anforderung	F/W
Kinematik	
Antrieb durch eine Universalmaterialprüfmaschine	F
Umwandlung der translatorischen Bewegung der Prüfmaschine in isolierte Belastungen (Innen-/Außenrotation, Varus/Valgus, vordere/hintere Schublade)	F
Unterschenkelsegment wird bewegt, Oberschenkelsegment ist fest	F
Prüfgeschwindigkeit Translation 2–5 mm/s	F
Prüfgeschwindigkeit Rotation 0,5–10°/s	F
keine gegenseitige Beeinflussung der einzelnen Freiheitsgrade	F
Voreinstellung Flexionsgrad 0–45°	F
Geometrie	
vertikale Anordnung des Beinphantoms	F
Einbauraum durch die Maße der Prüfmaschine und des Beinphantoms vorgegeben	F
Montage auf einem Positioniertisch	W
Kräfte, Momente, Winkel, Wege	
Schublade: Translationsweg ± 50 mm, anteroposteriore Kraft 0 N–1000 N	
Varus/Valgus: Rotationswinkel ± 15°, varisierendes/valgisierendes Moment = 0–150 Nm	F
Innen/Außenrotation: Rotationswinkel = ± 30°, Torsionsmoment = 0–150 Nm	F
geschlossener Kraftfluss innerhalb der Prüfmaschine	F
Signale	
Kraft- und Wegmessung durch die Aufnehmer der Materialprüfmaschine	F
einfache Kraft-Moment-Umrechnung, keine Veränderung der Hebelarme	W
reproduzierbare Positionierung der Orthese durch optische oder mechanische Vorgaben	F
Anzeige des eingestellten Flexionswinkels	W
weitere Anforderungen	
einfaches Wechsel zwischen einzelnen Belastungen	W
Bedienung durch eine Person	W
Einfacher Anschluss an die Materialprüfmaschine	W
wartungsarm	W
transportabel	W

Tab. 32: Anforderungsliste für die Belastungsvorrichtung.

testXpert. Die Genauigkeit der Kraftmessung entspricht der Klasse 0,5 nach DIN EN ISO 7500/1, die Genauigkeit der Wegmessung der Klasse 0,5 nach DIN EN ISO 9513. Die Messtechnik wird in regelmäßigen Abständen durch das DKD-akkreditierte ISO 17025:2005 konforme Kalibrierlaboratorium der Fa. Zwick-Roell (Register-Nr. DKD-K-13201) kalibriert.

Setzt man die Integration der Materialprüfmaschine voraus, ergeben sich für die Belastungsvorrichtung die in Tabelle 32 zusammengefassten Anforderungen.

Die Höhe der maximalen Belastungen sowie die dazu gehörenden Translationswege bzw. Rotationswinkel sollen bewusst höher als in der Realität beim Gehen realisiert werden, um einerseits den Bewertungsbereich zu spreizen und dadurch die Trennschärfe des Verfahrens zu erhöhen und andererseits in der Zukunft auch hohe z. B. sportartspezifische Belastungen prüfen zu können.

Der vorgegebene maximale Flexionsgrad von 60° entspricht den Anforderungen an das Beinphantom und stellt einen Kompromiss zwischen dem Wunsch, den gesamten Flexionsbereich abzubilden und dem systematischen Nachteil aller „black-box“-Beinmodelle, die mit zunehmendem Flexionsgrad einen immer größer werdenden ventralen Spalt aufweisen, dar, wodurch die Abstützung im kondylären Bereich verloren geht.

Aufbau der Belastungsvorrichtung

Durch die Verwendung der Materialprüfmaschine muss die Hauptfunktion „Belastung aufbringen“ in mehrere Nebenfunktionen aufgeteilt werden. Dazu gehören vor allem die Funktionen:

- Translation in Rotation wandeln (für Varus/Valgus und Innen-/Außenrotation),
- Bewegung führen,
- nicht freigegebene Bewegungen sperren.

Zur Wandlung der Translation in Rotation wurde auf Grund der geringen Fertigungskosten und der konstanten mathematischen Beziehung zwischen Vorschubkraft und Drehmoment ein Seiltrieb ausgewählt. Durch eine Konstruktion mit einem umlaufenden Seil lassen sich zudem alle erforderlichen Bewegungen realisieren. Die begrenzte Lebensdauer eines Seils ist für die Zwecke der Funktionsprüfung ausreichend. Weitere Nachteile dieser Lösungsvariante wie der Einfluss der Seildehnung und höhere Reibungsverluste können durch entsprechende Verfahrensschritte (z. B. Nullabgleich) kompensiert werden. Das Rutschen des Seils auf den Scheiben wird durch einen Klemmmechanismus verhindert.

Die entsprechende Realisierung ist in Abbildung 66a dargestellt. Die Materialprüfmaschine wird mit einem Adapter an das Seil im Bereich des Seilspanners (1), über den die Vorspannung des Seils eingestellt wird, an den umlaufenden Seilzug angeschlossen. Die Bewegung des Seils wird auf die jeweiligen Antriebsscheiben übertragen und führt zu einer Bewegung des Unterschenkelsegments. Die Erzeugung der anteroposterioren Translation erfolgt über zwei Antriebsscheiben (2) und eine Linearführung (3), die Sperrung wird mit einem Feststellhebel (4) realisiert. Die Varus-Valgus-Bewegung des drehbar gelagerten Auslegers (5) wird ausgelöst, indem die mit der Antriebsscheibe (6) fest verbundene Hohlwelle (7), die gleitend auf der Innenwelle (8) des Auslegers gelagert ist, mit dieser verschraubt (9) wird. Die Sperrung der Bewegung erfolgt zusätzlich zur Lösung der Schraubenverbindung über eine lösbare Sattelklemme (10). Die Innen-/Außenrotation wird eingeleitet, indem eine lösbare Klemmverbindung zwischen der entsprechenden Antriebs-

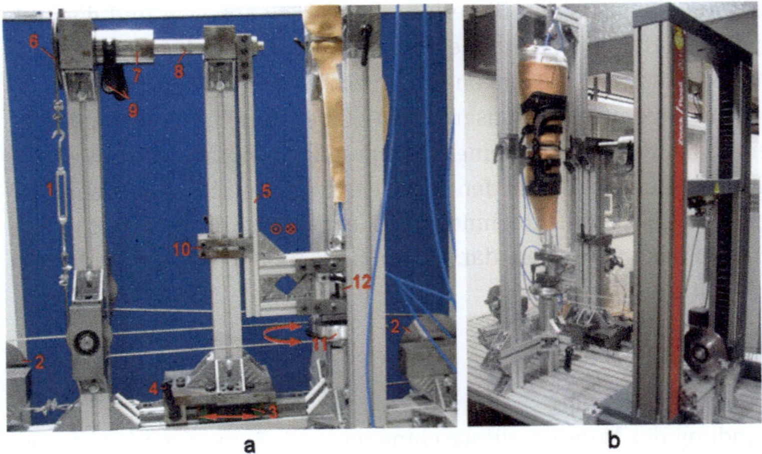

Abb. 66: a) Umwandlung der Translation der Prüfmaschine in isolierte Belastungen; b) Gesamtansicht des entstandenen Prüfstandes mit angelegter Orthese.

scheibe (11) und einer spielfrei gelagerten Welle (12) erfolgt. Für jede isolierte Bewegung wird jeweils der zugehörige Freiheitsgrad freigegeben, die anderen sind mechanisch blockiert.

Die Segmente des Beinphantoms werden durch je einen aus der Beinprtohetik stammenden Pyramidenadapter mit der Belastungsvorrichtung verbunden. Das Unterschenkelsegment verfügt über einen drehbaren Schaftadapter, der eine Anpassung seiner Rotationsstellung erlaubt. Die Position des Oberschenkels kann hinsichtlich der Entfernung zum Kniespalt bzw. Tibiaplato sowie der Ab-/Adduktionsstellung ebenfalls angepasst werden. Der Flexionswinkel wird mit einem reibschlüssig sperrbaren Scharniergelenk eingestellt, wobei der Drehpunkt der Gelenkachse zwecks eines wiederholbaren Anlegens durch Laserpointer angezeigt wird.

Die gewählte Konstruktionsvariante bedingt einige Limitationen. Die Reibungsverluste in den Lagern und Führungen sind relativ hoch und müssen bei der Prüfung berücksichtigt werden. Hinzu kommt, dass bei der vertikalen Anordnung des Beins bei einer Varus/Valgus-Bewegung mit zunehmender Auslenkung ein größer werdendes Gegenmoment durch das Gewicht des Unterschenkels und des Auslegers entsteht. Aus diesen Gründen muss in jeder Prüfung unbedingt ein Nulldurchgang zur Bestimmung der Grundverluste erfolgen. Die durch die umlaufende Seilanordnung bedingte erforderliche Seillänge ist recht hoch, so dass die elastische Seildehnung ebenfalls erfasst und rechnerisch kompensiert werden muss. Die Bestimmung der Seildehnung kann bei Sperrung aller Freiheitsgrade im Vorfeld der Messungen erfolgen.

Die Gesamtansicht des entstandenen Prüfstandes (Beinphantom + Belastungsvorrichtung) mit angelegter Orthese ist in Abbildung 66b dargestellt.

4.5.2 Nutzungsdauerbezogene Prüfung

Das Konzept der nutzungsdauerbezogenen Prüfung sieht das beschleunigte zyklische Aufbringen von wesentlichen verschleiß- bzw. versagensrelevanten Belastungen in isolierter oder miteinander kombinierter Form vor, wobei sowohl die Belastungshöhe als auch die Zykluszahlen für den tatsächlichen Gebrauch der Orthese repräsentativ sein müssen.

Im Gegensatz zu bisherigen Verfahren (siehe Kapitel 3.3.3) sollen neben der Flexion/Extension als Hauptbewegung weitere Prüfbelastungsarten berücksichtigt werden:

- Varus/Valgus-Rotation mit einem Biegemoment in der Frontalebene,
- Innen/Außen-Rotation mit einem Torsionsmoment in der Transversalebene,
- Anteroposteriore Translation mit einer Kraft in der Transversalebene,
- Muskelaufweitung mit einer zirkullären Druckbelastung in der Transversalebene.

Prinzipiell stehen für jede Belastungsart unterschiedliche Realisierungsstufen zu Verfügung, die von „nicht implementiert" bis zu einer ideal realitätsnahen Umsetzung reichen. Die Kombination der Belastungsarten und deren Umsetzung in einem morphologischen Kasten ist in Abbildung 67 dargestellt.

Belastungsart	Verlauf der Prüf-Belastung: nicht implementiert	sequentiell, realitätsnah	sequentiell, vereinfacht	Festwert-Vorgabe	äquivalente Puls-belastung
Flexion-Extension	-	x	x	x	x
Varus-Valgus	x	x	x	x	x
Rotation	x	x	x	x	x
Translation	x	x	x	x	x
Aufweitung der Orthese	x	x	x	x	x

Abb. 67: Morphologischer Kasten zur Umsetzung und Kombination der Prüfbelastungen. Die ausgewählte und realisierte Variante ist dunkelblau dargestellt.

Wie in Kapitel 2.3 bereits dargestellt, ist bei der Modellierung im Rahmen einer Betriebsfestigkeitsprüfung ein höherer Abstraktionsgrad als bei einer Funktionsprüfung angebracht. So führt eine komplexe Modellierung sehr nah an der Realität zwangsläufig zu einer geringen Reproduzierbarkeit und einem höheren Prüfaufwand. Eine solche Modellierung ist darüber hinaus mit dem heutigen Wissenstand über die indikationsabhängigen pathologischen Kniekinematiken nicht zu realisieren.

Auf der anderen Seite soll auch keine Belastungsart ausgelassen werden. Die zu entwickelnde Prüfvorrichtung wird als ein Forschungsprototyp verstanden, mit dessen Hilfe die Auswirkungen aller wesentlichen Belastungen und deren Kombinationen auf die Betriebsfestigkeit von Knieorthesen untersucht werden können. Erst nach Abschluss dieser Untersuchungen kann eine endgültige Festlegung in Form einer Prüfnorm vorgenommen werden. Es ist dabei durchaus denkbar, dass dabei eine oder mehrere Belastungsarten wegfallen und die technische Umsetzung des Norm-Prüfstandes wesentlich einfacher ausfällt.

Eine „äquivalente Pulsbelastung" ist ein Sonderfall der vereinfachenden Modellierung. Dabei wird ein Prüfablauf vorgegeben, der nicht zwangsläufig einen realistischen Verlauf der Kräfte und Momente abbildet, dafür aber einfach, vergleichsweise kostengünstig und reproduzierbar ist. Entscheidend bei einer solchen Vorgehensweise ist, dass wenn nicht die mit der Realität vergleichbaren Versagensmuster, dann zumindest ähnliche Versagenshäufigkeiten erreicht werden. Als Beispiel einer „äquivalenten Pulsbelastung" kann hier die Prüfung gemäß der Prothetik-Norm ISO 10328 aufgeführt werden, bei der die Betriebsfestigkeit der Prothesenpassteile durch eine einfache „worst case" Krafteinleitung z. B. mittels eines Hydraulik-Pulsers geprüft wird. Durch eine definierte Einspannung erfährt das Prüfmuster dabei eine multiple Belastung durch Kraft, Biege- und Torsionsmoment. Eine Modellierung mit „äquivalenter Pulsbelastung" kann bei Hilfsmittel-Herstellern eingesetzt werden, um die durch den Support häufig gemeldeten Schadensfälle zu untersuchen. Diese Variante wird jedoch im Rahmen dieser Arbeit nicht weiterverfolgt, da im Gegensatz zu den Herstellern keine Daten über die Versagensformen und -häufigkeiten vorliegen.

Mit der Festwert-Vorgabe wird die hier die Realisierungsvariante bezeichnet, bei der eine Belastung vor Beginn der Prüfung fest eingestellt wird, z. B. in Form einer Vorspannung, und sich während der Prüfung nur geringfügig ändert. Diese Variante ist jedoch vorrangig für die Zusatzbelastungen einzusetzen.

Nach einer formellen Bewertung der aus dem morphologischen Kasten resultierenden Kombinationen hinsichtlich der Bewertungsparameter Realitätsnähe, Realisierbarkeit und Prüfaufwand wurde die in Abbildung 67 dargestellte Variante ausgewählt. Dabei werden für die Prüfbelastungen Flexion/Extension, Innen/Außen-Rotation und Muskelaufweitung sequentielle, an den Gangzyklus angelehnte Verläufe angestrebt, Varus/Valgus und vordere/hintere Schublade sollen in Form der vorgegebenen Voreinstellungen implementiert werden.

Der Umfang der Vereinfachung bezogen auf das Biegemoment in der Sagittalebene (Flexion/Extension) ist exemplarisch für Immobilisationsorthesen bzw. funktionelle Orthesen mit Flexionsanschlägen in Abbildung 68a dargestellt. Die in vorangegangenen Untersuchungen gemessenen Momentenverläufe (siehe Kapitel 4.4.5) weisen pro Gangzyklus sowohl für die Flexion als auch für die Extension je ein absolutes und ein relatives Maximum auf. Der vereinfachte Momentenverlauf ist auf die absoluten Maxima reduziert und entspricht somit dem Bereich zwischen

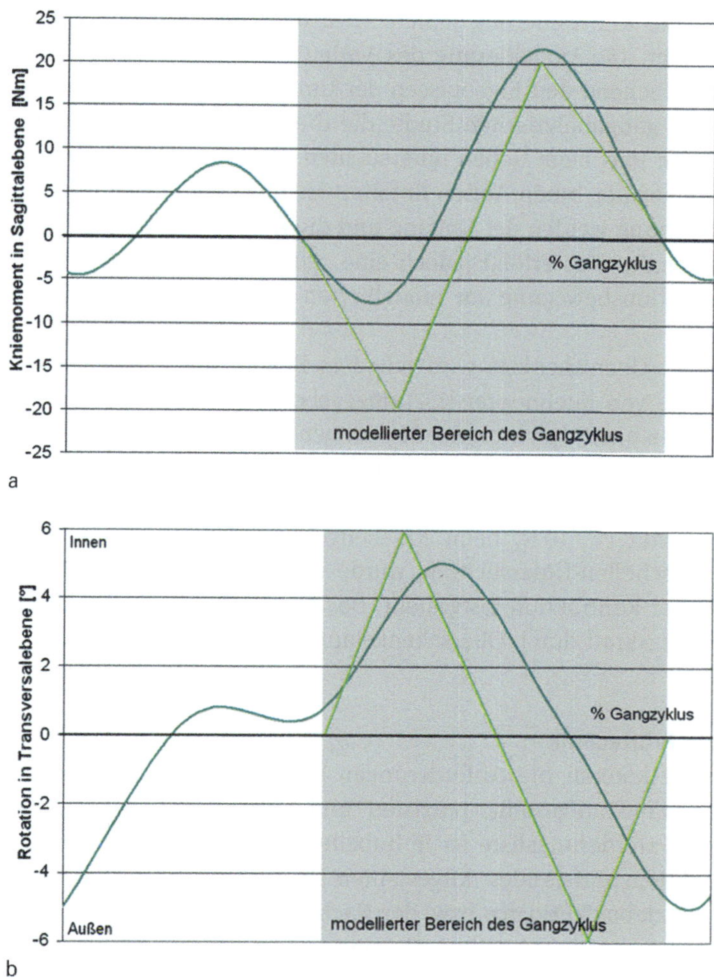

Abb. 68: Vereinfachungen bei Modellierung im Rahmen der Betriebsfestigkeitsprüfung: a) der gemessene Verlauf der Kniemomente in der Sagittalebene beim Tragen einer Immobilisationsorthese (dunkelgrün) und seine Vereinfachung (hellgrün); b) Verlauf der Innen/Außen-Rotation nach Lafortune et al. [135] (dunkelgrün) und seine Vereinfachung (hellgrün).

der terminalen Standphase und der terminalen Schwungphase. Da die im Feld gemessene absolute Höhe der Momente von der Art der verwendeten Anschläge abhängig ist, wurden bei der Modellierung gleich hohe maximale Momente für die Flexion und für die Extension angenommen.

Die Bewegung in der Sagittalebene stellt die Hauptbewegung dar, die weiteren geregelten Belastungen werden in Abhängigkeit von der Flexionsstellung aufgebracht. In der Fachliteratur [50] [53] [180] wird eine Rotation im Kniegelenk beim Gehen zwischen 9° und 13°, je nach Untersuchungstechnik, beschrieben. Da zuverlässige Angaben für eine Kraftsteuerung fehlen, wird die Innen/Außen-Rotation weggesteuert aufgebracht. Die Modellierung des Verlaufs der Innen/Außen-Rotation erfolgt dabei entsprechend den Ergebnissen der Untersuchung von Lafortune et al. [135], die in einer ganganalytischen Studie die dreidimensionale Bewegung von knochenverankerten Pins beim Gehen untersuchten. Der in der Studie festgestellte prinzipielle Verlauf der Innen/Außen-Rotation ist in Abbildung 68b dargestellt. Bei der Vereinfachung werden der Umfang und die Abfolge der Bewegungen im Wesentlichen beibehalten, es erfolgt jedoch eine zeitliche Komprimierung, so dass die gesamte Rotationsbewegung im modellierten Bereich des Gangzyklus stattfindet.

Die Aufweitung des Oberschenkels wird mit dem Beginn der Flexionsbewegung eingeleitet. Da die von Kuehnegger [132] angegebene Querschnittszunahme für höhere Flexionsgrade nicht durch eigene Messungen bestätigt werden konnte, soll die Aufweitung kraftgesteuert erfolgen. Die klinische Messung ergab für den oberen dorsalen Oberschenkelgurt beim Gehen ein Maximum der Gurtkraft in der mittleren Standphase von ca. 10 N, beim Kniebeugen wurden Werte um 20 N gemessen. In der Messschellen-Untersuchung wurde eine maximale Gurtkraft bis ca. 50 N bei isostatischer Kontraktion festgestellt. Das entspricht einer zu realisierenden Zunahme der Gurtkraft durch Oberschenkelaufweitung von 5–35 N.

Anforderungen an die Prüftechnik

Nach der Modellierung können die Anforderungen an den zu konstruierenden Betriebsfestigkeitsprüfstand aufgestellt, präzisiert und quantifiziert werden, die dadurch entstandene Anforderungsliste ist in Tabelle 33 dargestellt. Alle bei der Entwicklung des Funktionsprüfstandes dargestellten Überlegungen bezüglich der Notwendigkeit des „black-box“-Prinzips bzw. der Nachbildung der Reibungseigenschaften der Haut sind nach wie vor gültig, die einzige Vereinfachung betrifft die Nachbildung der Compliance des Weichgewebes. Da die dazu eingesetzten Materialien nicht dauerfest sind, wird auf die Weichgewebenachbildung im Bereich des Unterschenkels verzichtet. Durch eine bessere Kraftübertragung und damit einen stabileren Sitz der Orthesen wird eine geringere Neigung zur irreversiblen Distalisierung erhofft, die ein mehrfaches Anlegen der Orthese während der Prüfung erforderlich machen würde.

Eine wesentliche Festlegung betrifft die Kinematik der Flexion/Extensionsbewegung. Bei fehlender Übereinstimmung der Prüfstandskinematik mit der Kinematik der zu prüfenden Knieorthesen entstehen ebenfalls Zwangskräfte, die einerseits die Orthese zusätzlich beanspruchen und andererseits zur einer Migration der Orthese auf dem Prüfstand führen können. Da eine „standardisierte“ pathologische Kinematik nicht nachgebildet werden kann, entsteht auf Grund vielfältiger Gelenkkonstruktionen ein systematischer Fehler, unabhängig davon, wie kompliziert die realisierte Kinematik der Flexion/Extension letztendlich ist. Aus diesem Grund wird die technisch am einfachsten zu realisierende monozentrische Flexion/Exten-

Anforderung	F/W
Geometrie	
Außenform des Beinmodells entsprechend der menschlichen Morphologie	F
Trennung von Ober- und Unterschenkel ohne Kniegelenknachbildung (black-box)	F
Zyklische Änderung des Oberschenkelumfangs	F
Kinematik	
Zyklische monozentrische Flexion/Extension von −5° bis 90°	F
Zyklische Innen/Außen-Rotation von −10° bis 10°	F
Voreinstellung (manuell) vordere/hintere Schublade −10 bis 10 mm	F
Voreinstellung (manuell) Varus/Valgus-Winkel −15°bis 15°	F
zu realisierende Mindestprüffrequenz: 1 Hz	F
definierte Positionierung der Orthese durch optische oder mechanische Vorgaben	F
Kräfte, Momente, Drücke	
Biegemoment in der Sagittalebene 10–60 Nm	F
Torsionsmoment in der Transversalebene 0–10 Nm	F
Maximale Gurtkraft bei Aufweitung 60 N	F
Ausgleich der Zwangskräfte auf Grund der Achseninkongruenz	F
Antrieb pneumatisch, hydraulisch, elektrisch	W
Mechanische Kennwerte	
Reibungskoeffizient des Hautersatzmaterials: 0,6 ... 0,8	F
bewegliche Komponenten aus gewichtssparendem Verbundwerkstoff	W
Nachbildung der Kleidung mit einem strapazierfähigem Material z. B. Jeans	W
Weitere Anforderungen	
schwingungsarme Auslegung	F
Verletzungsgefahr durch bewegten Teile minimieren	F
Gewährleistung der Sicherheit bei gestörter Medienversorgung	F
wartungsarm	W

Tab. 33: Anforderungsliste für den Betriebsfestigkeitsprüfstand.

sionsbewegung bevorzugt, es muss aber ein Ausgleichsmechanismus für die Zwangskräfte vorgesehen werden. Um eine genaue und wiederholbare Position der Orthesengelenke auf dem Prüfstand zu erreichen, muss eine Anzeige der Prüfstands-Drehachse vorgesehen werden.

Der minimal zu realisierende Umfang der Flexion von 60° ergibt sich aus dem Gangzyklus [180]. Um jedoch weitere Aktivitäten auf dem Prüfstand abbilden zu können, soll der Prüfstand einen maximalen Flexionswinkel von 90° und eine Hyperextension von −5° ermöglichen. Obwohl in den eigenen Messungen mit instrumentierten Orthesen nur Biegemomente von maximal 20 Nm gemessen wurden, soll das durch den Prüfstand aufzubringende Biegemoment die in der Literatur [180] [239] beim Gehen beschriebenen Werte von ca. 60 Nm erreichen können, um eventuell Überlasten auf die Orthesen aufbringen zu können.

Aufbau des Betriebsfestigkeitsprüfstandes

Die aus der Anforderungsliste resultierende Funktionsstruktur des Prüfstandes ist in Abbildung 69 dargestellt und gibt einen Überblick über die zu realisierenden Hauptfunktionen und die erforderlichen Energie- bzw. Signalflüsse.

Bei der Auswahl der Antriebsenergie wurde auf Grund der vorhandenen Druckluftversorgung, des geringen Dichtungs- und Aufbereitungsaufwandes und der ver-

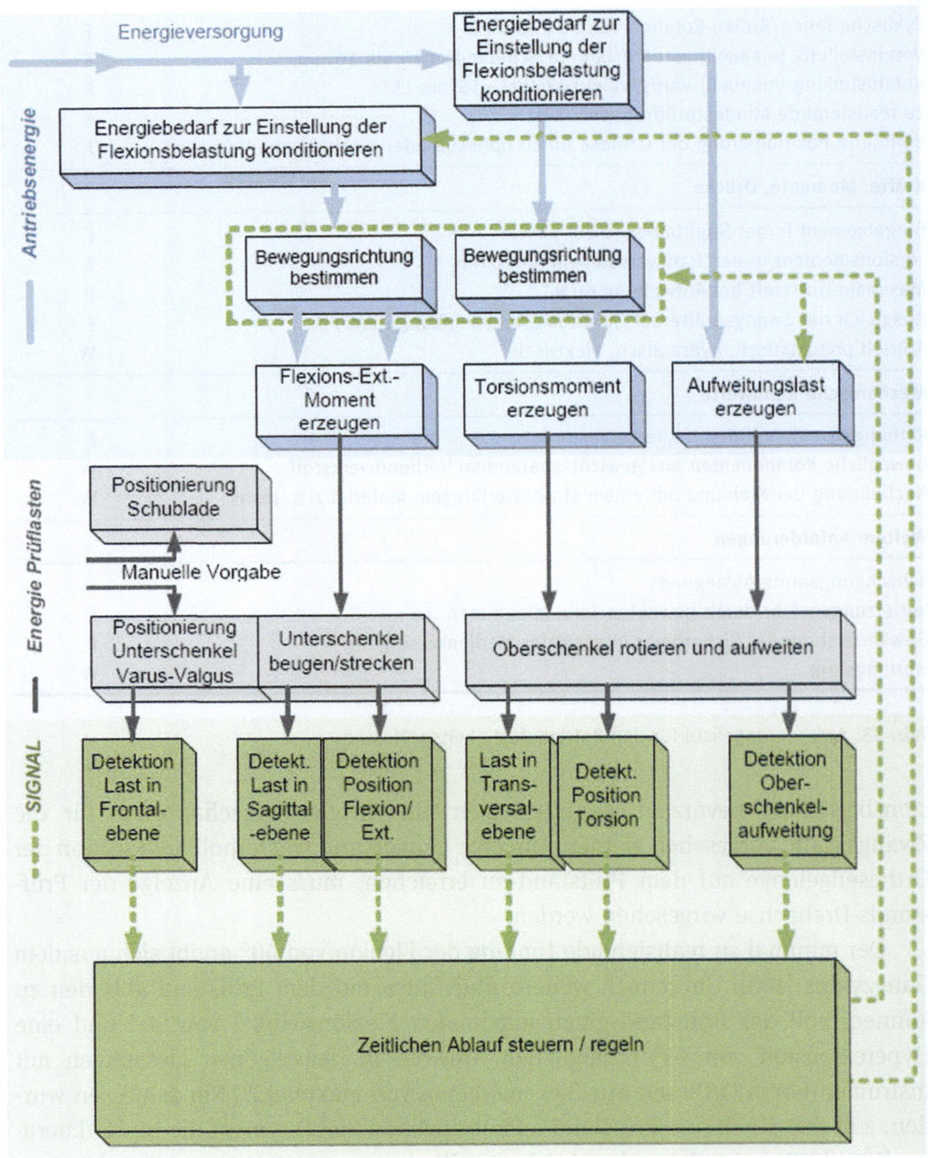

Abb. 69: Funktionsstruktur des Betriebsfestigkeitsprüfstandes.

gleichbar geringen Kosten die pneumatische Variante vorgezogen. Da die Realisierung der Oberschenkelaufweitung nur pneumatisch erfolgen kann, wird zudem für alle drei Hauptantriebsfunktionen die gleiche Energieart benutzt.

Die Einhaltung der erforderlichen Lasten und Prüffrequenzen kann bei Anwendung von Standard-Pneumatikkomponenten wie dem doppeltwirkenden Kolbenstangenzylinder gewährleisten werden, eine Umwandlung der translatorischen Bewegung des Zylinders in eine Rotation ist jedoch erforderlich. Dazu wurde auf Grund der linearen, nicht veränderlichen mathematischen Beziehung zwischen Kolbenkraft und Drehmoment ein Seiltrieb ausgewählt. Problematisch dabei ist die vergleichbar geringe Lebensdauer des Seils, eine Berechnung ergab eine zu erwartende Biegewechselzahl bis zum Bruch von ca. 48 Mio Zyklen. Durch die niedrigen Anschaffungskosten der benötigten Seillänge und den geringen Montageaufwand ist ein regelmäßiges Austauschen des Seils jedoch wirtschaftlich gerechtfertigt.

Der prinzipielle Aufbau des Betriebsfestigkeitsprüfstandes ist in Abbildung 70 dargestellt.

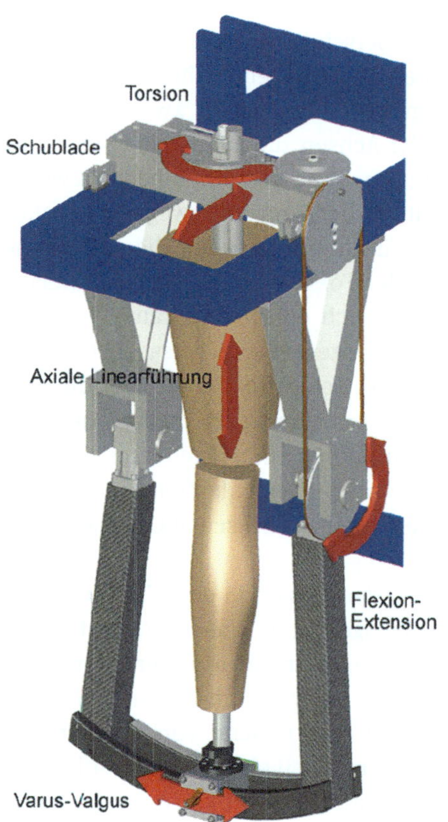

Abb. 70: Prinzipieller Aufbau des Betriebsfestigkeitsprüfstandes.

Die Flexions/Extensionsbewegung wird durch die Rotation des auf einer Schaukel befestigtes Unterschenkelsegments realisiert. Die distale Einspannung des Unterschenkel-Modells ist in der Frontalebene auf einer Bogenführung, die den Radius der Unterschenkellänge aufweist, verschiebbar, so dass die Voreinstellung des Varus-Valgus-Winkels erfolgen kann. Die Lagerung der Schaukel erfolgt über Schrägkugellager. In die beiden Lagerachsen sind zur Sicherung einer wiederholbaren Anlegeposition Laserpoiner integriert, die den Schaukeldrehpunkt auf der Orthese abbilden.

Das Unterschenkel- und das Oberschenkelsegment des Beinmodells wurden entsprechend der nach dem Visible-Human-Datensatz hergestellten Positivmodelle (siehe Kapitel 4.5.1.1) aus dem kohlefaserverstärkten Kunststoff (CFK) hergestellt. Die entstandenen Hartschalenmodelle wurden zur Simulation der Reibungseigenschaften der trockenen menschlichen Haut mit dem thermoplastisch verformbaren Schaumstoff Pedilin (Fa. Otto Bock) überzogen. Der Oberschenkelsegment weist zudem zwischen Hartschale und flexibler Pedilin-Hülle den Aufweitungsmechanismus auf, der aus zirkulär um den Hartschalenkern angeordneten Druckschläuchen besteht.

Der Ausgleich der durch die Achseninkongruenz entstehenden Zwangskräfte erfolgt durch die axiale Verschiebbarkeit des Oberschenkelmodells. Die im Vorfeld durchgeführten Versuche mit monozentrischen und polyzentrischen (Doppelzahnsegment-) Schienen zeigten, dass die Inkongruenzen im Bereich zwischen 0° und 90° Flexion bei entsprechender Anordnung der Achsen zueinander zu einer reinen axialen Verschiebung von maximal 8 mm führten, ohne dass es zu nennenswerten weiteren Verspannungen kam. Da die Einleitung der Torsionsbewegung ebenfalls im Oberschenkel erfolgt, wird hier eine Kugelführung verwendet, die eine lineare Verschiebung bei gleichzeitiger Übertragung der Torsionsmomente gewährleistet. Das Gewicht des Oberschenkelsegments wird durch ein im Hohlraum des Oberschenkels über eine Umlenkrolle laufendes Gegengewicht ausgeglichen und ermöglicht eine nahezu kraftfreie Oberschenkelverschiebung. Es besteht die Möglichkeit, die Verschiebung komplett zu sperren, vollständig freizugeben oder den der Verschiebung entgegengesetzten Widerstand durch ein einstellbares Federsystem zu definieren. Das ermöglicht eine Simulation der verschleißrelevanten Orthesenbelastungen, die aufgrund von Achseninkongruenzen zwischen Orthesengelenk und Kniegelenk auftreten.

Das Oberschenkelmodell ist zur Einleitung der Torsion in einer Traverse drehbar gelagert. Die Lagerung erfolgt mit Schrägkugellagern, die zur Aufnahme der aus dem Oberschenkelgewicht und dem Anschlagsmoment resultierenden Axialkräften dimensioniert sind. Die Traverse ist nach anterior und posterior mit Hilfe von Linearführungen verschiebbar, so dass die erforderliche Voreinstellung der vorderen/hinteren Schublade erfolgen kann. Die manuell eingestellte Position wird über einen Klemmhebel arretiert. Prinzipiell gestattet der Aufbau des Systems nach Einbau eines weiteren Aktuators die Regelung der A/P-Translation im Belastungszyklus.

Zur Regelung des Prüfstandes ist die Erfassung mehrerer Messgrößen erforderlich (siehe Abbildung 69). Zur Kraft- bzw. Momentenaufnahme weist das Beinmodell am distalen Ende des Unterschenkelsegments und am proximalen Ende des Oberschenkelsegments Messpylonen auf, die mit DMS in Vollbrückenschaltung beklebt sind und eine Messung der Kräfte und Momente in Sagittal-, Frontal- und Transversalebene erlauben. Die Überwachung der Position der Zylinderkolben erfolgt mittels berührungsloser magnetischer Weggeber. Die detektierte Kolbenpositon wird im Steuerprogramm in Flexions- bzw. Torsionswinkel umgerechnet. Die Messung des zur Regelung der Aufweitung notwendigen Gurtkraft erfolgt im oberen dorsalen Oberschenkelgurt mit Hilfe des im Kapitel 4.3.1.1 vorgestellten Gurtkraftsensors.

Als Steuerungseinheit kommt das softwarebasierte SPS-System TwinCAT (Fa. Beckhoff) zum Einsatz (Abbildung 71).

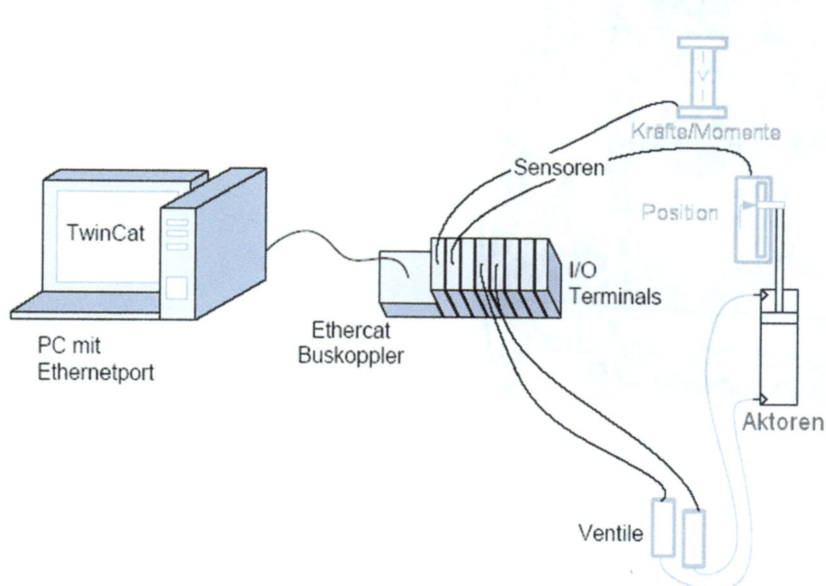

Abb. 71: SPS-System zur Aufnahme der Signale und Ansteuerung der Aktoren.

Die TwinCAT Software wurde auf einem handelsüblichen PC mit Windows XP SP3 installiert, die Ein- und Ausgabemodule für die Steuerung wurden über das EtherCAT-Protokoll angebunden. Zur Auswertung der DMS der Messpylons wurden präzise Auswertungsmodule für Widerstandsbrücken vom Typ KL3356 verwendet, die eine automatische regelmäßige Neukalibrierung ermöglichen. Zum Einlesen der Wegsensoren wurden echtzeitfähige analoge Eingangsmodule vom Typ EL3162 verwendet, die Ansteuerung der Schaltventile der Pneumatikzylinder und des Aufweitungsmechanismus erfolgt über digitale Ausgangsmodule vom Typ EL2024.

Die Minimierung der Verletzungsgefahr durch bewegte Teile erfolgt einerseits als mittelbare Maßnahme durch die Käfigform des verwendeten Gestells, als zusätzliche hinweisende Maßnahme kommt die Anzeige des Betriebszustandes durch eine Warnleuchte hinzu. Die Gesamtansicht des entwickelten Betriebsfestigkeitsprüfstandes ist in Abbildung 72 dargestellt.

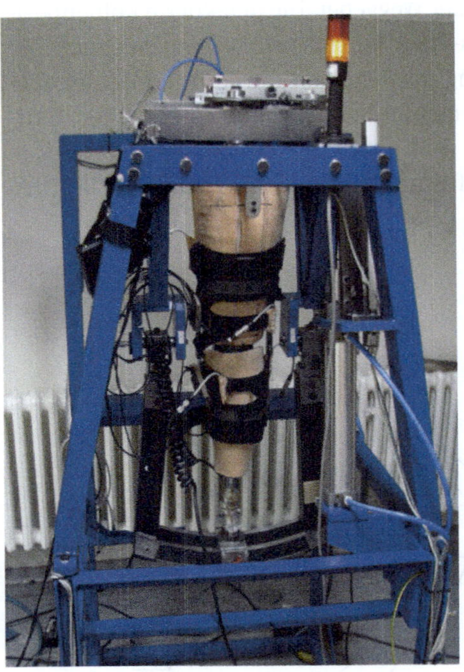

Abb. 72: Gesamtansicht des Betriebsfestigkeitsprüfstandes.

4.5.3 Mikroklimatische Prüfung

Anforderungen an die Prüftechnik

Im Rahmen der Mikroklima-Prüfung soll die Fähigkeit der Orthesen, die vom Patienten abgegebene Feuchtigkeit und Wärme abzuführen und dadurch die Bildung von Wärmestaus und Staunässe zu verhindern, untersucht werden.

Wie in Kapitel 3.3.4 dargestellt, existiert derzeit kein Verfahren, das die Anforderungen an die mikroklimatische Prüfung von Knieorthesen erfüllt. Die Prüfverfahren zur Ermittlung von Materialkennwerten wie DIN EN 31092 sind zur Prüfung von heterogenen Strukturen ungeeignet. Die aufwändigen Ganzkörpermodelle zeichnen sich durch einen hohen technischen Aufwand und mangelnde Vergleichspräzision aus. Die existierenden Körperteil-modelle wie das System nach Diesing

Anforderung	F/W
Geometrie	
Formanpassung an alle marktüblichen Knieorthesen	F
Kombination mit Beinmodell möglich	F
Keine Belüftung der zu prüfenden Bereiche	F
Gleichmäßige Verteilung der erzeugten Feuchte	F
Formanpassung an ein möglichst breites Spektrum weiterer Hilfsmittel	W
Temperatur, Feuchte	
Zu simulierende Transpirationsraten 20 ml/h (insensibel) bis 4 l/h (sensibel, hohe Belastung)	F
Abzubildender Temperaturbereich: 25–37° C	F
Keine zeitlich beschleunigte Prüfung	F
Kräfte, Momente, Signale	
Anpresskraft zwischen Mikroklimamodul und Hilfsmittel entsprechend der realen Tragesituation	F
Zur Nutzung am Dauerfestigkeitsprüfstand mit entsprechenden Belastungen geeignet	F
Sensorik zur Messung der Temperatur/Feuchte im Prüfstand integriert	W
weitere Anforderungen	
Einsatz in Im klimatisierten Raum (Laborbedingungen) möglich	F
geringes Gewicht	W
transportabel	W

Tab. 34: Anforderungsliste für das Transpirationsmodell.

oder der „sweating torso“ können auf Grund fehlender Formanpassung ebenfalls nicht angewendet werden.

Da das Prüfverfahren nicht nur für alle Knieorthesen, sondern darüber hinaus für eine möglichst breite Palette weiterer Hilfsmittel wie Orthesen für andere Gelenke sowie Bandagen, Leibbinden etc. geeignet sein soll, stellt die einfache Formanpassung eine wesentliche Anforderung dar. Darüber hinaus muss das Prüfverfahren sowohl die sensible als auch die insensible Schweißproduktion nachbilden. Da gerade Orthesen und Bandagen oft beim Sport bzw. anderen körperlichen Aktivitäten eingesetzt werden, reicht hier die Nachbildung der insensiblen Transpiration nicht aus. Der Ansatz einer beschleunigten Prüfung durch höhere Wärmeabgabe bzw. Schweißrate muss generell kritisch gesehen werden. Produkte, die bei einer natürlichen Transpirationsrate eine hinreichende Wärme-/Feuchtigkeitsabfuhr ermöglichen, könnten bei einer beschleunigten Prüfung versagen.

Die resultierenden Anforderungen an das Transpirationsmodell sind in Tabelle 34 dargestellt. Der Bereich der zu simulierenden Transpirationsraten ergibt sich aus den in der Literatur angegebenen minimalen Werten für die insensible Transpiration [5] und den maximalen Werten für die sensible Transpiration bei schwerer körperlicher Tätigkeit [87], wobei sich die aufgeführten Werte auf die gesamte Körperfläche beziehen.

Aufbau des Transpirationsmodells

Die aus der Anforderungsliste resultierende allgemeine Funktionsstruktur des Transpirationsmodells ist in Abbildung 73 dargestellt und gibt einen Überblick über die zu realisierenden Hauptfunktionen und die erforderlichen Energie-, Stoff- und Signalflüsse. An Hand der Funktionsstruktur und der Anforderungsliste wurden unter Berücksichtigung der Recherche-Ergebnisse (Kapitel 3.3.4) unterschiedliche Lösungskonzepte aufgestellt. In Abbildung 74 sind die Umsetzungsvarianten für die wichtigsten Konstruktionsmerkmale des Transpirationsmodells in einem morphologischen Kasten dargestellt, die jeweils ausgewählte Variante ist dunkelblau hervorgehoben.

Die Entscheidung, kein Körperteil- oder Ganzkörpermodell zu entwickeln, sondern ein Hautareal abzubilden, resultiert aus den Anforderungen an die Formanpassung und dem Wunsch, möglichst viele orthopädische Hilfsmittel untersuchen zu können. Mit dieser Realisierungsvariante muss keine Kompromisslösung zur

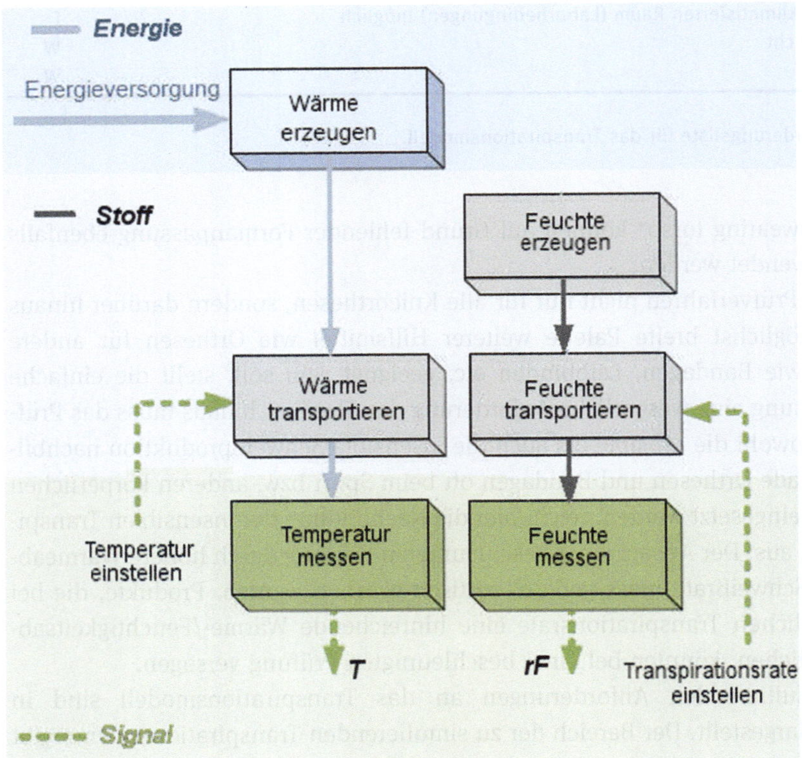

Abb. 73: Allgemeine Funktionsstruktur des Transpirationsmodells.

Merkmal	Variante 1	Variante 2	Variante 3
Art des Modells	Hautareal	Körperteil-modell	Ganzkörpermodell
Schweißproduktion	dampfförmig	flüssig	
Fläche der künstlichen Haut	größer als Orthesenrahmen	kleiner als Orthesenrahmen	größer oder kleiner als Orthesen-rahmen
Trägeraufbau	weich	hart	harte Basis als Träger, weiche Oberfläche
Hautoberfläche	saugfähig	nicht saugfähig	-

Abb. 74: Morphologischer Kasten für die wichtigsten Konstruktionsmerkmale des Transpirationsmodells.

Prüfung verschiedenartiger Produkte gesucht werden, darüber hinaus sind die zu erwartenden Entwicklungs- und Fertigungskosten geringer.

Bei der Gestaltung der Fläche der künstlichen Haut besteht zunächst die Möglichkeit, die Haut größer als die Kontaktfläche der Orthese zu gestalten, was der realen Situation entspricht. Diese Variante ist jedoch mit einem höheren technischen Aufwand verbunden. Die Alternative ist, das simulierte Hautareal so klein zu gestalten, dass es immer kleiner ist als die zu untersuchenden Bereiche des Hilfsmittels. Dadurch ergeben sich Vorteile bei der Formanpassung und der Flexibilität, der konstruktive Aufwand ist zudem erheblich geringer. Eine methodische Limitation dieser Variante ist die Notwendigkeit einer vollständigen Abdichtung des im Kontakt stehenden Bereichs von der nicht bedeckten Oberfläche des Hilfsmittels, um einen Feuchteabtransport über die Randbereiche zu vermeiden. Das kann nicht immer gewährleistet werden, da laut Anforderungen die Anpresskraft zwischen Mikroklimamodul und Hilfsmittel der realen Tragesituation entsprechen muss und somit in einem relativ niedrigen Bereich liegt. Für die Hilfsmittel, bei denen die Dicke der feuchtetransportierenden Schicht viel kleiner ist als die Fläche des nachgebildeten Hautareals, kann der entstehende Fehler vernachlässigt werden. Bei textilen Produkten mit einer gewebten Struktur ist unter Umständen mit einer „Dochtwirkung" der Fäden zu rechnen, was vor der Prüfung solcher Produkte überprüft werden muss.

Bei der Auswahl der Form der Transpirationsnachbildung spielt die Anforderung, sowohl sensible als auch insensible Schweißproduktion nachzubilden, die entscheidende Rolle, so dass die Schweißnachbildung in flüssiger Form vorgezogen werden muss, zumal dadurch auch die unabhängige Regelung der Feuchte und Temperatur ermöglicht wird. Der damit verbundene höhere apparative Aufwand ist auf Grund der vorangegangenen Entscheidung, ein relativ kleines Hautareal (sog. Hautpad) abzubilden, noch vertretbar.

Die Konstruktion des Trägers muss die Basis zur Ankopplung an die zu untersuchende Orthese bilden, den Feuchte- und Wärmetransport zulassen sowie die erforderliche Sensorik aufnehmen. Um eine möglichst gute Formanpassung an die zu untersuchende Orthese zu erhalten, wird die Kombination einer steifen Basis mit einer formanpassungsfähigen Oberschicht vorgezogen. Die physiologische Anzahl der Schweißdrüsen (bis zu 600 pro cm^2) ist konstruktiv nicht umzusetzen. Aus der begrenzten Porenanzahl resultiert eine mögliche inhomogene Feuchtigkeitsverteilung, die durch eine Homogenisierungsschicht verbessert werden kann. Die dadurch entstehende Speicherkapazität für die Feuchte hat jedoch einen zu berücksichtigenden Einfluss auf den Verlauf der Feuchte und auf die Reaktionsgeschwindigkeit des Systems, so dass hier experimentell ein Optimum ermittelt werden muss.

Grundsätzlich ist die Anwendung des Modells in Kombination mit einem Beinphantom geplant, so dass sich die gewünschten Anlegekräfte durch die Anpassung der Gurtkräfte wie im Rahmen der Funktionsprüfung umsetzen lassen. Für weitere Hilfsmittel bzw. Prüfungen ohne Beinphantom muss die Anpresskraft direkt eingestellt werden. Für die Berechnung der erforderlichen Anpresskraft kann auf die Ergebnisse der Druckverteilungsuntersuchung beim Gehen (siehe Kapitel 4.4.2) zurückgegriffen werden. Dabei betrugen die Mittelwerte der maximalen Drücke 121 mmHg am Oberschenkel und 238 mmHg am Unterschenkel. Mit einer Fläche des Hautpads von ca. 20 cm^2 ergibt sich eine realistische Anpresskraft zwischen 33 N und 65 N, die z. B. in Form einer Gewichtsbelastung realisiert werden kann.

Die allgemeine Funktionsstruktur des entstandenen Transpirationsmodells ist in Abbildung 75 dargestellt.

Die Einkopplung der Feuchte und der Wärme in das zu untersuchende Hilfsmittel erfolgt im Hautpad. Die Heizung des Hautpads erfolgt mit warmen Wasser, das in einem beheizten Becken mit präziser Temperaturregelung temperiert und

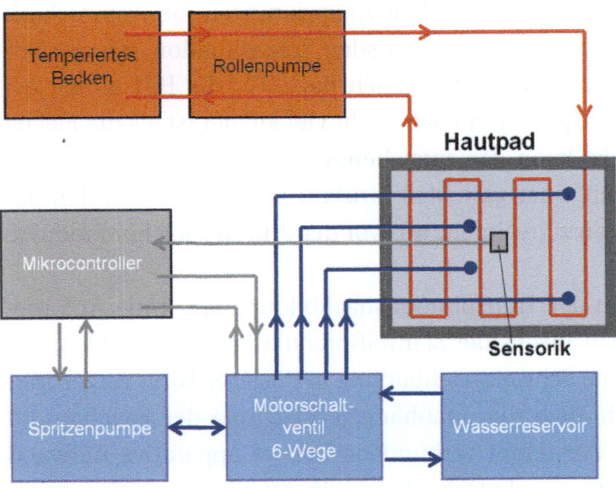

Abb. 75: Allgemeine Funktionsstruktur des Transpirationsmodells.

mit Hilfe einer Rollenpumpe in einem Kreislauf zum Hautpad gefördert wird. Durch ein solches System ist es möglich, auf eine Temperaturregelung zu verzichten.

Zur Transpirationsnachbildung wird das Wasser durch eine hoch genaue und fein dosierende Spritzenpumpe aus einem Wasserreservoir an die Austrittsöffnungen im Hautpad gefördert. Um eine präzise Abgabe der Feuchte durch jede Pore sicherzustellen, ist eine separate Ansteuerung erforderlich. Auf Grund der hohen Kosten für geeignete Spritzenpumpen wurde eine Variante mit einer Pumpe realisiert, das Umschalten zwischen den vier Austrittsöffnungen sowie zwischen Ein- und Auslass zum Wasserreservoir wird durch ein 6-Wege-Motorschaltventil ermöglicht. Die Spritzenpumpe wird mit einem Schrittmotor über einen Linearantrieb angetrieben, bei Verwendung einer Mikroliterspritze mit einem Volumen von 0,1 ml wird bei der Dosierung eine Auflösung von 3,8 * 10 – 6 ml/Schritt erreicht. Da bei dem gewählten Aufbau sehr geringe Flüssigkeitsmengen exakt dosiert werden müssen, wurde hier auf Komponenten aus dem Bereich der Hochleistungsflüssigkeitschromatografie (HPLC) zurückgegriffen.

Die Ansteuerung des Schrittmotors und des Motorschaltventils erfolgt über einen Mikrocontroller (C-Control, Fa. Conrad Electronics), der zusätzlich die Messwerte des im Hautpad integrierten digitalen Feuchte- und Temperatursensors aufzeichnet und über eine RS232-Schnittstelle an einen PC sendet.

Der Aufbau der Hautpads ist in Abbildung 76a–c dargestellt.

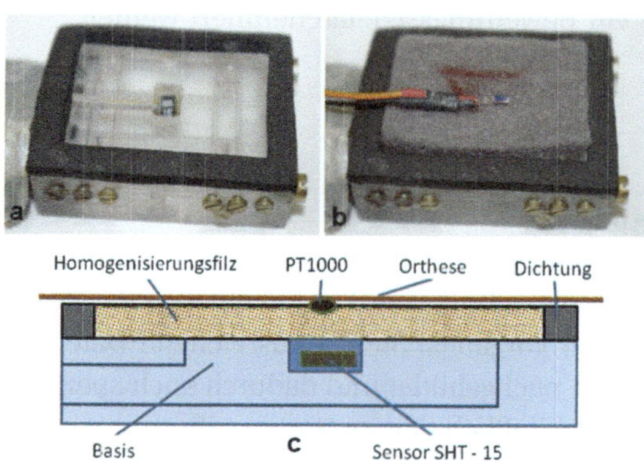

Abb. 76: Aufbau des Hautpads.

Die gewählte Größe von 4 × 5 cm simulierter Hautfläche ist ein Kompromiss zwischen der Notwendigkeit, die erforderlichen Komponenten (Heizung, Sensorik etc.) unterzubringen und der Anforderung, dass die Fläche kleiner ist als die zu untersuchenden Bereiche des Hilfsmittels. Die Formgebung des Trägers entspricht dem durchschnittlichen männlichen Bein. Für den 50 %-Perzentil des männlichen Oberschenkelumfangs wird in DIN 33402-2:2005 [60] für die Altersgruppe 18–65-Jahre ein Wert von 57 cm angegeben, der daraus resultierende Krümmungsradius beträgt

9,05 cm. Der Träger besteht aus Polycarbonat, dessen Wärmeleitfähigkeit der der menschlichen Haut nahe kommt. Im Träger sind Kanäle für den Warmwasserkeislauf integriert, das mittels der Spritzenpumpe dosierte Wasser zur Transpirationsnachbildung tritt aus vier Poren aus. Um eine Homogenisierung der applizierten Feuchte im Untersuchungsbereich zu erreichen, wird eine 6 mm dicke austauschbare Homogenisierungsschicht aus Filz verwendet. Die Abdichtung der simulierten Hautoberfläche zur Umgebung erfolgt mit einem geschlossenporigen Schaum (Moosgummi).

Zur Messung der Temperatur und der relativen Feuchte ist in der Mitte des Hautpads unterhalb der Homogenisierungsschicht ein digitaler Feuchte- und Temperatursensor SHT-15 (Fa. Sensirion) integriert. Da sich zwischen den beiden Seiten der Homogenisierungsschicht ein Temperaturgefälle einstellt, das die Berechnung der relativen Feuchte beeinflusst, wird eine weitere Temperaturmessung mit einem Pt-1000 Widerstandsthermometer auf der dem Hilfsmittel zugewandten Seite der Homogenisierungsschicht durchgeführt. Die anschließende Berechnung der relativen Feuchte zwischen Hautpad und Hilfsmittel erfolgt im Mikrocontroller.

4.6 Festlegung der Versuchsbedingungen

Nachdem die erforderliche Prüftechnik entwickelt, erprobt und optimiert wurde, müssen im Rahmen der Standardisierungsphase die Versuchsbedingungen für jedes Prüfverfahren festgelegt sowie ein Bewertungsschema definiert werden.

4.6.1 Indikationsbezogene Prüfung

4.6.1.1 Auswahl der kritischen Gangphasen

Wie oben beschrieben, besteht das Konzept der indikationsbezogenen Prüfung in der statischen Simulation einer oder mehrerer kritischer Phasen eines in der Realität messtechnisch erfassten dynamischen Vorgangs. Stehen ausreichend Daten zu Verfügung, kann prinzipiell jede Aktivität nachgebildet und dadurch auch spezielle Fragestellungen untersucht werden, einschließlich der sportartspezifischen protektiven Funktion von prophylaktischen Orthesen.

In Hinblick auf rehabilitative und funktionelle Knieorthesen bietet sich jedoch die Nachbildung des Vorwärtsgehens in der Ebene (normal gait) an, da es sich dabei um die mit Abstand häufigste und am besten untersuchte Aktivität handelt. Die Festlegung der kritischen Phasen gestaltet sich jedoch nicht unproblematisch, da trotz hunderter publizierter Artikel die genauen Auswirkungen des komplexen Zusammenspiels der Muskeln, Bänder und der Bodenreaktionskraft auf die Belastung des Kniegelenks unklar sind. Die Ursache dafür liegt vorrangig in den methodischen Unterschieden der verwendeten Techniken. Die oft anzutreffenden Kadaverstudien sind z. B. nur in der Lage, die anatomisch bedingte passive Flexibilität abzubilden. Bei in-vivo Untersuchungen mit instrumentierten Bändern können aus ethischen Gründen nur geringe Lasten auf die Bänder aufgebracht werden. Die mit dynamischer EMG-Messung kombinierten ganganalytischen Untersuchungen erlauben selbst keine direkte Bewertung der auf die Kniestrukturen wirkenden Kräfte, sondern liefern Eingangsdaten für die nachfolgende Berechnung bzw. numerische Simulation.

Im folgenden werden die in einer umfangreichen Recherche ermittelten wichtigsten publizierten Erkenntnisse für die wesentlichen Indikationen der Versorgung mit Knieorthesen zusammengefasst, auf deren Basis eine Festlegung der kritischen Gangphasen vorgenommen werden kann. Die Verletzungen des vorderen Kreuzbandes spielen auf Grund ihrer Häufigkeit, der wirtschaftlichen Kosten und der schwerwiegenden Folgeerkrankungen (Arthrose) eine zentrale Rolle in der orthopädischen Knieversorgung und sind dementsprechend am besten untersucht worden.

Draganich et al. zeigten in einer Kadaverstudie, dass die Quadriceps-Aktivität bei 0° bis 40° Flexion zu einem signifikanten Anstieg der Kräfte im anteromedialen ACL-Band führt, während die gleichzeitige Aktivierung der ischiokruralen Muskulatur durch eine nach posterior gerichtete Gegenkraft diesem Anstieg entgegenwirkt [65].

Washer et al. untersuchten in einer Kadaverstudie die Belastung der Kniebänder durch Torsion und Varus/Valgus-Momente bei verschiedenen Flexionsgraden mit Hilfe eines speziellen Kraftsensors. Die Untersuchung zeigte bei allen Lastformen die größten Belastungen des ACL in der Nähe der vollen Extension, die größten ACL-Kräfte wurden durch die Innenrotation bewirkt. Die größten Kräfte im PCL wurden bei 90° Flexion gemessen. Bei innen- oder außenrotierter Tibia waren die gemessenen PCL-Kräfte geringer, verglichen mit neutralen Rotationsstellung. [241]

Markolf et al. demonstrierten in einer instrumentierten Kadaverstudie, dass die gemessenen ACL-Kräfte durch eine Kombination der anterioren Kraft mit tibialer Innenrotation bei voller Extension verdoppelt werden. Die Kombination der anterioren Kraft mit einem Varus-Moment zeigte ebenfalls bei voller Extension eine Erhöhung der ACL-Kräfte um ca. 20 %. Eine Kombination aus Innenrotation und Varus-Moment zeigte keinen Anstieg der ACL-Kräfte, verglichen mit isolierter Innenrotation. Das Aufbringen des Valgus-Moments entlastete den mit einer anterioren Kraft beaufschlagten ACL zwischen 0–10° Flexion, führte dagegen bei höheren Flexionsgraden zu einem starken Anstieg der ACL-Kräfte (maximal um ca. 80 % bei 50° Flexion). Die Kombination einer anterioren Kraft mit tibialer Außenrotation führte zu einer starken Entlastung des ACL bei mehr als 10° Flexion. [146]

Bessier zeigte in einer ganganalytischen Untersuchung an 11 gesunden Probanden, dass beim Seitwärts- bzw. Kreuzsschritt die Varus/Valgus- sowie die Innen-/Aussenrotation-Momente signifikant höher sind als beim normalen Gehen [18]. Die bei diesen Manövern beobachtete höhere ACL-Ruptur-Inzidenz bekräftigt die Ergebnisse von Markolf et al. hinsichtlich der Innenrotation, die geringere Rolle der Außenrotation wird dagegen nicht bestätigt. McNair et al. untersuchten den Verletzungsmechanismus bei 20 Patienten mit isolierter ACL-Ruptur in Nicht-Kontakt-

Maximale ACL-Kraft [N]	Aktivität	Kritische Phase	Untersuchungs-technik	Referenz
250–300	Passive Extension + Varus-/Valgus + Torsion	5° Hyper-extension-0° Flexion	Kadaverstudie	Markolf 1995 [146]
100	Passive A/P-Translation + Varus-/Valgus + Torsion bei MCL-Ruptur	30° Flexion	Kadaverstudie	Battaglia 2009 [13]
340–590	Isokinetische Extension bei 30, 180 und 300°/s	10° Flexion bei 30°/s	Computersimulation	Serpas 2002 [211]
120	isometrische Quadrizeps-kontraktion	5°–15° Flexion	Probanden-untersuchung und 2D-Modellierung	Yasuda 1987 [255]
520	Isometrische Extension	15° Flexion	Computersimulation	Shelburne 1997 [213]
156	Gehen	frühe mittlere Standphase	Biomechanische Analyse (inverse Dynamik)	Morrison 1970 [165]
411	Gehen	frühe mittlere Standphase	Biomechanische Analyse (inverse Dynamik)	Harrington 1976 [95]
1000	Gehen	frühe mittlere Standphase	Probanden-untersuchung und 2D-Simulation	Collins & O'Connor 1991 [48]
127–150	Gehen, Traben	mittlere Standphase	Tierexperiment	Holden 1994 [107]
300	Gehen	frühe mittlere Standphase	Computersimulation	Shelburne 2004 [214]
28	Kniebeuge	0–40° Flexion	Probanden untersuchung	Toutoungi 2000 [232]
20	Kniebeuge	25° Flexion	Computersimulation	Shelburne 2002 [212]
gering	Kniebeuge	–	Probanden untersuchung	Escamilla 2009 [71]
59	Einbeinkniebeuge	30° Flexion	Probanden untersuchung	Escamilla 2009 [71]
250	Landung nach dem Sprung	Frühe Landungsphase	Computersimulation	Pflum 2004 [181]

Tab. 35: Zusammenstellung publizierter Untersuchungen der ACL-Belastung.

Situationen, 15 davon zeigten eine exzessive Innen- oder Außenrotation bei voller Streckung [153]. Mehrere Forscher verglichen die Auswirkungen verschiedener Aktivitäten auf die ACL-Kräfte, vornehmlich um die Fragestellung nach günstigen Rehabilitationsübungen zu beantworten. Eine Zusammenfassung ausgewählter Untersuchungsergebnisse ist in Tabelle 35 dargestellt.

Einen wichtigen Beitrag zum Verständnis der Belastungen und Verletzungmechanismen am Knie liefern die numerischen Simulationen [152] [214] [216] [217].

Shelburne et al. berechneten die Muster der Bänderbelastungen während des normalen Gehens in zwei Schritten. Sie benutzen zuerst ein zuvor validiertes 3D-Model des menschlichen Körpers nach Anderson und Pandy [4], um mit Hilfe der dynamischen Optimierungstheorie die dynamischen Kenndaten (Bodenreaktions- und Muskelkräfte, Gelenkwinkelstellungen, Bewegungen der Körpersegmente etc.) für einen Gangzyklus zu berechnen. Die Werte wurden dann anhand der an Probanden gemessenen EMG-Daten, Bodenreaktionkräfte und Kniewinkel validiert. Im zweiten Schritt wurden die Daten in einem komplexen Modell der unteren Extremität weiterverwendet, mit dessen Hilfe eine Berechnung der Bänderbelastungen unter Annahme eines statischen Gleichgewichts erfolgte. Abbildung 77 zeigt die Ergebnisse der Berechnung für ACL, PCL, MCL und LCL sowie die posteriore Kniekapsel. [217]

Die größten Belastungen treten demnach im vorderen Kreuzband auf, mit einem Maximum von ca. 0,5 BW in der frühen mittleren Standphase beim Zehenabstoß des kontralateralen Fußes (CTO). Die Belastungen in der Schwungphase sind

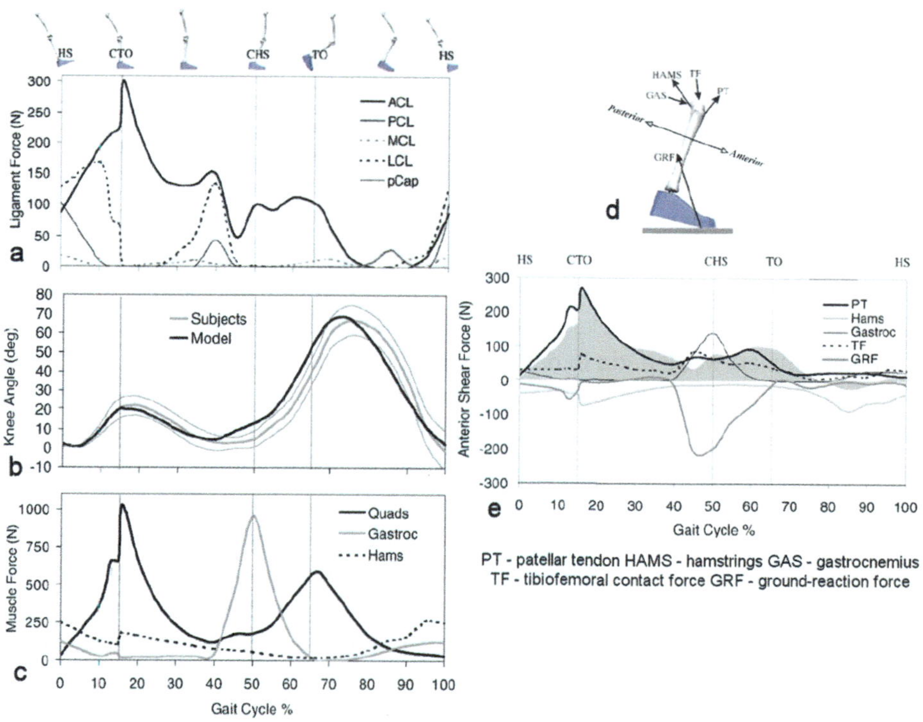

Abb. 77: Ergebnisse der Untersuchung von Shelburne et al. [217]: Verlauf der Kräfte in den Bändern und der posterioren Kapsel (a), der korrespondierende Kniewinkel- (b) und Muskelkraftverlauf (c), Zusammensetzung (d) und Verlauf der anterioren Kraft in der Tibia.

erheblich geringer. Das hintere Kreuzband wird in der Standphase dagegen nicht belastet, eine geringfügige (< 0,1 BW) Belastung tritt in der mittleren Schwungphase im Bereich der maximalen Knieflexion auf. Die maximale Belastung des lateralen Seitenbandes von ca. 0,3 BW trat zwischen dem initialen Bodenkontakt und der Belastungsantwort auf. Beim medialen Seitenband und der posterioren Kniekapsel treten die maximalen Belastungen beim initialen Bodenkontakt auf, sind jedoch sehr gering.

Es ist auffällig, dass die maximale ACL-Kraft mit der maximalen Quadrizepskraft zusammenfällt, in diesem Moment treten auch die maximalen anteroposterioren Scherkräfte auf. Das Kräftegleichgewicht am Knie in der frühen mittleren Standphase zeigt, dass die Quadricepskraft (PT), die Gastrocnemius-Kraft (GAS) und die tibiofemorale Kontaktkraft (TF) in ateriore Richtung wirken, während die Bodenreaktionskraft (GRF) und die durch die ischiokrurale Muskulatur bedingte Kraft (HAM) nach posterior gerichtet sind. Die während der Standphase auftretende Gesamtscherkraft von ca. 0,5 BW ist nach anterior gerichtet.

In einer weiteren Untersuchung von Shelburne et al. [215] wurden die Unterschiede zwischen Gesunden und ACL-Verletzten betrachtet. Die Entfernung des ACL führte im Modell zu einer Erhöhung der anterioren Translation in der Standphase (Abbildung 78a). Der Hauptwiderstand zur anterioren Translation wurde durch den MCL aufgebracht (Abbildung 78b), so dass die Gesamtbeanspruchung des MCL dreimal höher ist als beim gesunden Knie (vgl. Abbildung 77a). Die auf die Tibia wirkende anteriore Kraft nimmt jedoch insgesamt ab (Abbildung 78c), was vorrangig auf die durch die anteriore Translation hervorgerufene Veränderung des Winkels der Quadrizepssehne zurückzuführen ist.

Die Untersuchungen von Shelburne et al. liefert bereits ausreichende Daten zur Festlegung der kritischen Phasen, beinhaltet jedoch einige Limitationen. So werden durch die Annahme eines statischen Gleichgewichts die Inertial- und Zentrifugalkräfte vernachlässigt. Der dadurch entstehende Fehler kann nicht ohne weiteres quantifiziert werden, da in der konventionellen, auf Kraftmessplatten basierten Ganganalyse keine direkte Kraftmessung in der Schwungphase möglich ist. Darüber hinaus ist ein Vergleich der Werte mit den publizierten ganganalytischen Untersuchungen durch die Notwendigkeit einer Transformation aus einem globalen Koordinatensystem in ein tibiabezogenes lokales System erschwert.

Der Einfluss der Inertial- und Zentrifugalkräfte in der Schwungphase kann aus den Untersuchungen von Oehler et. al [174] abgeschätzt werden. Sie untersuchten mit einem mobilen, in einen Prothesenschaft integrierten DMS-basierten Messsystem die in der Prothese wirkenden Kräfte und Momente bei mehreren transtibial amputierten Patienten. Die Verläufe der Kräfte und Momente können zwar auf Grund der fehlenden bzw. veränderten Muskelkräfte nicht direkt mit den Ergebnissen von Shelburne et al. verglichen werden, in der Schwungphase kann jedoch angenommen werden, dass die entstehenden anterioposterioren Kräfte weitgehend durch die Inertial- und Zentrifugalkräfte bedingt sind. Wie in Abbildung 79 darge-

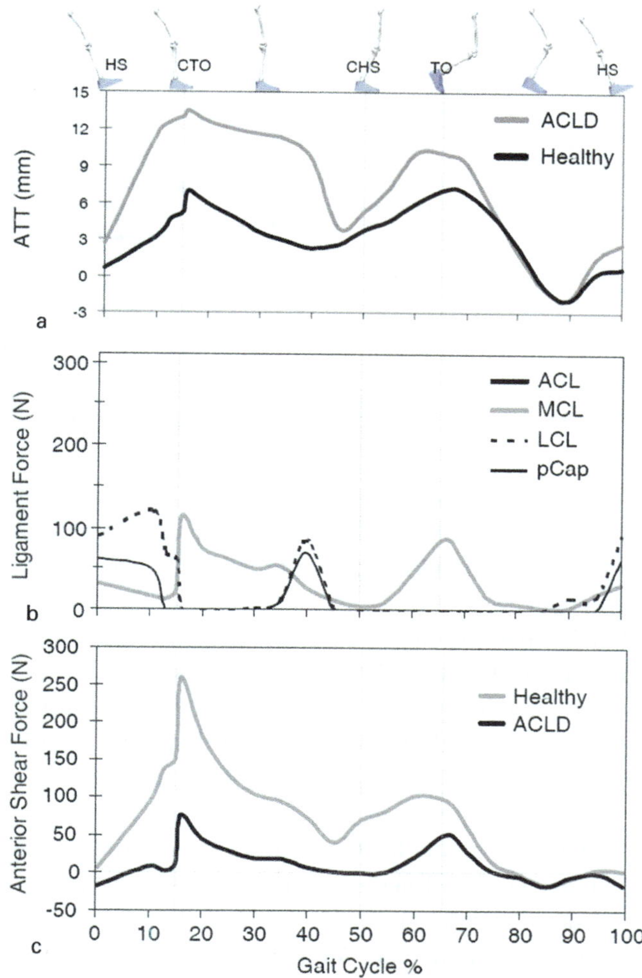

Abb. 78: Auswirkungen einer ACL-Ruptur im Modell nach Schelburne et al. [215].

stellt, sind die gemessenen a/p-Kräfte in der Schwungphase gering, so dass diese Limitation vernachlässigt werden kann.

Aus dem Gesagten ergeben sich folgende Festlegungen für die in der Prüfung abzubildenden kritischen Gangphasen:

- Die Bewertung der Stabilisierungswirkung hinsichtlich der vorderen Schublade (anteriore Translation) erfolgt in der simulierten frühen mittleren Standphase (ca. 15 % des Gangzyklus), da hier die gesamte ACL-Belastung und die anteriore Scherkraft am höchsten sind.
- Die Bewertung der Stabilisierungswirkung hinsichtlich der hinteren Schublade (posteriore Translation) muss prinzipiell in der simulierten mittleren Schwungphase (ca. 85 % des Gangzyklus) im Bereich der maximalen Kniefle-

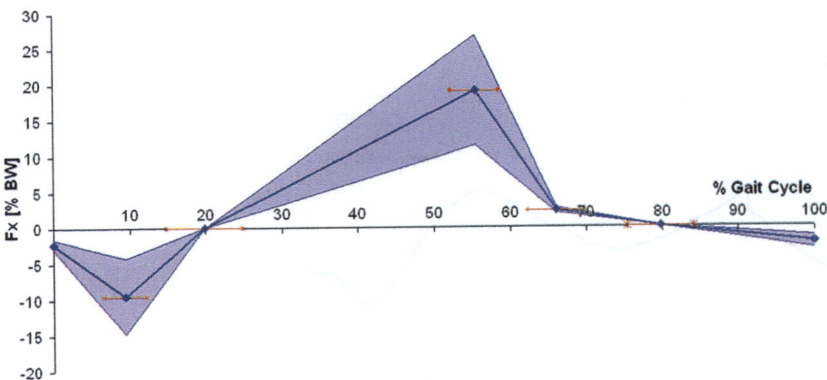

Abb. 79: Verlauf der anteroposterioren Kraft bei transtibial Amputierten nach Oehler er al. [174].

xion erfolgen. Da einerseits der hohe Flexionsgrad beim Beinmodell in einem größer werdenden ventralen Spalt resultiert und anderseits eine isolierte PCL-Ruptur selten auftritt, werden vereinfachend die Prüfeinstellungen der vorderen Schublade übernommen.

- Die Bewertung der Stabilisierungswirkung hinsichtlich des varisierenden/valgisierenden Drehmoments erfolgt beim simulierten Bodenkontakt (0 % des Gangzyklus). Obwohl die maximale Belastung des LCL nach Shelburne während der Belastungsantwort geringfügig größer ist, wird hier der zusätzlichen ACL-Belastung in der Nähe der vollen Streckung Rechnung getragen.
- Die Bewertung der Stabilisierungswirkung hinsichtlich des Innen-/Außenrotation- Drehmoments erfolgt aus gleichen Überlegungen ebenfalls beim simulierten Bodenkontakt (0 % des Gangzyklus). Da die von Markolf et al. an Kadavern festgestellte entlastende Wirkung der Außenrotation [146] durch epidemiologische Studien nicht bestätigt wurde, darf die Stabilisierung gegen Aussenrotation nicht vernachlässigt werden.

4.6.1.2 Festlegung der Prüfeinstellungen

Ausgehend von festgelegten zu simulierenden Gangphasen können auf Grundlage vorangegangener Untersuchungen (siehe Kapitel 4.4) die entsprechenden Prüfeinstellungen, wie in Tabelle 36 dargestellt, festgelegt werden.

Die Prüfung erfolgt weggesteuert, um einerseits den Vergleich der Widerstandswerte verschiedener Orthesen bei definierter Translation bzw. Rotation zu ermöglichen und andererseits den Nullabgleich zu vereinfachen. Die maximalen Translationswege bzw. Rotationswinkel sind bewusst höher als in der Realität festgelegt, um den Bewertungsbereich zu spreizen und dadurch die Trennschärfe des Verfahrens zu erhöhen. Um dabei eine Zerstörung der Orthese zu vermeiden, erfolgt eine

Belastungsrichtung	Einstellungen	
Vordere Schublade	Flexionswinkel:	20° Flexion
	Translationsweg:	± 40 mm
	Kraftkontrolle:	bis 300 N
	Translationsgeschwindigkeit:	2 mm/s
	Gurtkräfte:	realitätsnah; idealisiert
	Beincompliance:	0,35 mm/N; 0,65 mm/N
Innen-/Außenrotation	Flexionswinkel:	0° Flexion
	Rotationswinkel:	± 30°
	Momentkontrolle:	bis 36 Nm
	Rotationsgeschwindigkeit:	1,5°/s
	Gurtkräfte:	realitätsnah; idealisiert
	Beincompliance:	0,35 mm/N; 0,65 mm/N
Varus-/Valgus	Flexionswinkel:	0° Flexion
	Biegewinkel:	± 9°
	Momentkontrolle:	bis 36 Nm
	Biegegeschwindigkeit:	0,75°/s
	Gurtkräfte:	realitätsnah; idealisiert
	Beincompliance:	0,35 mm/N; 0,65 mm/N

Tab. 36: Prüfeinstellungen für die Funktionsprüfung.

Kraft- bzw. Momentenkontrolle, beim Überschreiten des festgelegten Wertes der Gegenkraft wird die Prüfung abgebrochen.

Die aus den Gangphasen resultierenden einzustellenden Flexionswinkel entsprechen im wesentlichen den früheren Untersuchungen (siehe Kapitel 3.3.2), so dass die Vergleichbarkeit prinzipiell gegeben ist. Ein geringfügiger Unterschied zu den Einstellungen des BASiS Instituts besteht bei der Schubladenprüfung, die bei einem Flexionswinkel von 30° erfolgte. Die Begründung, dass bei diesem Winkel die höchste diagnostische Aussagekraft beim Lachmann-Test bzw. Messungen mit KT-1000-Arthrometer erreicht werde, erscheint jedoch nicht stichhaltig. Die Auswahl der Prüfgeschwindigkeit basiert auf den Vorversuchen und ist ein Kompromiss zwischen der Prüfdauer und dem mit höheren Geschwindigkeiten entstehenden Messrauschen bei der Kraftmessung.

Für die realistische Festlegung der Gurtkräfte wurden die mittleren Werte für die entsprechende Gangphase aus der Probandenmessung im Rahmen der klinischen Studie (Kapitel 4.4.3) angesetzt (Tabelle 37). Wie in den Messungen festgestellt, wurden von den anderen Arbeitsgruppen (siehe Tabelle 9) zu hohe, nur kurzzeitig tolerierbaren Werten entsprechende Gurtkraftwerte verwendet. Um dennoch einen Vergleich mit früheren Ergebnissen durchführen zu können, ist an Hand der Ergebnisse der Messschellen-Untersuchung (Kapitel 4.4.1) zusätzlich eine idealisierte Festlegung erfolgt (Tabelle 37).

Die Wahl der Voreinstellungen der Fülldrücke für die Muskelgruppen des Beinmodells erfolgt über die abzubildende Beincompliance. An Hand der in Tabelle 30

Initialer Bodenkontakt

	Gurt 1	Gurt 2	Gurt 3	Gurt 4	Gurt 5	Gurt 6
Mittelwerte der Probanden-Untersuchungen [N]	7,5	8,4	4	3,7	6,6	8,9
Festgelegte Gurtkräfte [N]	8 ± 0,5	8 ± 0,5	4 ± 0,5	5 ± 0,5	7 ± 0,5	10 ± 0,5

Mittlere Standphase

	Gurt 1	Gurt 2	Gurt 3	Gurt 4	Gurt 5	Gurt 6
Mittelwerte der Probanden-Untersuchungen [N]	7,5	8,4	4	3,7	6,6	8,9
Festgelegte Gurtkräfte [N]	8 ± 0,5	8 ± 0,5	4 ± 0,5	4 ± 0,5	7 ± 0,5	9 ± 0,5

Tab. 37: Realitätsnahe Festlegung der Gurtkräfte.

	Gurt 1	Gurt 2	Gurt 3	Gurt 4	Gurt 5	Gurt 6
Mittelwerte der Messschellen-Untersuchung [N]	20	17,6	20	17,6	20	17,6
Festgelegte Gurtkräfte [N]	20 ± 1	18 ± 1	20 ± 1	18 ± 1	20 ± 1	18 ± 1

Tab. 38: Idealisierte Festlegung der Gurtkräfte.

aufgeführten Literaturwerte wurden für den Oberschenkel die Zustände 0,65 ± 0,05 mm/N (entspannte Muskulatur) und 0,35 ± 0,05 mm/N (kontrahierte Muskulatur) definiert. Um eine unabhängige Einstellung für den Ober- und Unterschenkel zu ermöglichen, wurde die bei der Entwicklung des Beinmodells festgelegte Einteilung der Muskelgruppen nach Aktivierung im Gangzyklus entsprechend angepasst. Da für den Unterschenkel keine Compliance-Werte gefunden werden konnten, wurden die Festlegungen auf Basis der Druckverteilungsmessungen am vorderen und hinteren Unterschenkel getroffen. Dabei wurden für die hintere Wadenmuskulatur (M. triceps surae) die gleichen Werte wie für den Oberschenkel verwendet, für die vordere Unterschenkelmuskulatur M. tibialis anterior wurden dagegen niedrigere Compliance-Werte von 0,5 ± 0,05 mm/N (entspannt) und 0,30 ± 0,05 mm/N (kontrahiert) angesetzt.

Die Einstellung der Fülldrücke erfolgte mit Hilfe der Materialprüfmaschine und eines zylindrischen Druck-Indentors mit 12,2 mm Durchmesser wie von Liu et al. [139] angegeben. Das Beinmodell wurde in die Materialprüfmaschine eingespannt und so positioniert, dass der Indentor in eine waagerechte Fläche des Beinmodells eingedrückt werden konnte (Abbildung 80). Der Indentor wurde manuell über einer Muskelgruppe positioniert, anschließend wurden die Messpunkte 5 N und 10 N kraftgesteuert angefahren und die Compliance aus gemessenen Kräften und Wegen berechnet, so dass die erforderlichen Druckeinstellungen für die Muskelgruppen ermittelt werden konnten. Die erreichten Compliance-Werte für die einzelnen Muskelgruppen sind in Tabelle 39 dargestellt.

Muskelgruppe	Compliance [mm/N]					
	entspannt			kontrahiert		
	Belastungsstufe 5N	Belastungsstufe 10N	Mittelwert	Belastungsstufe 5N	Belastungsstufe 10N	Mittelwert
M. adductor magnus, M. adductor brevis, M. biceps femoris, M. semimembranosus, M. semitendinosus	0,66	0,64	0,65	0,34	0,31	0,33
M. extensor digitorum longus, M. tibialis anterior, Mm. fibulares	0,49	0,51	0,5	0,29	0,29	0,29
M. soleus, M. popliteus, Mm. gastrocnemii	0,63	0,69	0,66	0,34	0,34	0,35
Mm. vastii, M. rectus femoris	0,67	0,57	0,62	0,35	0,33	0,34

Tab. 39: Ergebnisse der Compliance-Messungen für die Muskelgruppen des Beinmodells.

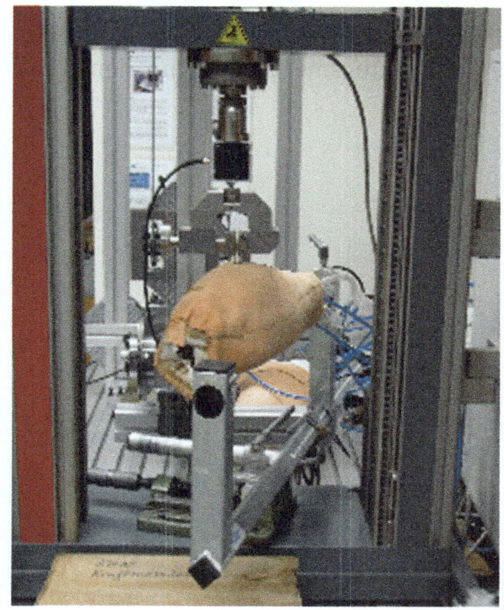

Abb. 80: Compliance-Messung zur Einstellung der Muskelfülldrücke.

Mit den festgelegten Einstellungen für die Muskelfülldrücke und die Gurtkräfte lassen sich zwei in der Prüfung zu untersuchende Fälle definieren (Tabelle 40). Die Einstellungen für den „best case" entsprechen einer optimalen Kraftübertragung, während die „real case" Einstellungen sich aus einer Kombination der im Feld gemessenen Kräfte und der Annahme einer relaxierten Muskulatur zusam-

Gurtkräfte	Compliance	
	entspannt	kontrahiert
realitätsnah	„real case“	–
idealisiert	–	„best case“

Tab. 40: Definition der Prüffälle.

mensetzen. Je weniger sich der Stabilisierungseffekt der Orthese zwischen den beiden Fällen ändert, desto geringer ist seine Abhängigkeit von Patienteneigenschaften.

4.6.1.3 Validierung der Prüfeinstellungen

Obwohl die Einstellungen durch die gewährleistete Einhaltung der klinisch erhobenen Werte für die Gurtkräfte und die Compliance bereits als klinisch valide betrachtet werden können, soll zusätzlich eine Überprüfung mit einem unabhängigen Parameter stattfinden. Es bietet sich an, einen Vergleich mit den Ergebnissen der Druckverteilungsmessung beim Gehen (Kapitel 4.4.2) durchzuführen.

Da die Messungen der Probandenuntersuchung beim Gehen mit realen Gurtkräften durchgeführt wurden, erfolgen die Validierungsmessungen mit den „real

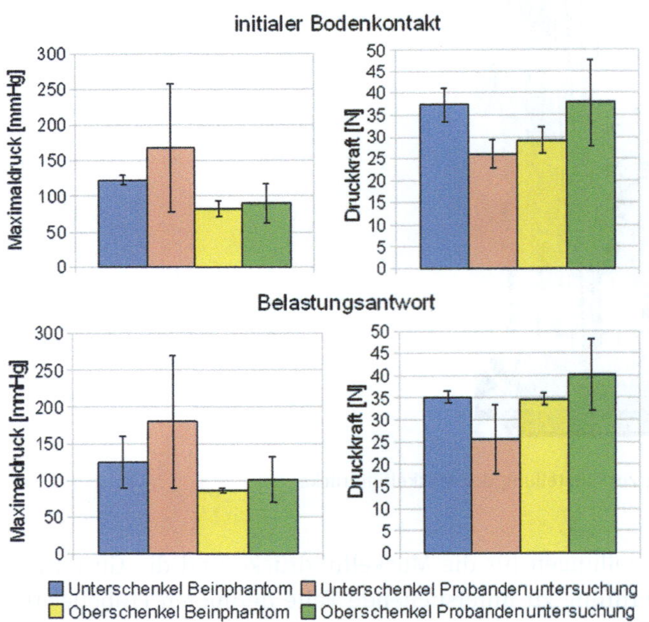

Abb. 81: Vergleich der Druckmessungen zwischen Orthese und Beinmodell mit der Probandenuntersuchung.

case"-Einstellungen für die Gurtkräfte sowie einer Beincompliance von 0,65 mm/N. Die Untersuchungsmethodik aus Kapitel 4.4.2 wurde beibehalten, die Messung wurde fünfmal wiederholt. Zum Vergleich wurden aus den Ergebnissen der Probandenmessung die Druck- bzw. Druckkraftwerte der simulierten Gangphase (initialer Bodenkontakt) extrahiert. Die Mittelwerte und die Standardabweichungen des Maximaldrucks und der Druckkraft sind in Abbildung 81 dargestellt.

Die Werte des Beinmodells, mit Ausnahme der Druckkraft am Unterschenkel, sind etwas niedriger als die Werte der Probandenuntersuchung. Das kann durch den Unterschied der Compliance-Einstellungen für entspannte Muskulatur und der Härte der beim Gehen teilweise kontrahierten Muskeln erklärt werden. Die Werte zwischen der Orthese und dem Beinmodell liegen aber bis auf die Druckkraft am Unterschenkel innerhalb einer Standardabweichung der Probandenuntersuchung. Angesichts der generell geringen Wiederholbarkeit der Druckverteilungsmessung ist damit bestätigt, dass die Druckmessungen am Beinphantom den Werten der Probandenuntersuchung hinreichend genau entsprechen und die Modellierung der Krafteinkopplung als valide betrachtet werden kann.

4.6.1.4 Darstellung des Prüfablaufs und Auswahl des Bewertungsschemas

Mit den festgelegten und validierten Prüfeinstellungen und an Hand der Erprobungsmessungen wurde eine Prüfvorschrift erarbeitet, die einen einheitlichen und standardisierten Ablauf der Funktionsprüfung von funktionellen Knieorthesen festschreibt. Darin werden neben der eigentlichen Versuchsdurchführung auch die erforderlichen Vorbereitungsschritte wie das Anbringen des Prüfstandes an der Materialprüfmaschine und der Anschluss benötigter Messsysteme beschrieben.

Der festgelegte Untersuchungsablauf gliedert sich dabei in folgende Einzelschritte, die jeweils für die „best case" und die „real case" Einstellungen wiederholt werden:

- Einstellung des Prüfstandes auf die erforderlichen Einstellungen bezüglich Flexionswinkel, Oberschenkelposition, Beincompliance und des freigegebenen Freiheitsgrades
- Anlegen der Orthese
- Einstellung der Gurtkräfte für den „best case"
- Einrichtfahrt
- Durchführung von fünf Wiederholungsmessungen
- Einstellung der Gurtkräfte für den „real case"
- Einrichtfahrt
- Durchführung von fünf Wiederholungsmessungen
- Ablegen der Orthese
- Durchführung der Nullniveau-Messung (fünf Wiederholungsmessungen)

Die Bestimmung der Seildehnung kann einmal pro Tag im Anschluss an die Messungen erfolgen.

Der Oberschenkel des Beinmodells wird in der Sagittalebene in dem geringsten Abstand von dem Unterschenkel positioniert, bei dem die Prüfbewegungen ohne Behinderung durchgeführt werden können. In der Frontalebene wird der Oberschenkel in der Mitte des Prüfstandes positioniert. Die Feineinstellung der Position beider Segmente des Beinmodells erfolgt über die Stellschrauben der Pyramidenadapter, mit denen sie mit der Belastungsvorrichtung verbunden sind.

Beim Anlegen an das Beinmodell wird die Orthese mit Hilfe der lateralen und medialen Laserpointer (Abbildung 82) entsprechend der Herstellerangaben positioniert.

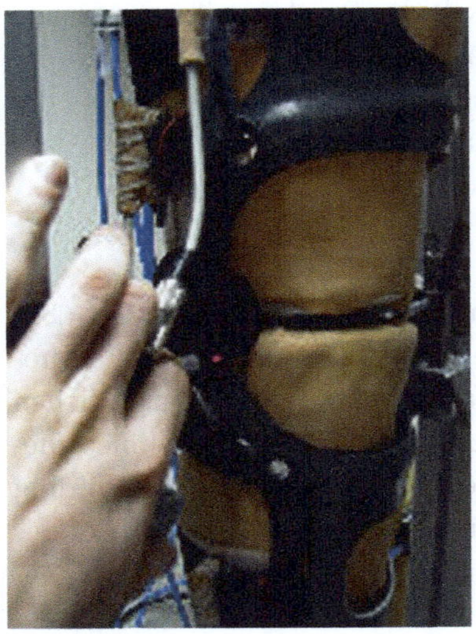

Abb. 82: Positionierung der Orthese.

Sind in der Gebrauchsanweisung keine entsprechenden Angaben enthalten, wird die für den eingebauten Gelenktyp übliche Einstellung verwendet.

Anschließend werden die Gurte zunächst ohne Kraftkontrolle in der durch die Hersteller festgelegten Reihenfolge angezogen, dabei wird darauf geachtet, dass die Orthese sich nicht verschiebt bzw. verdreht. Die Überwachung der Gurtkräfte erfolgt mit Hilfe der im Kapitel 4.3.1.1 vorgestellten Gurtkraftsensoren. Das Einstellen der erforderlichen Gurtkräfte ist mit dem vorliegenden Beinmodell mit einigen Iterationen verbunden, da die einzelnen Muskelgruppen des Beinmodells sich zum Teil gegenseitig beeinflussen.

Die Notwendigkeit einer Einrichtfahrt resultiert aus den Einspielvorgängen, die ähnlich der in der Realität beobachteten „Selbstjustierung" [235] ablaufen, so dass bei der ersten Fahrt generell niedrigere Werte gemessen werden als bei den nachfolgenden Messungen. Dieser Effekt wurde auch bei anderen Prüfständen [162] beschrieben. Die Auswertung erfolgt an Hand der fünf Prüffahrten ohne die Einrichtfahrt.

Für die Auswertung der Messkurven der Prüfungen werden die Weg- und Kraftwerte der einzelnen Versuche aus der TestExpert-Datei der Materialprüfmaschine ausgelesen und in Matrizen gespeichert. Dabei werden für die Innen/Außenrotation- und die Varus/Valgus-Untersuchungen Kräfte und Wege über die geometrischen Verhältnisse am Prüfstand in Winkel und Momente umgerechnet.

Die anschließende Auswertung erfolgt mit Hilfe einer in MATLAB programmierten Software und beinhaltet folgende Einzelschritte:

- Korrektur der Seildehnung für die Kraft/Weg- bzw. Moment/Winkel-Kennlinien mit und ohne Orthese
- Definition des Nullniveaus durch eine Approximation der mittleren Kennlinie ohne Orthese durch ein Polynom dritten Grades
- Abzug des Nullniveaus
- Berechnung der Regressionsgeraden für die resultierenden Kennlinien
- Berechnung von definierten Vergleichswerten durch den Schnittpunkt der Regressionsgeraden mit dem definierten Weg/Winkel
- Berechnung der Mittelwerte und Streuungsmaße
- Beim Vergleich unterschiedlicher Orthesenmodelle zusätzlich statistische Auswertung der Unterschiede

Der Ablauf der Auswertung mit entsprechenden Kennlinien ist exemplarisch für eine Valgus-Untersuchung mit „real case“-Einstellungen in Abbildung 83 dargestellt.

Die dargestellten Kurven aus den Messungen mit und ohne Orthese sind bereits um den entsprechenden Betrag der Seildehnung korrigiert. Die fünf Testfahrten ohne Orthese (hellblau) werden zu einer mittleren Kurve zusammengefasst, diese wird anschließend durch ein Polynom dritten Grades approximiert, das als Nullniveau verwendet wird. Von den Momentenverläufen der Testfahrten mit Orthese (magenta) wird nun das Nullniveau abgezogen, so dass die gesuchten Moment/Winkel-Kennlinien (dunkelblau) entstehen.

Anhand der Kennlinien kann noch keine statistische Auswertung erfolgen. Um einen Vergleich verschiedener Orthesen zu ermöglichen, ist daher ein definierter Vergleichswert erforderlich. An Hand der Erprobungsmessungen bieten sich die folgenden Vergleichswerte an:

- durch die Orthese erzeugte Gegenkraft bei 20 mm induzierter vorderer/hinterer Schublade,
- durch die Orthese erzeugtes Gegenmoment bei 20° induzierter Innen/Außenrotation
- durch die Orthese erzeugtes Gegenmoment bei 6° induziertem Varus/Valgus

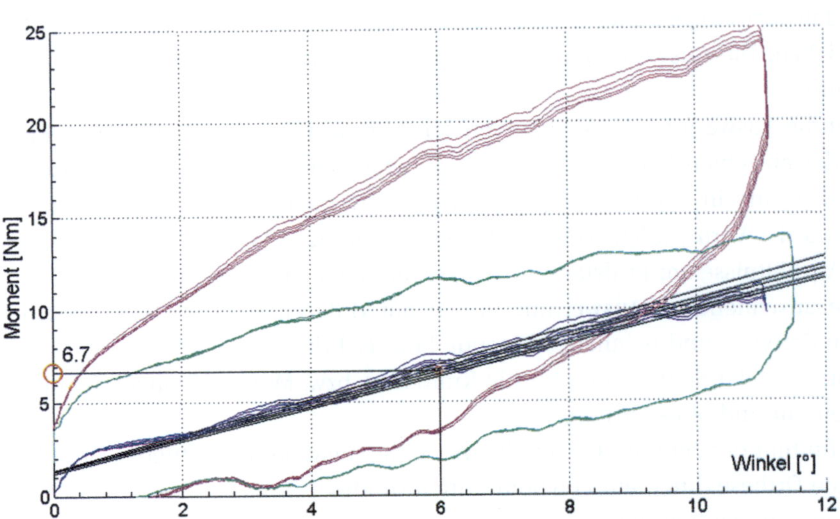

Abb. 83: Auswertung einer Valgus-Untersuchung mit resultierenden Kennlinien und einem Vergleichswert von 6,7 Nm.

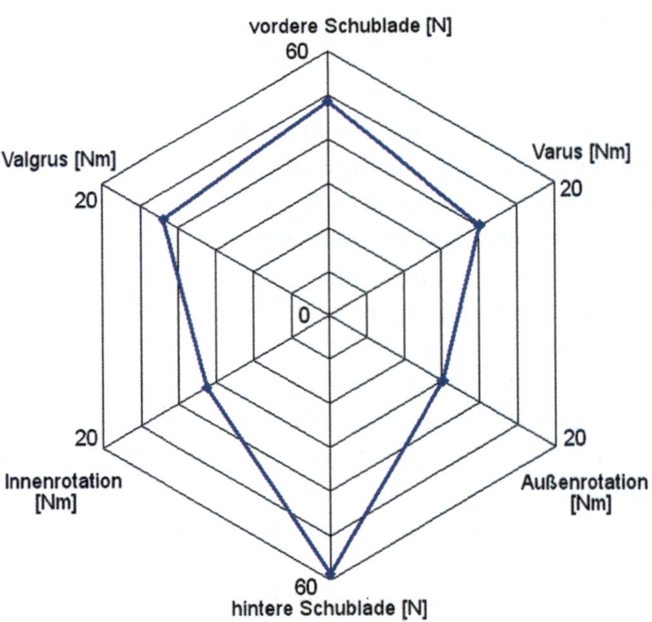

Abb. 84: Darstellung der Vergleichswerte in einem Netzdiagramm.

Um den Einfluss der zufällig in der Nähe des Vergleichswertes liegenden Messwertschwankungen zu minimieren, wird der Vergleichswert für jede Kennlinie anhand ihrer Regressionsgeraden bestimmt, der abgebildete Vergleichswert entspricht dem Mittelwert aus fünf Prüffahrten.

Eine übersichtliche Gesamtdarstellung der erzielten Vergleichswerte kann, wie bei Untersuchungen des BASiS-Instituts oder bei KT-1000-Messungen, mit einem Netzdiagramm erfolgen (Abbildung 84).

4.6.2 Nutzungsdauerbezogene Prüfung

Die erforderlichen Festlegungen im Rahmen der nutzungsdauerbezogenen Prüfung beinhalten einerseits die Festlegung der Betriebslasten und andererseits die Definition der erforderlichen Zyklenzahlen. Diese Festlegungen müssen idealerweise in Abhängigkeit vom Orthesen-Typ und der Mobilität des Träger-Kollektivs erfolgen. So stehen z. B. bei den präventiven Orthesen die hohen, aber kurzzeitigen sportartspezifischen Belastungen im Vordergrund. Bei rehabilitativen Orthesen muss zudem die stetige Zunahme der Mobilität beachtet werden.

4.6.2.1 Festlegung der Prüfbelastungen

Die Festlegung der verschleißrelevanten Prüfbelastungen erfolgte im Wesentlichen bereits im Rahmen der Modellierung (Kapitel 4.5.2). Die resultierenden Einstellungen, die primär für Immobilisationsorthesen bzw. funktionelle Orthesen mit Flexionsanschlägen gelten, sind in Tabelle 41 zusammengefasst.

Beim Aufbringen der Flexion/Extension wird, zusätzlich zur Regelung des Biegemoments, der gemessene Flexionswinkel überwacht und als Abbruchkriterium genutzt. Wie stark der Flexionswinkel von dem durch die verwendeten Anschläge vorgegebenen Wert abweichen darf, kann eingestellt werden. Die Abweichung kommt aufgrund der Achseninkongruenz zwischen Orthese und Prüfstand, der Verformbarkeit der Orthese sowie Messabweichungen zustande. Während der Erprobung hat sich eine Abweichung von 5–10° als praktikabel erwiesen.

Prüfbelastung	Umfang	Regelung	Verlauf
Flexion/Extension	± 20 Nm	Momentenregelung mit Winkelkontrolle	Abbildung 68a
Innen/Außen-Rotation	± °	Winkelsteuerung	Abbildung 68b
Muskelaufweitung	Bis 55 N	Kraftsteuerung	Abbildung 85
Varus/Valgus	0	manuell	–
A/P-Translation	0	manuell	–

Tab. 41: Prüfbelastungen für die Nutzungsdauerbezogene Prüfung.

Für die kraftgesteuert erfolgende Muskelaufweitung wurde eine Zunahme der Gurtkraft durch die Aufweitung des Oberschenkels von 35 N definiert. Für die Anlegekraft sollte zunächst der in der klinischen Untersuchung am oberen dorsalen Oberschenkelgurt gemessene mittlere Wert von 10 N verwendet werden, auf Grund der Migrationsproblematik wurde dieser Wert jedoch nach der Erprobung auf 20 N erhöht. Daraus resultiert die festgelegte maximale Gurtkraft bei Muskelaufweitung von 55 N. Die Aufweitung startet kurz nach Beginn der Flexionsbewegung. Nach Erreichen des Endwertes von 55 N wird die Aufweitung bis zum Ende der Flexion aufrechterhalten. Bei kurzen Hüben, die sich z. B. bei gleichzeitiger Verwendung eines Flexions- und eines Extensionsanschlags ergeben, entsteht ein typischer Sägezahn-Verlauf (Abbildung 85).

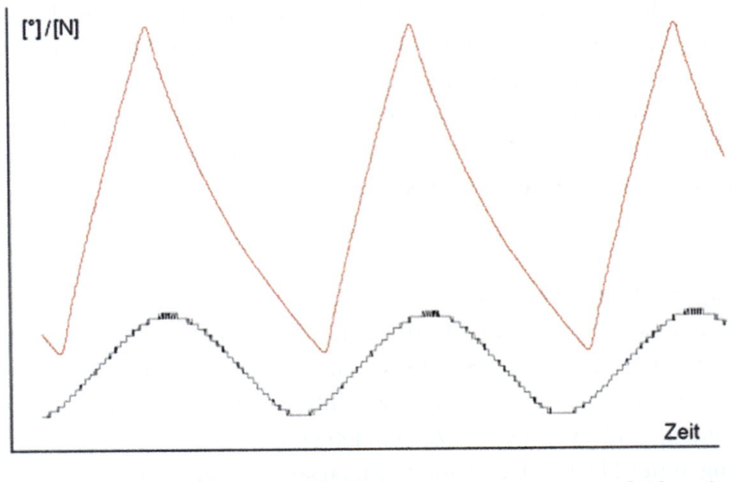

Abb. 85: Verlauf der Oberschenkelaufweitung.

Für Varus/Valgus und A/P-Translation wurde eine neutrale Voreinstellung festgelegt, die bei Bedarf jedoch z. B. zum Ausgleich einer Vorspannung durch die Form der Orthese angepasst werden kann.

Die Rahmen der Modellierung angedachte Überlagerung der einzelnen Belastungen erwies sich in der Erprobung jedoch als nicht unproblematisch. Durch die realitätsnahen Werte der Gurtkräfte und vertikale Anordnung des Beinmodells kommt es oft, insbesondere bei der Einleitung der zusätzlichen Torsion, zu einer irreversiblen Distalisierung der Orthese bereits nach einigen Tausend Zyklen. Dieser Vorgang entspricht zwar durchaus der Realität der Orthesennutzung, ein regelmäßiges Wiederanlegen der Orthese ist jedoch im Rahmen einer Dauerprüfung nicht vertretbar. Eine feste Verbindung der Orthese mit dem Beinmodell würde zwar Abhilfe schaffen, jedoch gleichzeitig Zwangskräfte auf die Orthese aufbringen und so die entstehende Beanspruchung verfälschen. Eine mögliche Alternative ist eine zeitliche Staffelung der Beanspruchung. Dabei werden die festgelegten Zyklenzahlen für jede Belastungsart nacheinander durchgeführt. Eine solche Lösung ist mit der entwickelten Regelung nicht zu realisieren, da sekundäre Belastungen anhand des Flexionzyklus geregelt werden. Um dennoch eine vom Aufwand her vertretbare und gleichzeitig realitätsnahe Prüfung zu ermöglichen, wurde beschlossen, zuerst die volle Zyklenzahl als reine Flexions-/Extensionsbewegung auszuführen und anschließend 10 % der Zyklenzahl als Überlagerung der einzelnen Belastungen.

4.6.2.2 Festlegung der aktivitätsbezogenen Zyklenzahlen

Witzel [247] legt die Gesamtzahl der Lastzyklen einer Knieorthese bei einem viermaligen Einsatz auf 1 Million pro Jahr fest, als Begründung wird auf die Prüfung von Hüft- und Knie-Endoprothesen verwiesen. Ein Vergleich der normativen Prüfvorgaben für verschiedene Medizinprodukte zur Erhaltung oder Wiederherstellung der Mobilität zeigt jedoch ein uneinheitliches Bild (Tabelle 42).

Hilfsmittel	**Belastungs-zyklen**	**Repräsentativ für Zeitraum**	**Norm**
Gehstöcke mit 3 oder mehr Beinen	200.000	nicht festgelegt	ISO 11334-4
Gehwagen	200.000	nicht festgelegt	EN 1985
Gehstöcke	850.000	nicht festgelegt	EN 1985
Achselstützen	1 Mio	nicht festgelegt	EN 1985
Unterarmgehstützen	1 Mio	nicht festgelegt	ISO 11334-1
Exoprothesenfüße	2 Mio	nicht festgelegt, (Praxiswert 3–5 Jahre)	ISO 10328, ISO 22675
Exoprothesenkomponenten (außer Füße)	3 Mio	nicht festgelegt, (Praxiswert 3–5 Jahre)	ISO 10328
Hüftendoprothesen	5 Mio	nicht festgelegt, (Praxiswert 5 Jahre)	ISO 14242, ISO TR 9325
Knieendoprothesen	5 Mio	nicht festgelegt, (Praxiswert 5 Jahre)	ISO 14243

Tab. 42: Vergleich normativ festgelegter Belastungszyklen verschiedener Hilfsmittel.

Die festgelegten Belastungszyklen variieren zwischen 200.000 und 5 Mio. Lastzyklen. Ein zeitlicher Bezug ist zudem in keiner der entsprechenden Normen definiert, wenngleich von den Prüflaboren sporadisch Praxiswerte genannt werden. Die Kenntnis des zeitlichen Bezugs ist jedoch zu Vergleichszwecken sowie für die Umrechnung auf die Rehabilitationsdauer (6 bis 12 Wochen je nach Protokoll) unbedingt erforderlich.

Die Hüftendoprothesen-Norm ISO 14242 stützt sich auf die Untersuchungen von Schmalzried et al. [207]. Sie untersuchten 1998 mit einem Pedometer die Anzahl der Schritte pro Jahr bei 111 Patienten nach Hüftimplantation. Die durchschnittliche Anzahl der Schritte pro Tag betrug 4.988, interpoliert auf ein Jahr ca. 0,9 Millionen. Die Werte zeigten jedoch mit Schwankungen zwischen 395 bis 17.718 Schritten pro Tag sehr hohe interindividuelle Variabilität. Ein statistisch signifikanter Einfluss des Alters und des Geschlechts auf die Aktivität wurde festgestellt. [207]

Die gleiche Arbeitsgruppe führte 2002 Untersuchungen an 33 Patienten mit Hilfe eines 2D-Beschleunigungssensors (Step Activity Monitor) durch. Die Messungen zeigten eine mehr als doppelt so hohe Aktivität (1,9 Millionen Schritte/Jahr), verglichen mit der ersten Studie. Es wurden darüber hinaus keine geschlechtsabhängigen Unterschiede festgestellt. Die Autoren führen die abweichenden Ergebnisse auf methodische Fehler der Pedometer zurück. [218]

Die einzige Untersuchung der Aktivität von Patienten mit Hüftersatz, die zwischen einzelnen Aktivitäten unterscheidet, stammt von Morlock et al. [164]. Sie führten eine Untersuchung an 31 Patienten mit Hilfe eines elektronischen Messsystems, bestehend aus einen Kniewinkelgoniometer und je einem Neigungssensor für Unter- und Oberschenkel, durch. Anhand eines regelbasierten Auswertungsalgorithmus konnte zwischen Gehen, Stehen, Treppensteigen, Liegen und Sitzen unterschieden werden. Aufgrund der unterschiedlichen Messdauer wurden die Ergebnisse auf 12 Stunden normiert. Die Zyklenzahlen sowie die relativen Häufigkeiten der einzelnen Aktivitäten sind in Tabelle 43 zusammengefasst.

Aktivität	**Zyklen**		**Aktivitäts-zusammensetzung [%]**	
	Mittelwert	**Standard-abweichung**	**Mittelwert**	**Standard-abweichung**
Gehen	6324	3511	10,2	5,3
Treppensteigen	278	207	0,4	0,4
Stehen	–	–	24,5	14,9
Sitzen	–	–	44,3	16,9
Liegen	–	–	5,8	9,3

Tab. 43: Ergebnisse der Aktivitätsuntersuchung von Morlock et al. [164].

Eine weitere Vergleichsmöglichkeit können die Testprotokolle von zyklischen Belastungsuntersuchungen zur Bewertung verschiedener Fixationstechniken bei ACL-Rekonstruktion bieten. Leider zeigt sich bei den existierenden Studien hinsichtlich der Zykluszahlen und der zugehörigen Belastungen ein uneinheitliches Bild. Die meisten Studien liegen bei 1.000 bis 5.000 Zyklen [126] [168] [254]. Campbell et al. sehen 1.000 Zyklen gemäß dem postoperativen Protokoll nach Noyes als repräsentativ für die ersten zwei Wochen an [42]. Kitamura et al. leiten die Anzahl der notwendigen Belastungszyklen aus der Annahme einer postoperativen Aktivität in den ersten beiden Wochen von zwei Stunden pro Tag bei einer Frequenz von

0.28 Hz ab [126]. Obwohl die entsprechende Berechnung ca. 28.000 Zyklen ergibt, wurde die Untersuchung jedoch aus Gründen der Praktikabilität mit 5.000 Zyklen durchgeführt. Honl et al. führten die Untersuchungen mit 60.000 Zyklen durch, was sie als repräsentative Zykluszahl für die ersten vier Wochen nach der Operation definieren [108] [204].

Eine wichtige Ergänzung stellen die Untersuchungen von Oehler et al. an der TU Berlin dar. Im Rahmen ihres noch laufenden Forschungsprojektes wurde ein mobiles DMS-basiertes Messsystem zur Untersuchung der Aktivität und Mobilität von prothetisch versorgten Oberschenkelamputierten entwickelt. Das Messsystem ist mit gängigen Adaptern in die Prothese integrierbar, je nach Situation ist eine Platzierung zwischen Schaft und Kniegelenk bzw. eine knöchelnahe Platzierung möglich. Mit dem Messsystem werden dreidimensional Kräfte und Momente mit einer Abtastrate von 256 Hz bei 12-bit Auflösung erfasst. Ergänzt wird das Messsystems durch zwei Kniewinkelsensoren, ein Datenspeichergerät und die Energieversorgung. Die Auswertungssoftware erlaubt eine Unterscheidung zwischen verschiedenen definierten Aktivitätsformen. Die Validierung erfolgte im Vergleich zu einem etablierten optischen Ganganalysesystem. Das Messsystem wird momentan im Rahmen einer über ein Jahr laufenden Studie mit 15 Oberschenkelamputierten eingesetzt, dabei soll eine Datenbasis zur kritischen Bewertung der ISO 10328 generiert werden [175].

Obwohl die Daten aus dieser Untersuchung noch nicht verfügbar sind, wurden in der Pilotphase des Projektes über zwei Monate Messungen an zwei Oberschenkelamputierten durchgeführt, die Ergebnisse sind in Tabelle 44 dargestellt [174]. Für den Probanden A sind darüber hinaus die Vergleichswerte aus einer Beobachtung über 200 Tage aufgeführt. Die geringen Abweichungen des prozentualen Anteils verschiedener Aktivitäten kann ein Indiz für den geringen Einfluss der Jah-

Aktivität	**Proband A**						
	Zyklen	**Dauer [h]**	**% 60 Tage**	**% 200 Tage**	**Zyklen**	**Dauer [h]**	**% 60 Tage**
Ebenes Gehen	251.761	103.1	12.2	12.1	154.694	70.6	9.3
Treppe hinunter	2.154	0.7	0.1	0.1	1.632	0.6	0.1
Treppe hinauf	4.176	1.6	0.2	0.2	1.150	0.5	0.1
Stehen (belastet)	58.048	242.2	28.7	25.0	35.185	103.1	13.7
Knien	1.679	29.8	3.5	3.8	141	0.7	0.1
Stehen (entlastet)	39.915	139.7	16.6	15.4	14.399	27.4	3.6
Sitzen	3.323	307.3	36.4	41.3	11.200	419.2	55.4
Liegen	75	4.7	0.6	0.4	683	89.9	11.9
Rad fahren	0	0.0	0.0	0.0	107.638	31.8	4.2
ungeklärt	16.782	14.2	1.7	1.7	18.516	12.1	1.6

Tab. 44: Ergebnisse der Mobilitätsuntersuchung zweier Oberschenkelamputierter nach Oehler et al. [174].

reszeit auf die Gesamtmobilität sein. Der Vergleich beider Probanden miteinander zeigt große Unterschiede, die auf die persönliche Mobilität zurückzuführen sind. Die Zyklenzahlen für den aktiveren Probanden (4.302/Tag) sind vergleichbar mit den von Schmalzried et al. ermittelten mittleren Werten.

Die Mobilität von Patienten in der Rehabilitation nach einer Knieoperation wurde bisher wissenschaftlich wenig untersucht. Eine der wenigen publizierten Studien, die sich mit den Tagesaktivitäten und den dazugehörigen Bewegungsausmaßen auseinandersetzen, stammt von Speth et al. Sie analysierten die täglichen Aktivitäten von 10 gesunden Probanden. Die Probanden wurden für acht Stunden an einem „typischen Werktag" mit einem Messsystem ausgestattet, das die Aufnahme von Kniewinkeln, synchronisiert mit einer pedobarographischen Messung, ermöglichte. Die Kniewinkel wurden mit zwei eindimensionalen Potentiometer-basierten Goniometern erfasst. Die pedobarographische Messung ergab einen mittleren Sohlendruck, der zur Musteranalyse mit anschließender Zuordnung zu den vordefinierten Aktivitätsformen Gehen, Stehen und Sitzen verwendet wurde. Insgesamt konnten nach Aussage der Autoren 90 % der Daten einer der definierten Aktivitätsformen zugeordnet werden. Leider wird in der Publikation nicht auf die Methodik der Mustererkennung eingegangen [222].

Die Probanden wurden im Vorfeld der Messung mit Hilfe eines Fragebogens einer der folgenden drei Aktivitätsklassen zugeordnet:
- „aktiv": mehr als 4 Std/Tag Gehen oder Stehen
- „mittel aktiv": 2–3 Std/Tag Gehen oder Stehen
- „passiv": mehr als 5 Std/Tag Sitzen

Die Messergebnisse der Studie sind in Tabelle 45 zusammengefasst. Die Aktivität der Orthesen-Träger in der Rehabilitation ist nach Ansicht der Autoren mit der von passiven Probanden vergleichbar [222].

Aktivitätsklasse	Aktivitätszusammensetzung [%]				Durchschnittliche Kniewinkel beim Gehen [°]					
	Gehen	Stehen	Sitzen	ungeklärt	Min		Max		Mittelwert	
					L	R	L	R	L	R
aktiv	45	22	18	15	1	2	42	47	45	40
mittel aktiv	24	52	19	5	3	3	41	42	45	46
passiv	12	7	75	6	5	6	45	44	8	40

Tab. 45: Zusammenfassung der Ergebnisse von Speth et al. [222].

Die Studie von Speth et al. liefert zwar erste Anhaltspunkte zur Abschätzung der täglichen Aktivitäten von Orthesenträgern, weist allerdings eine Reihe ernsthafter Limitationen auf. Zum einen geben die Autoren nur den prozentualen Anteil von drei Aktivitätsformen über den Tag an, die Anzahl der gemessenen Zyklen wird nicht angegeben. Des Weiteren ist es für die Dauerprüfung von Orthesen erforderlich, zwischen weiteren beanspruchungskritischen Aktivitätsmustern wie Treppensteigen, Gehen auf der schiefen Ebene etc. zu unterscheiden. Die wichtigste Limitation ist jedoch die problematische Übertragbarkeit der an gesunden Probanden erhobenen Daten auf die Patienten in der Rehabilitation. Da die Mobilität der Patienten zwischen der ersten und der achten Rehabilitationswoche großen Veränderungen unterworfen ist, ist die Annahme einer konstanten Mobilität – wenn überhaupt – nur im Sinne einer „worst case" Betrachtung denkbar.

Diese These wird durch die Ergebnisse einer an der TU München entstandenen unveröffentlichten Diplomarbeit bestätigt. Schlerka untersuchte 1999 in Kooperation mit BASiS-Institut die belastungsrelevanten Zykluszahlen und Kniewinkelbereiche bei verschiedenen Aktivitäten [206]. Dazu wurden die gelenkseitigen Enden der Körperformteile einer DonJoy Legend Knie-Orthese mit Mikroschaltern ausgestattet, die jeweils beim Überfahren eines Flexionswinkels von 10°, 25° und 75° Flexion betätigt wurden. Das Zählen der Schaltvorgänge erfolgte über handelsübliche Zählmodule. Die Festlegung der zu detektierenden Winkelbereiche erfolgte auf Basis von Voruntersuchungen verschiedener Aktivitätsmuster mit einem Goniometer. Dabei ist nach Ansicht der Autorin der Winkelbereich von 10°–25° repräsentativ für das Stehen (einschließlich der Standphase beim Gehen), ein Winkelbereich von 25–75° für das normale Gehen. Das Überfahren von 75° Flexion wird als Übergang in „quasisportliche Belastungen" definiert [206].

Die Aktivitätsmessungen wurden bei einem ACL-operierten Patienten an je einem Tag in der 1., 2., 3., 6., 12. und der 26. Woche postoperativ durchgeführt. Zusätzlich erfolgten achtstündige Messungen an 5 gesunden Personen während des Büro-Alltags sowie an mehreren Sportlern während definierter Zeiträume beim Fußball, Skifahren und Inline-Skaten. Die wesentlichen Ergebnisse der Studie sind in Abbildung 86 dargestellt.

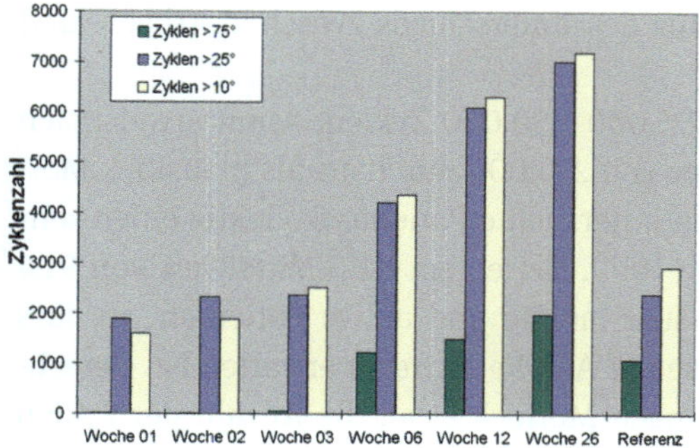

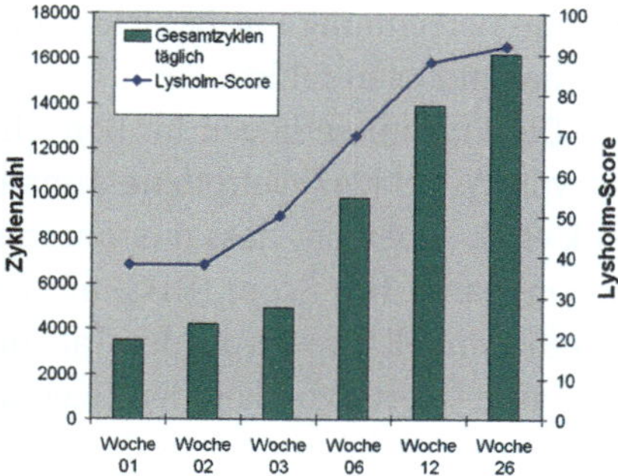

Abb. 86: Ergebnisse der Untersuchung von Schlerka (modifiziert nach [206]): a) Zykluszahlen für unterschiedliche Winkelbereiche in der Rehabilitation; b) Zunahme der Aktivität im Laufe der Rehabilitation.

Das erste Balkendiagramm zeigt die Aufteilung der Kniewinkelbereiche auf die Rehabilitationswochen, als Referenz sind die Mittelwerte der Messung an Gesunden im Büro-Alltag aufgeführt. Während in den ersten drei Wochen kaum eine Flexion von über 75° gemessen wurde, zeigt der Patient bereits in der sechsten Woche höhere Zykluszahlen als die Referenz. Inwieweit das auf eine gelungene Rehabilitation und die allgemeine Sportlichkeit des Patienten zurückzuführen ist, bleibt leider unklar, da der Patient 12 Stunden am Tag die Messorthese trug und die Probanden nur 8 Stunden. Insgesamt gibt Schlerka für die 12-wöchige Rehabilitation eine Zykluszahl von 362.214 aktiven Zyklen an, davon 298.738 Zyklen > 25°(interpretiert als Gehen) und 63.476 Zyklen > 75° (interpretiert als Laufen, Treppe etc.). Die direkte Übernahme dieser Zyklenzahl ist jedoch problematisch, da nicht beschrieben wird, in wie weit das mehrfache Auslösen während eines Aktivitätszyklus berücksichtigt wurde. Es kann nicht ausgeschlossen werden, dass ein Zyklus beim Gehen/Laufen im Laufe eines Zyklus zweimal gezählt wird – beim Überfahren der 25° in der Standphase und beim Überfahren der 75° in der Schwungphase.

Trotz der fehlenden statistischen Aussagekraft, der problematischen Zuordnung von Aktivitätsformen über feste Kniewinkel und zum Teil mangelhafter Dokumentation gibt die Studie von Schlerka erste Anhaltspunkte für die postoperative Mobilität und bestätigt die Zunahme der Aktivität im Laufe der Rehabilitation. Die Zunahme der Aktivität korreliert mit Lysholm-Score ($r = 0{,}988$, $p = 0{,}011$)[2] (Abbildung 89b).

Der Anstieg der Mobilität aus der Untersuchung von Schlerka lässt sich im Bereich Woche 1 bis 12 gut linear approximieren ($r^2 = 0{,}97$). Unter der Annahme einer vollständig wiederhergestellten Mobilität in der zwölften Woche kann durch Einsetzen der durchschnittlichen Aktivität aus den oben vorgestellten Studien (Schmalzried, Morlock, Oehler) die Berechnung der Gesamtzyklenzahl im Laufe der 12-wöchigen Rehabilitation erfolgen. Die Ergebnisse der Berechnung sind in Tabelle 46 dargestellt, bei der Pilotstudie von Oehler wird ausschließlich der aktive Proband berücksichtigt. Darüber hinaus wird für jede Rehabilitationswoche eine konstante Anzahl von Zyklen pro Tag angenommen, da die Eingangsdaten für eine genaue Berechnung mit Berücksichtigung des Unterschieds zwischen Arbeits- und Wochenendtagen fehlen.

Die Ergebnisse liegen im Bereich 225.000–330.000 Zyklen, somit erweist sich die von Witzel [247] getroffene Annahme von 250.000 durchaus als plausibel. Morlock et al. geben an, dass das von ihnen untersuchte Patientenkollektiv einen sehr hohen Harris Hip Score (HHS) aufweist [164]. Bei einem HHS-Mittelwert von 91,4 (± 9,8) handelt es sich in der Tat um sehr mobile und aktive Patienten, so dass eine gute Übertragbarkeit der Ergebnisse auf ACL-Verletzte zu erwarten ist. Berechnet man ausgehend von der Mobilität nach Morlock et al. die Anzahl der Zyklen

2 Nachträgliche Berechnung aus Originaldaten, nicht in der Originalauswertung von Schlerka enthalten.

Woche	% bezogen auf Woche 12 (nach Schlerka) [206]	Zyklen pro Tag ausgehend von		
		Morlock et al. [164]	Schmalzried et al. [207]	Oehler et al. [175]
1	24,5	1550	1223	1055
2	31,4	1984	1565	1350
3	38,2	2418	1907	1645
4	45,1	2852	2250	1940
5	52,0	3286	2592	2236
6	58,8	3720	2934	2531
7	65,7	4154	3277	2826
8	72,6	4588	3619	3121
9	79,4	5022	3961	3416
10	86,3	5456	4303	3712
11	93,1	5890	4646	4007
12	100,0	6324	4988	4302
Gesamtzyklen		330.727	260.858	224.982

Tab. 46: Berechnung der Gesamtzyklenzahl für eine 12-wöchige Rehabilitation bei unterschiedlichen Endmobilitäten.

in den ersten vier Wochen, ergibt sich mit 61.639 Zyklen eine gute Übereinstimmung mit den von Honl et al. [108] für die ersten vier Wochen der ACL-Rehabilitation angegebenen 60.000 Zyklen. Aus diesen Gründen wird die Zyklenzahl für die Dauerprüfung von Knie-Orthesen auf 330.000 festgelegt.

Nach der oben aufgeführten Modellrechnung kann die Anzahl der Testzyklen für die rehabilitativen Knieorthesen in Abhängigkeit des Rehabilitationsprotokolls angepasst werden. Die angegebenen Zykluszahlen gelten für den Fall, dass der Einsatz der Orthese in der postoperativen Phase über 3 Monate erfolgen soll, wie von einigen Medizinern [90] [234] empfohlen. Unter der Annahme eines heute eher üblichen Rehabilitationsprotokolls mit 6-wöchiger Tragezeit der Orthese kann mit einer wesentlich geringeren Zykluszahl von 110.000 Zyklen geprüft werden. Darüber hinaus muss im Falle des angestrebten Wiedereinsatzes die Zykluszahl mit der Zahl der beabsichtigten Wiedereinsätze multipliziert werden.

An dieser Stelle soll noch angemerkt werden, dass die hier vorgenommene Festlegung der Testzyklen auf einer Analyse der momentan vorhandenen Erkenntnisse basiert und somit nur einen ersten Schritt darstellen kann. Weiterführende Untersuchungen der postoperativen Mobilität müssen folgen.

4.6.3 Mikroklimatische Prüfung

Die erforderlichen Festlegungen im Rahmen der mikroklimatischen Prüfung beinhalten die Festlegung der zu verwendenden Feuchtetransportraten, der Umgebungsbedingungen und der erforderlichen Konditionierung der Prüfmuster. Darüber hinaus muss ein geeignetes Bewertungsschema definiert werden.

4.6.3.1 Festlegung der Prüfbedingungen

Zur genauen Festlegung der lokal erforderlichen Transpirationsraten wurde im Rahmen einer Diplomarbeit eine Probandenuntersuchung gestartet, bei dem mit Hilfe des im Kapitel 4.3.3 beschriebenen Messsystems Mikroklimamessungen in den für die Knieorthesen relevanten Beinregionen stattfanden. Auf Grund der zeitlichen Verzögerungen bei der Durchführung lagen die Ergebnisse bei der Fertigstellung dieser Arbeit jedoch noch nicht vor.

Aus diesem Grund wurden die zu simulierende Transpirationsraten an Hand der Literaturrecherche festgelegt. Die gefundenen Richtwerte für die insensible Transpiration sind in Tabelle 47 dargestellt. Da in einzelnen Quellen angegebenen Werte schwanken, wird ein mittlerer Wert von 40 g/h übernommen, was einer flächenbezogenen Transpirationsrate von 0,013 mg/min/cm^2 entspricht.

Für die in Folge der körperlichen Aktivität und/oder thermischen Belastung erfolgte sensible Transpiration sind die Unterschiede zwischen einzelnen Quellen

Transpirationsrate [g/h]	Referenz
22	Aschoff et al. 1971 [5]
30	Fan et al. 2002 [72]
46 (25 g/h/m^2)	Farrington et al. 2004 [73]
30–50	Diesing 2006 [57]
39–59	Rietschel et al. 1994 [200]

Tab. 47: Richtwerte der insensiblen Transpiration.

Transpirationsrate pro Fläche [mg/min/cm^2]	Körperregion	Untersuchungstechnik	Referenz
bis zu maximal 1,31	gesamt	keine Angaben	Golenhofen 2006 [87]
bis zu maximal 0,65[1]	gesamt	keine Angaben	Schmidt 2007 [208]
bis zu maximal 0,3[1]	gesamt	keine Angaben	Fan et al. 2002 [72]
0,66	Oberschenkel	Kapazitiver Hygrometer	Hosie 2002 [110]
0,5–0,7	Oberschenkel	„ventilated sweat capsule“	Bothorel et al. 1991 [34]
0,4–0,8	Oberkörper	„ventilated sweat capsule“	Otomasu et al. 1997 [176]
0.6–0,8	Oberkörper	„ventilated sweat capsule“	Tochihara et al. 1992 [230]

[1] Umgerechnet unter der Nutzung der Mosteller-Formel für die Körperoberfläche mit den durchschnittlichen Werten Körpergröße 1,80 m, Körpergewicht 70 kg.

Tab. 48: Richtverte der sensiblen Transpiration bei körperlicher Aktivität und/oder thermischen Belastung.

noch größer, insbesondere für den maximal möglichen Wert (Tabelle 48). Für den zu simulierenden Bereich ergibt sich aber eine gute Übereinstimmung zwischen den Untersuchungen von Hosie [110] und Bothorel et al. [34], trotz unterschiedlicher Unterschungstechniken. Daher wird die flächenbezogene Transpirationsrate für die Simulation der sensiblen Transpiration auf einen Wert von 0,65 mg/min/cm^2 festgesetzt.

Da die Umgebungsbedingungen das zwischen dem Hautpad und dem Prüfmuster entstehende Mikroklima stark beeinflussen, soll die Versuchsdurchführung in einer Klimakammer erfolgen. Für den verwendeten Konstantklimaschrank KBF 720 (Fa. Binder) wurden während der Erprobungsmessungen folgende Einstellungen festgelegt:

- Umgebungstemperatur: 22 °C
- Umgebungsfeuchte: 45 % rH
- Lüfterdrehzahleinstellungen: 50 %

Zur Standardisierung der Ausgangsbedingungen werden die Prüfmuster und das Hautpad mit der verwendeten Filz-Homogenisierungsschicht vor Beginn der Messung mindestens 30 Minuten im Klimaschrank bei den Prüfeinstellungen konditioniert.

4.6.3.1 Auswahl des Bewertungsschemas

Prinzipiell kommen bei der Bewertung der feuchteabführenden Eigenschaften einer Orthese folgende Varianten in Frage:

- Applikation einer konstanten Transpirationsrate über einen definierten Zeitraum bzw. bis zum Erreichen eines „steady-state“[3],
- kurzzeitige Applikation einer Transpirationsspitze während des „steady-state“ (Sprungantwort),
- Applikation einer variablen Transpirationsrate mit dem Ziel, die maximal mögliche Transpirationsrate zu ermitteln, bei der sich ein definierter „steady-state“ einstellt.

Bei der Variante mit einer konstanten Transpirationsrate (Abbildung 87) wird der Endwert der relativen Feuchte nach einem definierten Zeitintervall mit einem festgelegten Grenzwert verglichen (fail-pass).

Somit entspricht diese Variante prinzipiell den derzeit angewendeten Ansätzen der mikroklimatischen Hilfsmittelprüfung (vgl. Kapitel 3.3.4). Diesing [57] führt zusätzlich eine klassifizierende Bewertung nach dem erreichten Endwert durch (Tabelle 49). Problematisch bei dieser Vorgehensweise ist, dass die Schwankungen

3 Als „steady-state“ wird hier ein Fließgleichgewicht bezeichnet, bei dem der Feuchtezufuhr in das Hautpad gleich dem Feuchteabfuhr durch die Orthese ist.

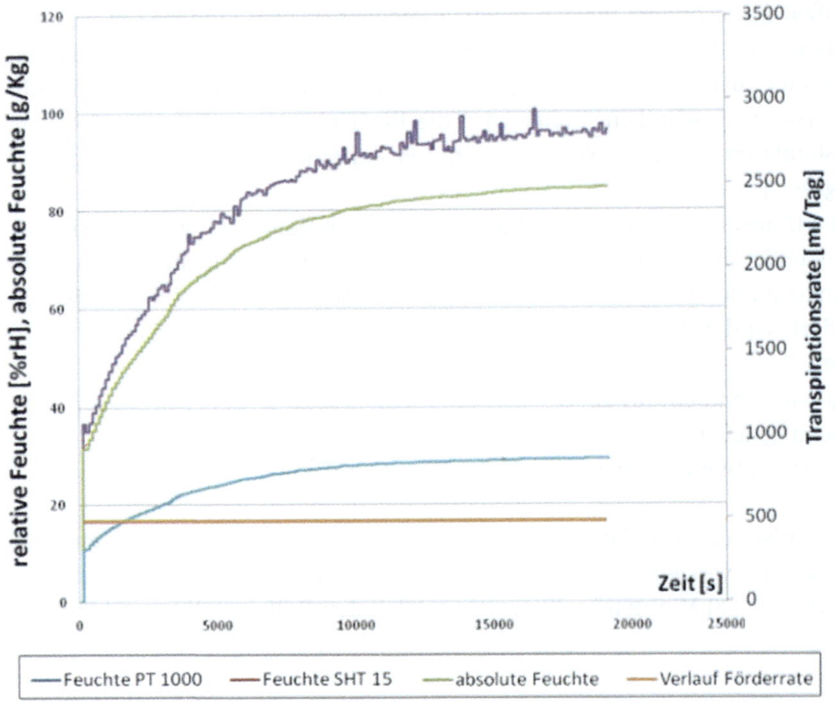

Abb. 87: Applikation einer konstanten Transpirationsrate.

Gruppe	Beschreibung	Grenzwerte
Gruppe A	Produkte mit sehr gutem Feuchtigkeitstransportvermögen	$rF_{Endwert} < 55\,\%\,rF$
Gruppe B	Produkte mit durchschnittlichem Feuchtigkeitstransportvermögen	$rF_{Endwert} < 70\,\%\,rF$
Gruppe C	Produkte mit geringem Feuchtigkeitstransportvermögen	$rF_{Endwert} \leq 85\,\%\,rF$
Gruppe D	Produkte, die entstehende Feuchtigkeit nicht in relevantem Maße abführen können	$rF_{Endwert} > 85\,\%\,rF$

Tab. 49: Klassifizierung der Feuchtigkeitstransporteigenschaften von Sitzkissen und Matratzen nach Diesing [57].

der Startfeuchte und die Speicherkapazität des Hilfsmittels das Ergebnis stark beeinflussen. Eine Alternative stellt die Betrachtung eines sich bildenden „steady-state“ ohne Festlegung zeitlicher Grenzen dar. Dieser Ansatz erlaubt eine direkte Bewertung des Feuchtigkeitstransportvermögens des Hilfsmittels, ohne dass seine kapazitiven Eigenschaften mit in die Bewertung einfließen. Darüber hinaus ist er vergleichbar wenig anfällig gegenüber Schwankungen bei den Anfangsbedingungen, gleichzeitig jedoch erheblich zeitaufwändiger. Die Anwendung dieser Variante setzt zudem voraus, dass Endwerte der relativen Feuchte unterhalb der Sättigung erreicht werden. Die Voruntersuchungen zeigten, dass dies bei den meisten handelsüblichen Orthesen nur bei geringen Transpirationsraten, die der insensiblen Transpiration entsprechen, der Fall ist. Eine Bewertung an Hand der relativen Feuchte hat generell den methodischen Fehler, dass Hilfsmittel mit guter Wärmetransportfähigkeit grundsätzlich benachteiligt werden.

Eine zusätzliche Bewertungsmöglichkeit ist die kurzzeitige Applikation einer Transpirationsspitze, die der sensiblen Transpiration auf Grund körperlicher Aktivität oder thermischer Belastungen (Abbildung 88) entspricht. Bei dem abgebildeten Versuch wurde der Prüfstand so programmiert, dass zunächst eine geringe Förderrate (100 ml/h) abgegeben wurde, nach dem Erreichen des „steady-state" erfolgte ein Umschalten der Förderrate auf 700 ml/h. Nach 10 Minuten mit hoher Förderrate wurden wieder 100 ml/h eingestellt. Das Ergebnis zeigt, dass das Hilfsmittel in der Lage ist, kurzzeitige Transpirationsspitzen abzubauen. Man muss jedoch anmerken, dass sich bei dem untersuchten Produkt um eine Orthese mit weit überdurchschnittlichen Feuchtigkeitstransporteigenschaften handelt.

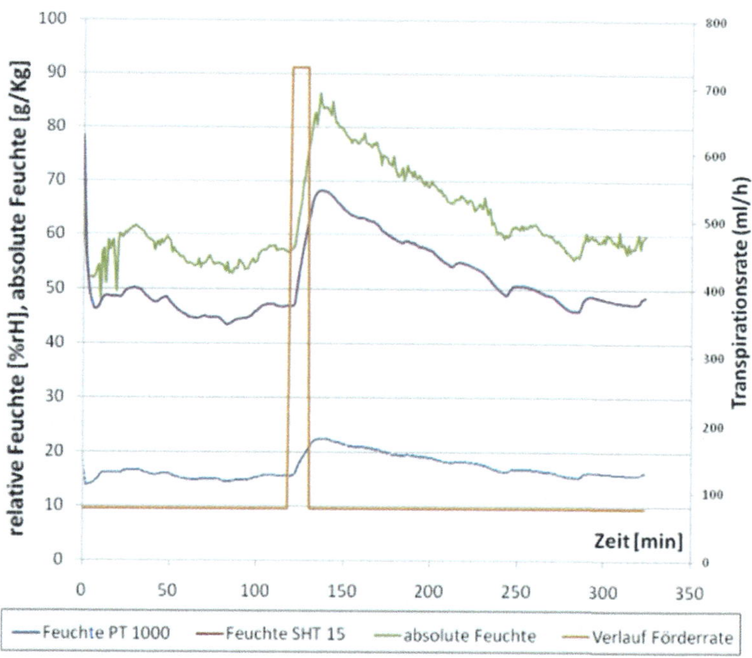

Abb. 88: Applikation einer Transpirationsspitze.

Als Bewertungsgröße kommt beispielsweise bei einer definierten Förderrate der Feuchtigkeitsspitze die Zeit, bis sich der ursprüngliche „steady-state" wieder eingestellt hat, in Frage. Alternativ kann die noch vorhandene prozentuale Zunahme der relativen Feuchte nach Ablauf eines definierten Zeitabschnitts herangezogen

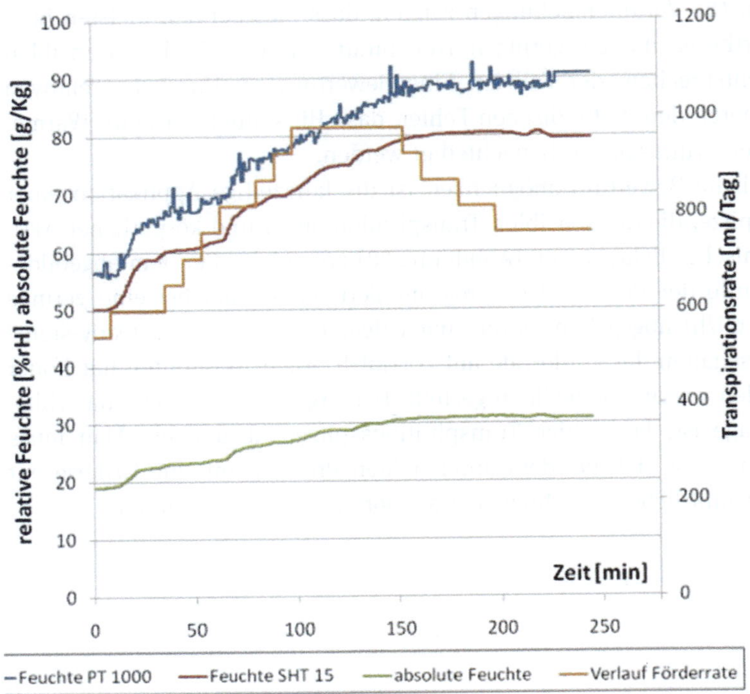

Abb. 89: Applikation einer variablen Transpirationsrate durch Regelung.

werden, da sich dadurch die Prüfzeiten senken lassen. Wichtig bei diesem Ansatz ist, dass eine konstante Speicherkapazität des Hautpads bzw. der Homogenisierungsschicht gewährleistet ist, anderenfalls ist ein Vergleich verschiedener Produkte untereinander erschwert.

Eine weitere Bewertungsvariante, die eine Vermeidung der prinzipiellen Nachteile der ersten Variante erlaubt, ist eine Regelung der Transpirationsrate in Abhängigkeit von der Änderung der gemessenen relativen Feuchte. In Abbildung 89 ist ein prototypischer Versuch mit einem einfachen P-Regler dargestellt. Zur Beginn der Untersuchung wurde eine vergleichbar geringe Förderrate eingestellt. Der Regler überwacht den Verlauf der relativen Feuchte. Steigt die relative Feuchte in einem definierten Zeitraum (hier 10 Minuten) nur geringfügig (hier um weniger als 2 %), wird davon ausgegangen, dass ein „steady state" erreicht wurde und die Transpirationsrate erhöht. Wird der angestrebte Wert der relativen Feuchte überschritten, erfolgt eine Reduzierung der Transpirationsrate. Die Messung wird so lange fortgesetzt, bis ein Zeitlimit erreicht ist, oder eine Transpirationsrate gefunden wurde, bei der sich einstellende „steady-state"-Wert den definierten Grenzwert (hier 85 % rF) gerade überschreitet. Diese Transpirationsrate wird als Bewertungsgröße herangezogen.

Voraussetzung für die zuverlässige Anwendung dieser Methode ist die entsprechende Auslegung des Reglers. Er muss z. B. ein I-Glied enthalten, damit keine bleibenden Regelabweichungen entstehen. Die Lösung dieser relativ anspruchsvollen regelungstechnischen Aufgabe konnte nicht mehr im Rahmen des Projektes erfolgen. Vorteile dieser Variante verglichen mit einer konstanten Transpirationsrate liegen in der kürzeren Dauer sowie dem fehlenden Einfluss der Schwankungen der Startfeuchte und der Speicherkapazität des Hilfsmittels. Die Verwendung der Transpirationsrate als Bewertungsgröße ist jedoch wenig anschaulich und erfordert bei den Beteiligten ein Umdenken.

In Anbetracht der oben dargestellten Vor- und Nachteile sowie der Ergebnisse der Erprobungsuntersuchungen wird für die mikroklimatische Prüfung von Orthesen eine gestaffelte Prüfung vorgeschlagen:

- Grundsätzliche Prüfung: Kontrolle der insensiblen Transpiration – Ausgleich einer simulierten Transpirationsrate von ca. 40 g/h mit einem sich bildenden „stady-state" unterhalb der 100 % rF (Vermeidung der Staunässe).
- Zusätzliche Prüfung – Untersuchung der Sprungantwort auf eine durch körperliche Aktivität und/oder thermische Belastung hervorgerufene kurzzeitige sensible Transpiration (flächenbezogene Transpirationsrate 0.65 mg/min/cm^2, Dauer 10 min).

In den Erprobungsversuchen wurde die Kraft, mit der das Hautpad an die zu untersuchende Orthese angepresst wird, nicht überwacht. Da eine zu starke Kompression der Orthese ihre feuchteabführenden Eigenschaften verschlechtern kann, muss bei den zukünftigen Prüfungen eine realitätsnahe Einstellung der Gurtkraft entsprechend den für die Funktionsprüfung geltenden Festlegungen erfolgen.

Die als Homogenisierungsschicht verwendeten kleinen Filzpads unterscheiden sich geringfügig in ihrem Volumen und dadurch in ihrer Feuchtespeicherkapazität. In den Erprobungsversuchen wurde die Volumenabweichung durch Wiegen kontrolliert, der Einfluss dieses Parameters wurde jedoch nicht weiter untersucht.

4.7 Exemplarische Anwendung der Prüfverfahren

4.7.1 Vergleichende Untersuchung der funktionellen Eigenschaften von Knieorthesen verschiedener Hersteller

4.7.1.1 Zielsetzungen

Mit dem entwickelten Prüfverfahren wurden die indikationsabhängigen funktionellen Eigenschaften von Orthesen verschiedener Hersteller untersucht. Das Ziel der Untersuchung war nicht das Aufstellen eines Rankings, sondern der Nachweis, dass das Prüfverfahren in der Lage ist, die Unterschiede zwischen den einzelnen Produkten trennscharf zu beurteilen. Darüber hinaus sollte der Einfluss der Orthesengröße auf das Prüfergebnis sowie der Unterschied zwischen individuell hergestellten und industriell gefertigten Knieorthesen untersucht werden.

4.7.1.2 Material und Methode

Die Untersuchung erfolgte an sieben Hartrahmen-Knieorthesen von vier verschiedenen Herstellern, dabei wurde nach dem in Kapitel 4.6.1.4 dargestellten standardisierten Prüfablauf vorgegangen. Eine Übersicht der Merkmale der verwendeten Knieorthesen ist in Tabelle 50 dargestellt. Da im Vorfeld der Untersuchung nicht von allen Herstellern eine Freigabe zur Publikation der Ergebnisse vorlag, erfolgt die Darstellung verblindet.

Bez.	Hersteller	Fertigung	Größe
A1	A	individuell hergestellt	–
A2	A	individuell hergestellt	–
B1	B	industriell gefertigt	XL
B2	B	industriell gefertigt	L
C1	C	industriell gefertigt	L
C2	C	industriell gefertigt	XL
D1	D	industriell gefertigt	5 (L)

Tab. 50: Übersicht der untersuchten Knieorthesen.

Bei den Orthesen A1 und A2 handelt sich um an Hand der Maße des Beinphantoms vom Hersteller individuell angefertigte und im Vorfeld der Untersuchungen zusätzlich angepasste Orthesen unterschiedlicher Konstruktion. Die restlichen Orthesen sind industriell gefertigt, die bei den Orthesen C1 und C2 prinzipiell gegebene Möglichkeit der zusätzlichen Anformung wurde nicht wahrgenommen. Bei den Orthesen B1 und B2 sowie C1 und C2 handelt es sich um jeweils das gleiche Modell in unterschiedlichen Größen.

Die Prüfeinstellungen entsprechen den in Kapitel 4.6.1.2 festgelegten, mit Ausnahme der individuell gefertigten Orthesen A1 und A2, die zu einem früheren Zeitpunkt untersucht wurden und bei denen nicht zwischen der entspannten und kontrahierten Compliance des Beinmodells unterschieden, sondern eine mittlere Einstellung verwendet wurde. Alle Orthesen wurden den Herstellerangaben entsprechend von demselben Prüfer auf dem Beinmodell angebracht, mit Ausnahme der Orthese A1, die durch den Hersteller selbst angelegt wurde.

Die vom Hersteller beschriebene Reihenfolge der Vergurtung ist bei allen Prüfungen eingehalten worden. Die Herstellervorgaben bezüglich der indikationsabhängigen Modifikationen der Vergurtung (z. B. PCL-Konfiguration) wurden bei der Prüfung der entsprechenden Belastung ebenfalls berücksichtigt. Bei der Orthese D1 mussten die an den Gurten angebrachten Polster bei der „best case"-Prüfung entfernt werden, um die Gurtkraftsensoren anbringen zu können.

4.7.2 Ergebnisse

Die ausführlichen Ergebnisse der Untersuchung sind in tabellarischer Form im Anhang B-I aufgeführt. Eine Gegenüberstellung der Mittelwerte der Vergleichswerte der geprüften Orthesen ist für die jeweiligen Bewegungsrichtungen in Abbildung 90–92 dargestellt, die Errorbars repräsentieren dabei den Standardfehler des Mittelwerts.

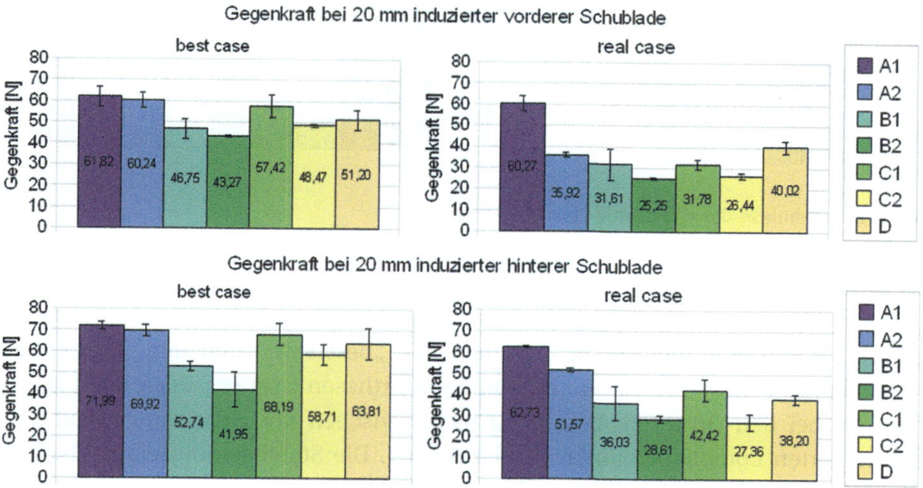

Abb. 90: Ergebnisse der Untersuchung der vorderen/hinteren Schublade.

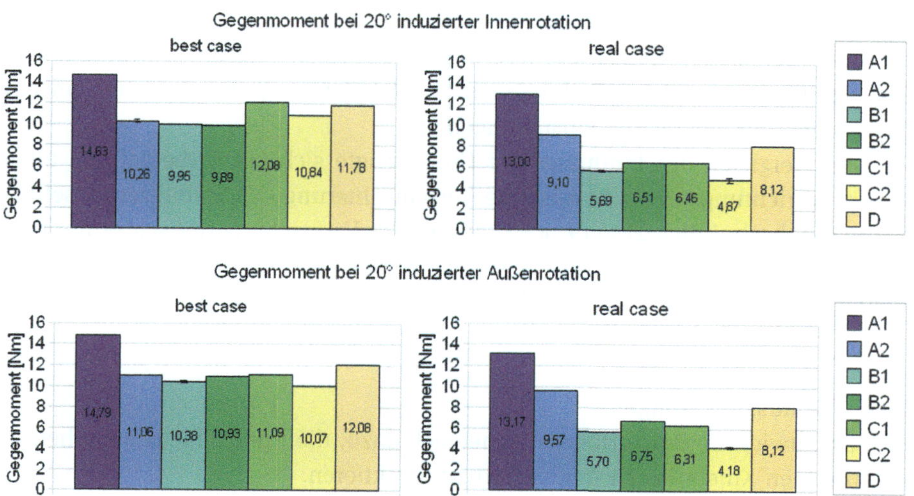

Abb. 91: Ergebnisse der Untersuchung der Innen-/Außenrotation.

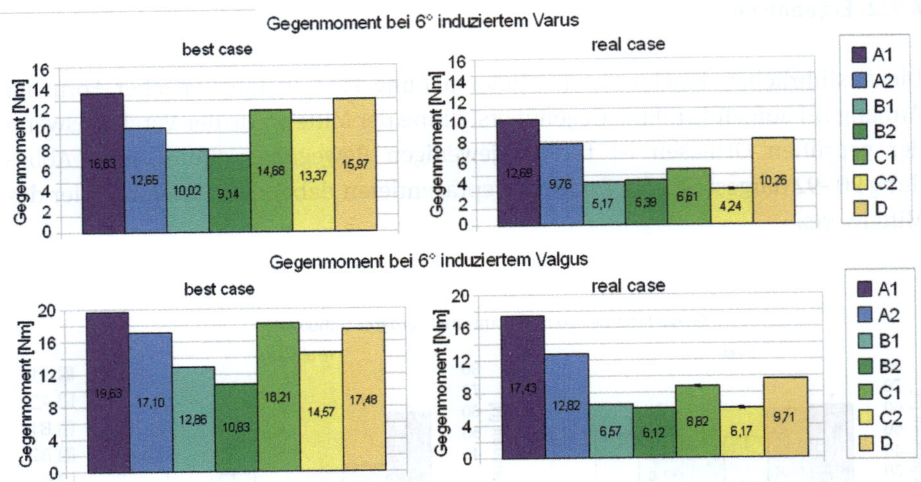

Abb. 92: Ergebnisse der Varus/Valgus-Untersuchung.

Es ist auffällig, dass die individuell gefertigte Orthese A1 bei allen Versuchen den größten Widerstand gegen die induzierte Auslenkung leistet. Darüber hinaus zeigt sie die geringsten Unterschiede zwischen den „best case" und den „real case" Einstellungen, der Vergleich mit den anderen Orthesen ist hier jedoch nicht statthaft, da bei den Orthesen A1 und A2 nicht zwischen der entspannten und der kontrahierten Compliance unterschieden wurde. Die Stabilisierungseigenschaften der individuell gefertigten Orthese A2 sind erheblich niedriger und die Abhängigkeit von den Gurtkräften größer. Dieses Ergebnis ist plausibel, da es sich bei der Orthese A2 um eine zu Gunsten der besseren Patientencompliance modifizierte Variante handelt, wobei die Verschlechterung der Stabilisierungseigenschaften in Kauf genommen wurde.

Alle untersuchten industriell hergestellten Orthesen zeigen erwartungsgemäß eine signifikante ($p < 0{,}05$) Reduktion ihrer Stabilisierungseigenschaften bei der Verwendung der „real case" Einstellungen.

Beim Vergleich des Einflusses der Größe zeigte sich bei Orthese C bei allen Bewegungsrichtungen eine konsistente Verschlechterung des Stabilisierungseffektes um durchschnittlich 21 % (9 % – 35 %) bei der Verwendung der schlechter passenden Größe XL. Bei der Orthese B waren die Unterschiede zwischen den beiden Größen dagegen nur bei der Schubladenbewegung signifikant.

4.7.2.1 Schlussfolgerungen

- Das entwickelte Prüfverfahren eignet sich dazu, die Unterschiede zwischen einzelnen Knieorthesen trennscharf zu detektieren.
- Individuell gefertigte Orthesen zeigten verglichen mit industriell hergestellten Orthesen eine größere Stabilisierungswirkung.

- Die gewählten Compliance- und Gurtkraft-Einstellungen haben bei industriell hergestellten Orthesen einen starken Einfluss auf das Prüfergebnis.
- Die Wahl einer passenden Größe hat einen erheblichen Einfluss auf das Prüfergebnis. Eine standardisierte Auswahl der Orthesengröße an Hand der Abmaßen des Beinmodells ist daher erforderlich.

4.7.3 Betriebsfestigkeitsuntersuchung

4.7.3.1 Zielsetzungen

Mit dem entwickelten Prüfverfahren wurde die Betriebsfestigkeit einer industriell gefertigten Knieorthese bei verschiedenen Anschlagskombinationen untersucht, um die festgelegten Prüfeinstellungen zu erproben. Zum Zeitpunkt der Untersuchung war nicht bekannt, ob Versagensfälle im Feld aufgetreten und welche Bereiche der Orthese davon betroffen sind.

4.7.3.2 Material und Methode

Die Untersuchung erfolgte an einer Hartrahmen-Knieorthese mit Hilfe des Betriebsfestigkeitsprüfstandes unter Verwendung der in Kapitel 4.6.2 festgelegten Prüfbelastungen und Zykluszahlen. Die verwendeten Prüfeinstellungen sind in Tabelle 51 zusammengefasst.

Prüfparameter	Einstellung
Flexion/Extension	± 20 Nm
Innen/Außen-Rotation	± 6°
Muskelaufweitung	55 N
Varus/Valgus	0°
A/P-Translation	0 mm
Prüfzyklen reine Flexion/Extension	330.000
Prüfzyklen mit Belastungskombination	33.000

Tab. 51: Prüfeinstellungen der Betriebsfestigkeitsprüfung.

Es wurden folgende Anschlagskombinationen untersucht:
- Extensionsanschlag von 10° (Kunststoff),
- Extensionsanschlag von 10° (Kunststoff) und Flexionsanschlag von 30° (Stahl).

Für jede Kombination wurde ein neues Prüfmuster der Orthese verwendet.

Während der Prüfung mit beiden Anschlägen wurde mehrfach das erneute Anlegen der Orthese erforderlich, da auf Grund der häufigen distalen Migration das erforderliche Biegemoment nicht aufgebracht werden konnte. Das war insbesondere bei der Kombination aus Extensions- und Flexionsanschlag der Fall, das entsprechende Ereignisprotokoll ist in Anhang B-II aufgeführt.

4.7.3.3 Ergebnisse

Das Prüfmuster mit Extensionsanschlag von 10° absolvierte die vorgesehenen Prüfzyklen, ohne dass es zu einem Versagen gekommen ist. Nach Abschluss der Prüfung wurde ein moderater Reibungs- und Pressungsverschleiß auf Grund der Flächen- bzw. Kantenpressung im Bereich der Zahnsegmentgelenke festgestellt (Abbildung 93), die Funktion der Orthese wurde dadurch nicht beeinträchtigt.

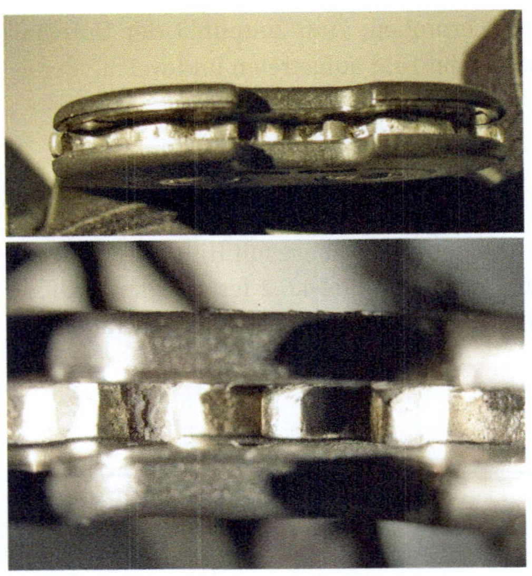

Abb. 93: Verschleiß im Bereich der Zahnsegmentgelenke.

Der Verschleiß im Bereich des Kunststoffanschlags war erheblich (Abbildung 94), so dass eine genaue Begrenzung des Extensionswinkels nach Abschluss der Prüfung nicht gegeben war.

Bei der Prüfung der Kombination aus dem 10°-Extensionsanschlag und dem 30°-Flexionsanschlag wurde dagegen bereits nach knapp 70.000 Zyklen ein Versagen festgestellt (Abbildung 95b, d). Eine Nachfrage beim Hersteller hat ergeben, dass die entstandenen Versagensmuster in gleicher Form im Feld auftraten (Abbildung 95a, c). Damit wurde die Validität der entwickelten Betriebsfestigkeitsprüfung eindrucksvoll unter Beweis gestellt.

Die Prüfergebnisse suggerieren, dass die verwendete Anschlagskonfiguration einen erheblichen Einfluss auf das Prüfergebnis hat. Ob das tatsächlich der Fall ist, muss in weiteren Untersuchungen geklärt werden, da die verwendeten Prüf-

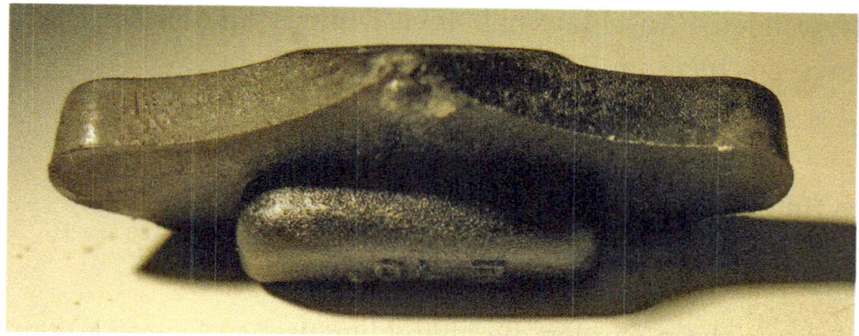

Abb. 94: Verschleiß des Kunststoffanschlags.

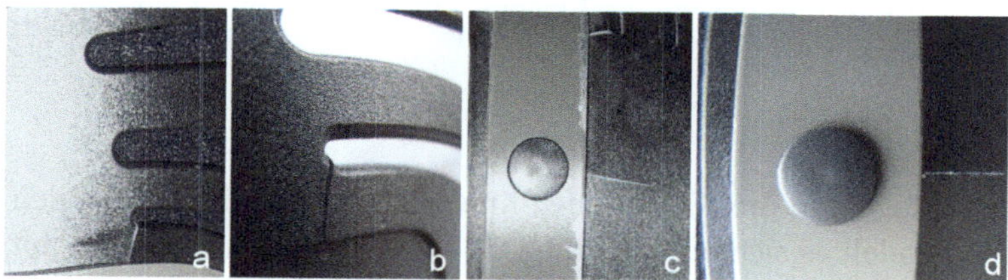

Abb. 95: Versagensmuster im Feld (a, c) und in der Betriebsfestigkeitsprüfung (b, d).

muster aus unterschiedlichen Chargen stammen und sich deswegen hinsichtlich des verwendeten Werkstoffes unterscheiden können.

Im Anschluss auf diese Untersuchung wurde die getestete Orthese vom Hersteller modifiziert und die Wirksamkeit der Verbesserungsmaßnahmen wurde dadurch getestet, dass die Prüfung mit den gleichen Einstellungen wiederholt wurde. Das modifizierte Prüfmuster absolvierte die vorgesehenen Prüfzyklen, ohne zu versagen. Dadurch war es möglich, den Gelenkverschleiß nach Abschluss der Prüfung zwischen den beiden Konfigurationen zu vergleichen. Der qualitative Vergleich zeigte erwartungsgemäß, dass der Verschleiß bei den Zahnsegmenten bei der Verwendung des Flexionsanschlags aus Stahl höher lag.

4.7.3.4 Schlussfolgerungen

- Das entwickelte Betriebsfestigkeitsprüfverfahren liefert Versagensmuster, die mit den im Feld auftretenden übereinstimmen.
- Das entwickelte Betriebsfestigkeitprüfverfahren ist in der Lage, durch vergleichende Untersuchungen die Wirksamkeit von Verbesserungsmaßnahmen zu bewerten.
- Die verwendete Anschlagskonfiguration hat unter Umständen einen Einfluss auf das Prüfergebnis, weitere Untersuchungen müssen hier folgen.
- Durch distale Migration ist ein mehrfaches erneutes Anlegen der Orthese erforderlich, dieses Problem muss vor einer routinemäßigen Anwendung des Prüfverfahrens gelöst werden.

- Das Material des verwendeten Anschlags hat einen Einfluss auf den Reibungs- und Pressungsverschleiß im Bereich der Gelenke.

4.7.4 Mikroklimatische Untersuchungen

4.7.4.1 Zielsetzungen

Mit dem entwickelten Prüfverfahren wurden die mikroklimatischen Eigenschaften von drei industriell gefertigten Knieorthesen untersucht. Mit der Untersuchung soll die Eignung des Prüfverfahrens zur Bewertung der Unterschiede zwischen den einzelnen Produkten beurteilt und der vorgeschlagene Prüfablauf erprobt werden.

4.7.4.2 Material und Methode

Die Untersuchung erfolgte an drei Hartrahmen-Knieorthesen (Tabelle 52). Bei den Orthesen A und B handelt es sich um marktübliche Hartrahmen-Knieorthesen mit eingeklebter Kunststoffpolsterung, bei der Orthese C besteht die Polsterung aus einem Abstandsgewirk.

Bezeichnung	Hersteller	Konstruktion
A	A	Hartrahmen mit Polsterung
B	B	Hartrahmen mit Polsterung
C	C	Hartrahmen mit Abstandsgewirk

Tab. 52: Übersicht der untersuchten Knieorthesen.

Bei der Untersuchung wurde eine der insensiblen Transpiration entsprechende konstante Transpirationsrate von ca. 40 g/h verwendet, die Messdauer betrug ca. zwei Stunden. Die Messung erfolgte im Klimaschrank bei in Kapitel 4.6.3.1 festgelegten Einstellungen.

Jede Orthese wurde dreimal untersucht. Das Hautpad wurde dabei so platziert, dass die Dichtung vollständig durch das Material der Orthese bedeckt wurde. Der Ort der Applikation wurde willkürlich am Oberschenkel-Segment der Orthese festgelegt und für die Wiederholungsmessungen markiert. Die Befestigung des Hautpads an der Orthese und die Aufbringung der Anpresskraft erfolgte manuell mit Hilfe einer Schraubzwinge.

4.7.4.3 Ergebnisse

Die Ergebnisse der Feuchtemessung mit dem unterhalb der Homogenisierungsschicht liegenden Sensor SHT-5 sind in Abbildung 96 dargestellt. Der prinzipiell

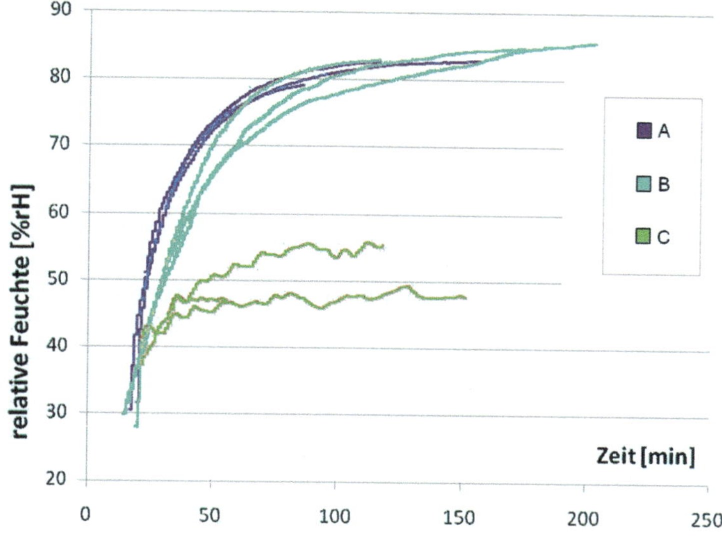

Abb. 96: Ergebnisse der Messung der relativen Feuchte (Sensor SHT-15).

gleiche Verlauf ergab sich bei der Auswertung der relativen Feuchte am Sensor Pt-1000 sowie der absoluten Feuchte.

Es ist auffällig, dass die veranschlagte Dauer von zwei Stunden zum Erreichen des endgültigen „steady-state" nicht ausreicht. Für zukünftige Messungen soll die Messdauer daher konservativ (mind. 4 Stunden) geschätzt werden, bis hier Erfahrungen vorliegen, die eine Wahl der Laufzeit in Abhängigkeit von der eingestellten Transpirationsrate und der zu untersuchenden Orthese ermöglichen.

Die marktüblichen Hartrahmen-Orthesen A und B zeigen einen ähnlichen Verlauf und erreichen nach einer Messdauer von zwei Stunden einen Wert von ca. 82 % rF. Bei einer Korrektur des Temperaturgradienten mit den Werten des Pt-1000-Sensors entspricht das einem Wert ca. 95 % rF. Würde die Messung bis zum Erreichen des endgültigen „steady-state" fortgeführt, wäre vermutlich der Taupunkt erreicht und es würde sich Staunässe bilden. Alle Messungen mit Orthese A zeigen darüber hinaus einen steileren Anstieg der relativen Feuchte als die Messungen mit Orthese B, was vermutlich an unterschiedlichen Speicherkapazitäten des Polstermaterials hinsichtlich der Feuchte liegt. Die einzelnen Messungen an Orthesen A und B zeichnen sich durch sehr gute Wiederholbarkeit aus.

Bei den Messungen mit Orthese C zeigen sich die Vorteile durch die Verwendung von Abstandsgewirk überraschend deutlich. Es stellen sich Endwerte der relativen Feuchte ein, die relativ nah an der eingestellten Feuchte der Klimakammer liegen. Somit ist die Orthese in der Lage, die der insensiblen Transpiration entsprechende Feuchtemenge abzuführen. Auffällig sind die recht großen Streuungen zwischen den einzelnen Messungen an Orthese C. Die Ursache dafür liegt vermutlich in der nicht definierten Aufbringung der Anpresskraft. Das Abstandsgewirk wird dabei unterschiedlich weit zusammengedrückt, was seine feuchteabführenden Eigenschaften verändert.

4.7.4.4 Schlussfolgerungen

- Das entwickelte Prüfverfahren eignet sich dazu, die Unterschiede in den feuchteabführenden Eigenschaften zwischen einzelnen Knieorthesen trennscharf zu detektieren.
- Die marktüblichen Hartrahmen-Knieorthesen mit eingeklebter Kunststoffpolsterung sind nicht in der Lage, eine der insensiblen Transpiration entsprechende Feuchtemenge abzuführen.
- Die Befestigung des Hautpads an der Orthese kann die Messergebnisse beeinflussen. Für die zukünftigen Prüfungen ist eine realitätsnahe Einstellung der Anpresskraft erforderlich.

4.8 Ermittlung der Verfahrenskennwerte

Die Bewertung der Limitationen und die Ermittlung von Verfahrenskennwerten sind bereits Bestandteile der Validierungsphase. Der Übergang zur Validierungsphase hängt jedoch nicht nur von den Arbeitsergebnissen der vorangegangenen Phasen ab, sondern vielmehr von äußeren gesundheitspolitischen und wirtschaftlichen Randbedingungen. Obwohl die vollständige Überführung der entwickelten prototypischen Bewertungsverfahren in routinemäßig angewendete Laborprüfverfahren nicht mehr Bestandteil dieser Arbeit ist, soll hier dennoch am Beispiel der Funktionsprüfung exemplarisch auf die wichtigsten Verfahrenskennwerte eingegangen werden.

4.8.1 Ermittlung der Wiederholpräzision

Als Wiederholpräzision (repeatability) wird nach ISO 3534-1 und DIN ISO 5725-1 die Präzision unter Wiederholbedingungen bezeichnet, die wie folgt definiert sind: „Bedingungen bei der Gewinnung von voneinander unabhängigen Ermittlungsergebnissen, bestehend in der Anwendung desselben Verfahrens am identischen Untersuchungsobjekt im selben Labor durch denselben Bearbeiter mit derselben Geräteausrüstung in kurzen Zeitabständen".

Zur Untersuchung der Wiederholpräzision wurden mit dem gleichen Prüfmuster für jede der sechs Prüfrichtungen und jeweils für die „best case" und „real case" Einstellungen die Messungen nach dem in Kapitel 4.6.1.4 dargestellten standardisierten Prüfablauf sechsfach wiederholt. Zwischen den einzelnen Wiederholungsmessungen wurde die Orthese vollständig von Beinmodell abgenommen. Eine

Trennung der Belastungsvorrichtung von der Materialprüfmaschine, die erneute Instrumentierung mit den Gurtkraftsensoren mit anschließender Kalibrierung oder eine Veränderung der Position des Beinmodells sind im Rahmen der Wiederholbarkeitsuntersuchungen nicht erforderlich.

Die vollständigen Ergebnisse der Untersuchung sind im Anhang C-I aufgeführt, die Mittelwerte, die Standardabweichungen und der Variationskoeffizient der gewonnenen Messwerte für die einzelnen Prüfrichtungen sind in Tabelle 53 dargestellt.

	Valgus	Varus	Außen-rotation	Innen-rotation	hintere Schublade	vordere Schublade
„best case"						
Mean	12,86 Nm	10,02 Nm	10,38 Nm	9,95 Nm	52,74 N	46,75 N
SD	0,20 Nm	0,29 Nm	0,71 Nm	0,48 Nm	3,32 N	3,90 N
CV	0,016	0,029	0,069	0,048	0,063	0,083
„real case"						
Mean	6,57 Nm	5,17 Nm	5,70 Nm	5,69 Nm	36,03 N	31,61 N
SD	0,57 Nm	0,35 Nm	0,21 Nm	0,44 Nm	2,53 N	2,82 N
CV	0,087	0,068	0,038	0,077	0,070	0,089

Tab. 53: Ergebnisse der Untersuchung der Wiederholpräzision.

Der Variationskoeffizient liegt für alle Prüfrichtungen unter 9 %, für ein prototypisches komplexes Prüfverfahren mit unterschiedlichen parallel eingesetzten Messsystemen ist das ein gutes Ergebnis. Die Abweichungen der einzelnen Messreihen sind auf die Ungenauigkeiten beim Anlegen der Orthese und beim Einstellen der Gurtkräfte sowie die Messungenauigkeit der Materialprüfmaschine zurückzuführen.

4.8.2 Abschätzung der Laborpräzision

Als Laborpräzision (intermediate precision) wird nach ISO 3534-1 und DIN ISO 5725-1 die Präzision unter Zwischenbedingungen bezeichnet, die wie folgt definiert wird: „Präzision, welche sich aus Wiederholungen der Bestimmung in einem Labor an der selben Probe unter wechselnden Bedingungen ergibt".

Eine formelle Untersuchung der Laborpräzision ist auf Grund des damit verbundenen Aufwandes erst nach der Einbindung eines Prüflabors sinnvoll. Um dennoch eine Abschätzung zu ermöglichen, wurden die Messungen mit der individuell angefertigten Orthese A1 wiederholt (siehe Kapitel 4.7.1). Die Orthese wurde ausgewählt, weil mit dieser Orthese bereits Vergleichsmessungen vorlagen, bei denen die Orthese von einem anderen Prüfer an das Beinphantom angelegt wurde. Die erneute Prüfung wurde mit den gleichen Einstellungen durchgeführt, zwischen den beiden Untersuchungszeitpunkten sind sechs Wochen vergangen.

Die vollständigen Ergebnisse der Untersuchung sind im Anhang C-II aufgeführt, die Mittelwerte, die Standardabweichungen und der Variationskoeffizient der beiden Prüfungen sind für die jeweiligen Belastungsrichtungen in Tabelle 54 dargestellt.

	Valgus	Varus	Außen-rotation	Innen-rotation	hintere Schublade	vordere Schublade
Untersuchung von 14. 5. 09	61,82 Nm	71,99 Nm	14,63 Nm	14,79 Nm	16,83 N	19,63 N
Untersuchung von 2. 7. 09	67,23 Nm	60,45 Nm	12,26 Nm	11,82 Nm	13,19 N	17,06 N
Mean	64,53 Nm	66,22 Nm	13,45 Nm	13,31 Nm	15,01 N	18,34 N
SD	3,83 Nm	8,15 Nm	1,68 Nm	2,10 Nm	2,57 N	1,82 N
CV	0,06	0,12	0,12	0,16	0,17	0,10
„real case"-Einstellungen						
Untersuchung von 14. 5. 09	60,27 Nm	62,73 Nm	13,00 Nm	13,17 Nm	12,69 N	17,43 N
Untersuchung von 2. 7. 09	51,62 Nm	57,47 Nm	10,81 Nm	10,29 Nm	9,81 N	13,71 N
Mean	55,94 Nm	60,10 Nm	11,90 Nm	11,73 Nm	11,25 N	15,57 N
SD	6,12 Nm	3,72 Nm	1,55 Nm	2,04 Nm	2,04 N	2,63 N
CV	0,11	0,06	0,13	0,17	0,18	0,17

Tab. 54: Ergebnisse der Untersuchung der Laborpräzision.

Der Variationskoeffizient ist mit maximal 18 % doppelt so hoch wie bei der Wiederholpräzision, liegt jedoch durchaus im vertretbaren Bereich. Vergleicht man aber die Prüfergebnisse an den beiden Messtagen direkt (Abbildung 97), so fällt auf, dass die Werte vom 14. 5. 09 fast ausnahmslos höher liegen als die Werte der späteren Untersuchung. Das kann als ein Anzeichen für einen systematischen Fehler bei den Prüfeinstellungen interpretiert werden. Eine andere mögliche Erklärung ist der Einfluss des Prüfers, da die Orthese am 14. 5. 09 durch den Orthopädietechniker angelegt wurde, der sie auch nach Abmaßen des Beinmodells angefertigt hat.

Betrachtet man die Einflussfaktoren, die im Rahmen der Prüfung bislang nicht kontinuierlich überwacht wurden, lassen sich einige Empfehlungen zur Steigerung der Reproduzierbarkeit formulieren:

– Die genaue Positionierung des Oberschenkel- zum Unterschenkelsegment erfolgte bislang manuell durch den Prüfer. Hier können fest definierte Positionen festgelegt werden.

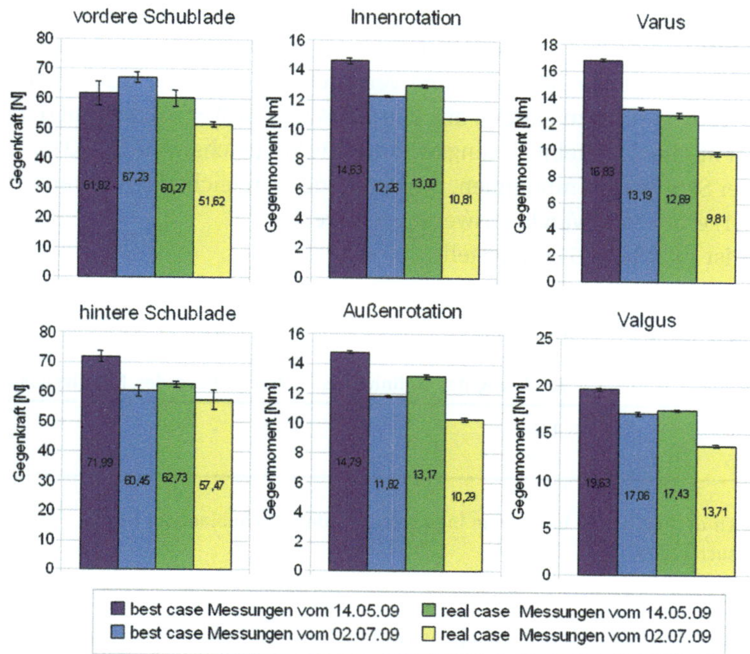

Abb. 97: Vergleich der Prüfergebnisse an unterschiedlichen Tagen.

- Die Vorspannung des Seilzuges, die einen Einfluss auf die Reibung in den Lagern hat, wurde nicht genau überwacht, da davon ausgegangen wurde, dass der durch eine Änderung der Seilvorspannung veränderte Reibungswiderstand durch das Abziehen der Nullniveau-Messungen heraus gerechnet wird. Dieser Einfluss sollte experimentell geklärt werden.
- In der Zeit zwischen den beiden Prüfungen wurde das Beinmodell zur Compliancemessung ausgebaut. Die neue Position des Beinmodells beim Wiedereinbau in den Prüfstand könnte unter Umständen von der ursprünglichen Position geringfügig abweichen.

4.8.3 Vergleichbarkeit mit anderen Prüfmethoden

Bei der Feststellung der Vergleichbarkeit der Prüfergebnisse mit früheren Untersuchungen kommen grundsätzlich nur „black-box"-Modelle in Frage. Die Mehrheit der im Kapitel 3.3.2 vorgestellten Systeme hat keine weite Verbreitung gefunden, so dass der Vergleich nur schwer möglich und kaum sinnvoll ist. Eine Ausnahme stellt der Prüfstand des BASiS-Instituts München dar, so dass hier ein Kreuzvergleich beider Methoden betrachtet werden soll.

Bei den Werten der Schubladenstabilisierung ist ein grober Vergleich an Hand der Studie von Luber et al. [142] möglich. In der Untersuchung wurden 12 Hartrahmen-

Knieorthesen hinsichtlich der anterioren Stabilisierung miteinander verglichen. Der Vergleich erfolgte mit ausgeschalteter Muskelsimulation und dem auf „hart" eingestellten Gesamttonus der Weichteile, so dass ein Vergleich mit den „best case"-Prüfeinstellungen erfolgen kann. Dazu wurden aus den in [142] Kraft-Weg Kurven mit der maximalen und der minimalen Stabilisierungswirkung die Vergleichswerte bei 20 mm induzierter vorderer Schublade entnommen, die den in der vergleichenden Untersuchung (Kapitel 4.7.1) erhobenen Vergleichswerten entsprechen.

Der Vergleich ist in Tabelle 55 dargestellt.

Gegenkraft	**BASiS-Institut**	**TU Berlin**	
		Vor Abzug des Nullniveuas	**Nach Abzug des Nullniveuas**
Min [N]	100	148	43
Max [N]	175	177	62

Tab. 55: Kreuzvergleich der Methoden bei 20 mm induzierter vorderer Schublade an Hand vergleichender Untersuchungen.

Die Endwerte der im Rahmen dieser Arbeit erfolgten Vergleichsuntersuchung sind erheblich geringer als die der Untersuchung von Luber et al. Die Ursache dafür kann, neben den methodischen Unterschieden im Aufbau des Beinmodells, Flexionswinkeleinstellungen und Messort, im Abzug der Grundverluste liegen. In den Veröffentlichungen des BASiS-Instituts ist nicht angegeben, ob eine Korrektur der Grundverluste stattgefunden hat. Betrachtet man in Tabelle 55 die Werte der vergleichenden Untersuchung im Rahmen dieser Arbeit vor dem Abzug des Nullniveaus, so liegen sie viel näher an der Werten des BASiS-Instituts.

Ein genauerer Vergleich ist an Hand einer am Markt verfügbaren Knieorthese OTS (Fa. Bort) möglich, für die noch im Jahre 2007 eine Prüfung mit dem Prüfstand des BASiS-Instituts durchgeführt wurde [162]. Eine Gegenüberstellung der Prüfergebnisse mit beiden Methoden und unterschiedlichen Einstellungen ist in Tabelle 56 dargestellt und bestätigt die aus der Tabelle 55 resultierende Tendenz.

Angesichts der Ergebnisse muss daher gesagt werden, dass ein direkter Vergleich der mit beiden Prüfmethoden ermittelten Werte nicht statthaft ist.

	BASiS-Institut		**TU Berlin**			
	hoher Muskeltonus	**niedriger Muskeltonus**	**„best case"**		**„real case"**	
			vor Abzug des Nullniveuas	**Endwert**	**vor Abzug des Nullniveuas**	**Endwert**
Gegenkraft [N]	150	110	173	57	145	32

Tab. 56: Kreuzvergleich der Methoden bei 20 mm induzierter vorderer Schublade an Hand der Messungen am gleichen Orthesenmodell.

4.9 Empfehlungen für die Validierungsphase

In vorangegangenen Kapiteln konnte gezeigt werden, dass die entwickelten Prüfverfahren die gestellten Anforderungen erfüllen und demnach geeignet sind, im Rahmen der Produktgruppe 23 zum Nachweis der Erfüllung von Qualitätsanforderungen eingesetzt zu werden. Mit der praktischen Anwendung der Prüfverfahren wurde bereits begonnen – ein Beispiel dafür sind die erfolgten Untersuchungen an prophylaktischen Orthesen in Kooperation mit dem Deutschen Skiverband. Für eine erfolgreiche Überführung der prototypischen Verfahren in die Routineanwendung ist jedoch eine enge Zusammenarbeit mit der Benannten Stelle, die die Prüfungen zukünftig anbieten soll, sowie mit den Herstellerorganisationen und mit dem MDS erforderlich.

Zu den wichtigsten Arbeitsschritten, die im Rahmen der Validierungsphase noch erfolgen sollen, gehören vor allem:

- Ausweitung der Bewertungsbasis durch breite Anwendung der Verfahren auf unterschiedliche auf dem Markt verfügbare Orthesenmodelle.
- Überprüfung der Eignung der Messtechnik für den breiten Produktspektrum: Da die Messtechnik speziell für das in den experimentellen Untersuchungen eingesetzte Orthesenmodell entwickelt wurde, ist insbesondere bei Gurtkraftsensoren die Anwendung bei anderen Modellen oft erschwert. Eine Modifikation oder gar Neuentwicklung kann hier Abhilfe schaffen.
- Vereinfachung der Prüftechnik: die entwickelte Prüftechnik ist primär für einen wissenschaftlichen Einsatz konzipiert und für ein Standardprüfverfahren teilweise noch zu kompliziert. Es betrifft insbesondere den Betriebsfestigkeitsprüfstand und das Beinmodell.
- Weitergehende Untersuchungen des Einflusses einzelner Verfahrensparameter, Steigerung der Wiederholpräzision sowie Ermittlung der Messunsicherheit.
- Verbesserung der Ergonomie und Handhabung sowie Automatisierung der Auswertung.

Sind diese Aufgaben zufriedenstellend erfüllt, steht einer transparenten und wiederholbaren Bewertung von Knieorthesen nichts mehr im Wege.

5 Zusammenfassung und Ausblick

Die vorliegende Arbeit beschreibt die Entwicklung von Prüf- und Bewertungsmethoden für Knieorthesen auf Basis einer systematisch-methodischen Herangehensweise. Dazu wurde eine Methodik der Prüfverfahrensentwicklung vorgeschlagen, die mehrere sequenziell ablaufende Schritte beinhaltet.

Im ersten Schritt wurde eine umfangreiche Analyse des Standes des Wissenschaft und Technik bei der Anwendung und Bewertung von Knieorthesen durchgeführt und bestehende Wissenslücken identifiziert. Anschließend wurden die Funktions- und Beanspruchungsparameter der Knieorthesen indikationsabhängig systematisiert, für die identifizierten Parameter wurden geeignete Messverfahren entwickelt. Die entwickelte Messtechnik wurde anschließend in umfangreichen klinischen Untersuchungen sowie Probandentests eingesetzt. Die aus den gewonnenen Messdaten abgeleiteten quantitativen Prüfparameter bilden die Basis für die Entwicklung der Prüftechnik, die einerseits mit experimentell erfassten Gegebenheiten so genau wie möglich korreliert und andererseits praktikable und wiederholbare Messungen erlaubt. Gleichzeitig bilden die klinisch erhobenen Messdaten die Basis für die Validierung der Prüfverfahren.

Besondere Aufmerksamkeit wurde auf die messtechnische Erfassung der Wechselwirkungen zwischen Orthese und Weich-/Muskelgewebe gerichtet. Die entsprechenden Messdaten wurden mit Hilfe einer instrumentierten Orthese gewonnen. Dabei wurden die Zugkräfte in den Gurten mit eigenentwickelten Sensoren auf DMS-Basis und die Druckverteilung in der Schelle mit einer elastischen kapazitiven Druckmessmatte gemessen, parallel dazu wurde der Verlauf des Orthesenwinkels mittels integrierter Winkelsensoren aufgenommen. Die instrumentierte Orthese wurde in Zusammenarbeit mit der Charité Berlin im Rahmen einer klinischen Studie an Patienten mit ACL-Verletzung eingesetzt. Dabei fanden prä- und postoperativ umfangreiche Messungen statt, einschließlich einer mit der Messorthese synchronisierten Gangbildanalyse sowie Stand-MRT- und Hochfeld-MRT-Untersuchungen. Im Rahmen dieser Studie konnten einerseits die in der Realität erreichbaren Gurtkräfte bei verschiedenen Aktivitäten bestimmt und andererseits die Abhängigkeit der Orthesenmigration von Patienteneigenschaften und Gurtkräften untersucht werden.

Ergänzt wurde die Studie durch eine Probandenuntersuchung mit Hilfe einer an unterschiedliche Beinabmessungen anpassbaren Mess-Schelle. Dabei wurde die Korrelation des subjektiven Komfortempfindens mit der Druckverteilung in der Schelle und den Zugkräften in den Gurten in Abhängigkeit von Patienteneigenschaften und Applikationsort untersucht. Die Messungen erfolgten am Ober- und Unterschenkel in der Anlegesituation, bei maximaler Kontraktion sowie maximaler Relaxation der jeweiligen Muskulatur.

Die Messung der auf die Orthese übertragenen Flexions-/Extensionsmomente erfolgte mit Hilfe instrumentierter Anschläge bzw. einer instrumentierten Immobilisierungsschiene. Dabei wurden die für verschiedene Arten der Bewegungseinschränkung typischen Winkel- und Momentenverläufe erfasst und damit die notwendigen Informationen für die Modellierung der Betriebsfestigkeitsprüfung gewonnen.

Im Rahmen von Untersuchungen der Inkongruenz zwischen der individuellen Kniegelenkkinematik und der Orthesenachse wurde erstmalig ein Verfahren entwickelt, das mit Hilfe eines offenen Niederfeld-Kernspintomographen Untersuchungen an mit Hilfsmitteln versorgten Patienten unter physiologischer Last erlaubt. Die niedrige Feldstärke des verwendeten Geräts und geringfügige Modifizierungen des zu untersuchenden Hilfsmittels (Ersatz ferromagnetischer Komponenten durch MR-kompatible Materialien) gestatten dabei eine artefaktfreie Bildakquise.

Basierend auf der kritischen Analyse des Standes der Technik und den Ergebnissen der experimentellen Untersuchungen wurden Prüfkonzepte für die indikationsbezogene, die nutzungsdauerbezogene und die mikroklimatische Prüfung von Knieorthesen erstellt und die entsprechende Prüftechnik prototypisch realisiert.

Das Konzept der Funktionsprüfung sieht das Aufbringen von indikationsrelevanten einachsigen Belastungen (anteroposteriore Translation, Innen-/Außenrotation, Varus/Valgus) bei definiertem Flexionswinkel und festgelegter Muskelanspannung mit der Aufnahme entsprechender Kraft-Weg- bzw. Moment-Winkel-Kennlinien vor. Eine entsprechende Prüfvorrichtung auf Basis einer Materialprüfmaschine wurde aufgebaut, erprobt und validiert. Die Prüfvorrichtung beinhaltet ein anthropomorphes Beinmodell mit pneumatisch steuerbarer Muskelaktivität, Weichgewebenachbildung durch ein Gelpolymer geeigneter Compliance sowie die Nachbildung der Reibungseigenschaften der trockenen menschlichen Haut. Um sicherzustellen, dass die Belastungen ausschließlich durch die zu untersuchende Orthese aufgenommen werden, wurde auf die Nachbildung des Kniegelenks verzichtet. Für jede Belastungsrichtung wurden die Versuchsbedingungen an Hand der Phase des Gangzyklus' und des dazugehörigen Flexionsgrades definiert und durch die Einstellung der Beincompliance und durch die Überwachung der Gurtkräfte mit Kraftsensoren kontrolliert.

Mit Hilfe des entwickelten Betriebsfestigkeitsprüfstandes können die wesentlichen dauerfestigkeitsrelevanten Belastungen (Flexion/Extension, Innen-/Außenrotation sowie Aufweitung des Oberschenkels) angelehnt an den Gangzyklus mit Hilfe von pneumatischen Aktuatoren kraft- bzw. weggesteuert aufgebracht werden. Die klinisch gemessenen Momentenverläufe wurden dabei vereinfacht, um eine beschleunigte Prüfung zu ermöglichen. Das System verfügt darüber hinaus über einen Ausgleich der Zwangskräfte für polyzentrische Kniegelenke.

Die mikroklimatische Prüfung erfolgt mit Hilfe eines an die durchschnittlichen Beinabmessungen angepassten Hautpads. Die Feuchteabgabe des Hautpads wird über eine hochpräzise mikroprozessorgesteuerte Spritzenpumpe gesteuert, gleichzeitig wird die Entwicklung der Temperatur und der relativen Feuchte mit integrierten Sensoren kontinuierlich überwacht.

Nach der Entwicklung, Erprobung und Optimierung der Prüftechnik wurden für jedes Prüfverfahren die Versuchsbedingungen festgelegt, das Bewertungsschema definiert und anschließend exemplarische Untersuchungen an unterschiedlichen Orthesen-Modellen durchgeführt. Die Ergebnisse dieser Untersuchungen zeigen, dass die entwickelten Prüfverfahren eine trennscharfe, wiederholbare und transparente Bewertung von Knieorthesen ermöglichen. So kann die vorgeschlagene Funktionsprüfung bereits die geringen Unterschiede zwischen einzelnen Produkten detektieren, was sie besonders für die entwicklungsbegleitende Prüfung von Prototypen qualifiziert. Die exemplarische Betriebsfestigkeitsprüfung lieferte Versagensmuster, die mit den in Realität auftretenden übereinstimmen. Das Prüfverfahren ist zudem in der Lage, durch vergleichende Untersuchungen die Wirksamkeit von Verbesserungsmaßnahmen zu bewerten, was insbesondere für die Prüfungen im Rahmen der Produktpflege von großer Bedeutung ist. Die mikroklimatische Prüfung zeigte unter anderem, dass viele der marktüblichen Hartrahmen-Knieorthesen nicht in der Lage sind, eine der insensiblen Transpiration entsprechende Feuchtemenge abzuführen.

Die aus den exemplarischen Untersuchungen abgeleiteten Verfahrenskennwerte zeigen, dass die entwickelten Prüfverfahren für die Anwendung im Rahmen der Qualitätsprüfung bei der Aufnahme in die PG 23 des HMV geeignet sind. Für eine erfolgreiche Überführung der prototypischen Verfahren in die Routineanwendung ist jedoch eine enge Zusammenarbeit mit einer Benannten Stelle sowie mit den Herstellerorganisationen und dem MDS erforderlich.

Viele interdisziplinäre Fragestellungen, die im Rahmen des Projektes entstanden sind, werden heute in nachfolgenden Forschungsprojekten untersucht. Dazu gehören z. B. die experimentelle Erhebung der Patientenaktivität nach Orthesenversorgung sowie eine Usability-Untersuchung zur Steigerung der Akzeptanz bei Patienten. Darüber hinaus haben mehrere Untersuchungsmethoden, die im Rahmen des Forschungsprojektes erstmalig angewendet wurden, bei weiteren Fragestellungen ihre wissenschaftliche und praktische Anwendung gefunden. Als Beispiel kann hier die dreidimensionale Bewertung von Hilfsmitteln im offenen MRT genannt werden, die ebenfalls im Rahmen eines separaten Forschungsprojektes weitergeführt wird. Auch die beschriebene Entwicklungsmethodik kann auf weitere Hilfsmittelarten übertragen werden und dadurch helfen, die zukünftige Qualität der Hilfsmittelversorgung zu sichern.

6 Literatur

[1] AAOS: Position Statement 1124: The use of the knee brace. American Academy of Orthopaedic Surgeons, October 1987, revised December 2003

[2] Albright JP, Powell JW, Smith W, Martindale A, Crowley E, Monroe J et al.: Medial collateral ligament knee sprains in college football. Effectiveness of preventive braces. Am J Sports Med. 1994; 22: 12–18

[3] Albright JP, Saterbak A, Stokes J: Use of knee braces in sport. Current recommendations. Sports Med. 1995; 20: 281–301

[4] Anderson FC, Pandy MG: Dynamic optimization of human walking. J Biomech Eng. 2001; 123: 381–390

[5] Aschoff J, Günther B, Kramer K: Energiehaushalt und Temperaturregulation. Urban and Schwarzenberg, 1971.

[6] Bähler A: Fundamental Biomechanical Principles in the Orthotic Treatment of the Knee. Journal of Prosthetics and Orthotics. 1992; 4: 157

[7] Baker BE, VanHanswyk E, Bogosian S, Werner FW, Murphy D: A biomechanical study of the static stabilizing effect of knee braces on medial stability. Am J Sports Med. 1987; 15: 566–570

[8] Barrack RL, Skinner HB, Buckley SL: Proprioception in the anterior cruciate deficient knee. Am J Sports Med. 1989; 17: 1–6

[9] Barrett DS: Proprioception and function after anterior cruciate reconstruction. J Bone Joint Surg Br. 1991; 73: 833–837

[10] Barrett DS, Cobb AG, Bentley G: Joint proprioception in normal, osteoarthritic and replaced knees. J Bone Joint Surg Br. 1991; 73: 53–56

[11] Bartels V, Umbach K: Medizinische Bandagen: Physiologisches Anforderungsprofil und Optimierung des Tragekomports. Orthopädie-Technik. 2001, 2: 86–94

[12] Bartels, V: Grundsatzuntersuchung zur physiologischen Funktion von medizinischen Bandagen und Erstellung eines Anforderungsprofils an die dazu verwendeten Textilien. Schlussbericht zum Forschungsvorhaben AiF-Nr. 11283. Bekleidungsphysiologisches Institut Hohenstein, 2000

[13] Battaglia M, Lenhoff MW, Ehteshami JR, Lyman S, Provencher MT, Wickiewicz TL et al.: Medial collateral ligament injuries and subsequent load on the anterior cruciate ligament: a biomechanical evaluation in a cadaveric model. Am J Sports Med. 2009; 37: 305–311

[14] Baumgartner R, Greitemann B: Grundkurs Technische Orthopädie. Thieme Verlag, 2007.

[15] Beck C, Drez D Jr, Young J, Cannon WD Jr, Stone ML: Instrumented testing of functional knee braces. The American Journal of Sports Medicine. 1986; 14: 253–256

[16] Berchuck M, Andriacchi TP, Bach BR, Reider B: Gait adaptations by patients who have a deficient anterior cruciate ligament. J Bone Joint Surg Am. 1990; 72: 871–877

[17] Berschin G: Anspruch und Wirklichkeit in der orthetischen Kniestabilisierung. Orthopädie-Technik. 2004; 12: 976–980

[18] Besier TF, Lloyd DG, Cochrane JL, Ackland TR: External loading of the knee joint during running and cutting maneuvers. Med Sci Sports Exerc. 2001; 33: 1168–1175

[19] Beynnon B, Howe J, Pope M, Johnson R, Fleming B: The measurement of anterior cruciate ligament strain in vivo. International Orthopaedics. 1992; 16: 1–12

[20] Beynnon B, Pope M, Wertheimer C, Johnson R, Fleming B, Nichols C et al.: The effect of functional knee-braces on strain on the anterior cruciate ligament in vivo. The journal of bone and joint surgery. 1992; 74: 1298–1312

[21] Beynnon BD, Fleming BC, Churchill DL, Brown D: The effect of anterior cruciate ligament deficiency and functional bracing on translation of the tibia relative to the femur during nonweightbearing and weightbearing. Am J Sports Med. 2003; 31: 99–105

[22] Beynnon BD, Good L, Risberg MA: The effect of bracing on proprioception of knees with anterior cruciate ligament injury. J Orthop Sports Phys Ther. 2002; 32: 11–15

[23] Beynnon BD, Ryder SH, Konradsen L, Johnson RJ, Johnson K, Renström PA: The effect of anterior cruciate ligament trauma and bracing on knee proprioception. Am J Sports Med. 1999; 27: 150–155

[24] Binder E, Luber M, Schaff P: Kenndatenblatt für Knieorthesen – Transparentes Leistungsspektrum versus Patientenindikation. Orthopädie-Technik. 1999; 5: 384–389

[25] Binder E, Luber M, Schaff P: Neue Bewertungsmöglichkeiten für Knieorthesen auf der Basis eines Kniesimulators. Orthopädie-Technik. 1997; 9: 754–757

[26] Binder, E: Ermittlung der stabilisierenden Eigenschaften der Carbonfaserknieorthese K1 im Vergleich auf der Basis eines Kniesimulators. BASiS Institut München, 1998

[27] Birmingham T, Kramer J, Kirkley A, Inglis J, Spaulding S, Vandervoort A: Knee bracing for medial compartment osteoarthritis: effects on proprioception and postural control. Rheumatology. 2001; 40: 285–289

[28] Birmingham TB, Bryant DM, Giffin JR, Litchfield RB, Kramer JF, Donner A et al.: A randomized controlled trial comparing the effectiveness of functional knee brace and neoprene sleeve use after anterior cruciate ligament reconstruction. Am J Sports Med. 2008; 36: 648–655

[29] Birmingham TB, Kramer JF, Inglis JT, Mooney CA, Murray LJ, Fowler PJ et al.: Effect of a neoprene sleeve on knee joint position sense during sitting open kinetic chain and supine closed kinetic chain tests. Am J Sports Med. 1998; 26: 562–566

[30] Blankevoort L, Huiskes R, de Lange A: Helical axes of passive knee joint motions. J Biomech. 1990; 23: 1219–1229

[31] Böckelmann JW, Speth K: Funktions- und Leistungsmerkmale moderner Knieorthesen. Medizinisch-Orthopädische Technik. 2007; 127: 43–46

[32] Bonsfills N, Raygoza JJ, Boemo E, Garrido J, Núñez A, Gómez-Barrena E: Proprioception in the ACL-ruptured knee: the contribution of the medial collateral ligament and patellar ligament. An in vivo experimental study in the cat. Knee. 2007; 14: 39–45

[33] Bork H, Horstmann T: Einfluss von Kniegelenksbandagen auf die Koordination und muskuläre Kraft bei Gonarthrosepatienten. Orthopädie-Technik. 2000; 6: 529–533

[34] Bothorel B, Galeou M, Dewasmes G, Hoeft A, Candas V: Leg skin temperature and thigh sweat output: possible central influence of local thermal inputs. Eur J Appl Physiol Occup Physiol. 1991; 62: 405–409

[35] Branch TP, Hunter R, Donath M: Dynamic EMG analysis of anterior cruciate deficient legs with and without bracing during cutting. Am J Sports Med. 1989; 17: 35–41

[36] Brandsson S, Faxén E, Kartus J, Eriksson BI, Karlsson J: Is a knee brace advantageous after anterior cruciate ligament surgery? A prospective, randomised study with a two-year Follow-up. Scand J Med Sci Sports. 2001; 11: 110–114

[37] Braumann K, Patra S, Reer R, Kabelka B: Über den Einfluss von Knieorthesen beim Sport. Orthopädie-Technik. 2002; 11: 862–866

[38] Brouwer R, Jakma T, Verhagen A, Verhaar J, Bierma-Zeinstra S: Braces and orthoses for treating osteoarthritis of the knee (Review). The Cochrane Library. 2006; 3

[39] Brouwer RW, van Raaij TM, Verhaar JAN, Coene LNJEM, Bierma-Zeinstra SMA: Brace treatment for osteoarthritis of the knee: a prospective randomized multi-centre trial. Osteoarthritis Cartilage. 2006; 14: 777–783

[40] Brown T, Van Hoeck J, Brand R: Laboratory evaluation of prophylactic knee brace performance under dynamic valgus loading using a surrogate leg model. Clinics in sports medicine. 1990; 9: 751–762

[41] Brüggeman G: Valgus bracing to reduce the mechanical load on the medial compartment of the knee. In: Kongress ORTHOPÄDIE + REHA-TECHNIK 2008, 2008.

[42] Campbell RB, Torrie A, Hecker A, Sekiya JK: Comparison of tibial graft fixation between simulated arthroscopic and open inlay techniques for posterior cruciate ligament reconstruction. Am J Sports Med. 2007; 35: 1731–1738

[43] Cappozzo A, Leo T, Pedotti A: A general computing method for the analysis of human locomotion. J Biomech. 1975; 8: 307–320

[44] Cawley P, France E, Paulos L: Comparison of rehabilitative knee braces. A biomechanical investigation. The American Journal of Sports Medicine. 1989; 17: 141–146

[45] Cawley PW, France EP, Paulos LE: The current state of functional knee bracing research. A review of the literature. Am J Sports Med. 1991; 19: 226–233

[46] Cawley, P; France, P: Mechanical Testing of Functional Knee Braces: An Evaluation of the BREG FUSION XT versus Selected Custom and Off-The-Shelf Functional Knee Braces. BREG Inc., 2005

[47] Co FH, Skinner HB, Cannon WD: Effect of reconstruction of the anterior cruciate ligament on proprioception of the knee and the heel strike transient. J Orthop Res. 1993; 11: 696–704

[48] Collins JJ, O'Connor JJ: Muscle-ligament interactions at the knee during walking. Proc Inst Mech Eng [H]. 1991; 205: 11–18

[49] Corrigan JP, Cashman WF, Brady MP: Proprioception in the cruciate deficient knee. J Bone Joint Surg Br. 1992; 74: 247–250

[50] Czerniecki JM, Lippert F, Olerud JE: A biomechanical evaluation of tibiofemoral rotation in anterior cruciate deficient knees during walking and running. Am J Sports Med. 1988; 16: 327–331

[51] Daley BJ, Ralston JL, Brown TD, Brand RA: A parametric design evaluation of lateral prophylactic knee braces. J Biomech Eng. 1993; 115: 131–136

[52] Delay BS, Smolinski RJ, Wind WM, Bowman DS: Current practices and opinions in ACL reconstruction and rehabilitation: results of a survey of the American Orthopaedic Society for Sports Medicine. Am J Knee Surg. 2001; 14: 85–91

[53] Dennis DA, Komistek RD, Mahfouz MR, Walker SA, Tucker A: A multicenter analysis of axial femorotibial rotation after total knee arthroplasty. Clin Orthop Relat Res. 2004; 428: 180–189

[54] Dennis DA, Komistek RD, Nadaud MC, Mahfouz M: Evaluation of off-loading braces for treatment of unicompartmental knee arthrosis. J Arthroplasty. 2006; 21: 2–8

[55] DeVita P, Lassiter T, Hortobagyi T, Torry M: Functional Knee Brace Effects During Walking in Patients With Anterior Cruciate Ligament Reconstruction. Am J Sports Med. 1998; 26: 778–784

[56] Diesing P: Vorlesung „Prüfung und Zulassung von Medizinprodukten" (unveröffentlicht). Technische Universität Berlin, 2006.

[57] Diesing P: Prüf- und Bewertungsmethoden für Antidekubitus-Systeme. Dissertation, Technische Universitaet Berlin, 2006.

[58] Diesing P, Hochmann D: Methodik zur Entwicklung von Prüf- und Bewertungsverfahren für Technische Hilfsmittel. In: Kongresshandbuch der Orthopädie + Rehatechnik 2008, 2008.

[59] Diesing P, Hochmann D, Boenick U, Kraft M: Ein neues Verfahren zur patientenorientierten Zuordnung von Rollstuhlsitzkissen auf Basis von standardisierten Prüfverfahren. Biomedizinische Technik. 2005; 50 (6): 188–194

[60] DIN 33402-2:2005: Ergonomie – Körpermaße des Menschen – Teil 2: Werte. Beuth Verlag, 2005.

[61] DIN EN 31092:1993 (ISO 11092): Textilien; Physiologische Wirkungen; Messung des Wärme- und Wasserdampfdurchgangswiderstandes unter stationären Bedingungen (sweating guarded-hotplate test). Beuth Verlag, 1994.

[62] DIN EN ISO 10328: Prothetik – Prüfung der Struktur von Prothesen der unteren Gliedmaßen Anforderungen und Prüfverfahren. Beuth Verlag, 2006.

[63] DIN EN ISO/IEC 17025: Allgemeine Anforderungen an die Kompetenz von Prüf- und Kalibrierlaboratorien. Beuth Verlag, 2005.

[64] Draganich L, Reider B, Rimington T, Piotrowski G, Mallik K, Nasson S: The effectiveness of self-adjustable custom and off-the-shelf bracing in the treatment of varus gonarthrosis. J Bone Joint Surg Am. 2006; 88: 2645–2652

[65] Draganich LF, Vahey JW: An in vitro study of anterior cruciate ligament strain induced by quadriceps and hamstrings forces. J Orthop Res. 1990; 8: 57–63

[66] Draper ER, Cable JM, Sanchez-Ballester J, Hunt N, Robinson JR, Strachan RK: Improvement in function after valgus bracing of the knee. An analysis of gait symmetry. J Bone Joint Surg Br. 2000; 82: 1001–1005

[67] Eckhoff D, Bach J, Spitzer V, Reinig K, Bagur M, Baldini T et al.: Three-dimensional mechanics, kinematics, and morphology of the knee viewed in virtual reality. The journal of bone and joint surgery. 2005; 87: 71–80

[68] Eng JJ, Winter DA: Kinetic analysis of the lower limbs during walking: what information can be gained from a three-dimensional model? J Biomech. 1995; 28: 753–758

[69] Engelhardt M, Albrecht S: Sportverletzungen: Diagnose, Management und Begleitmaßnahmen. Elsevier, Urban & Fischer Verlag, 2006.

[70] Erickson AR, Yasuda K, Beynnon B, Johnson R, Pope M: An in vitro dynamic evaluation of prophylactic knee braces during lateral impact loading. Am J Sports Med. 1993; 21: 26–35

[71] Escamilla RF, Zheng N, Imamura R, Macleod TD, Edwards WB, Hreljac A et al.: Cruciate ligament force during the wall squat and the one-leg squat. Med Sci Sports Exerc. 2009; 41: 408–417

[72] Fan J, Chen Y: Measurement of clothing thermal insulation and moisture vapour resistance using a novel perspiring fabric thermal manikin. Measurement science & technology. 2002; 13: 1115–1123

[73] Farrington R, Rugh J, Bharathan D, Burke R: Use of a thermal manikin to evaluate human thermoregulatory responses in transient, non-uniform, thermal environments. In: Society of Automotive Engineers International, 2004.

[74] Feller J, Bartlett J, Chapman S, Delahunt M: Use of an extension-assisting brace following anterior cruciate ligament reconstruction. Knee Surg Sports Traumatol Arthrosc. 1997; 5: 6–9

[75] Fiala D, Lomas KJ, Stohrer M: Computer prediction of human thermoregulatory and temperature responses to a wide range of environmental conditions. Int J Biometeorol. 2001; 45: 143–159

[76] Finger S, Paulos L: Clinical and biomechanical evaluation of the unloading brace. The journal of knee surgery. 2002; 15: 155–159

[77] Fleming BC, Johnson RJ, Shapiro E, Fenwick J, Howe JG, Pope MH: Clinical versus instrumented knee testing on autopsy specimens. Clin Orthop Relat Res. 1992; 282: 196–207

[78] Forster IW, Warren-Smith CD, Tew M: Is the KT1000 knee ligament arthrometer reliable? J Bone Joint Surg Br. 1989; 71: 843–847

[79] France E, Cawley P, Paulos L: Choosing functional knee braces. Clinics in sports medicine. 1990; 9: 743–750

[80] France E, Paulos L: Knee Bracing. J Am Acad Orthop Surg. 1994; 2: 281–287

[81] France E, Paulos L, Jayaraman G, Rosenberg T: The biomechanics of lateral knee bracing. Part II: Impact response of the braced knee. The American Journal of Sports Medicine. 1987; 15: 430–438

[82] Francis A, Thomas RD, McGregor A: Anterior cruciate ligament rupture: reconstruction surgery and rehabilitation. A nation-wide survey of current practice. Knee. 2001; 8: 13–18

[83] Frost & Sullivan Report 3991: The European Orthopaedic Bracing and Supports Market. Frost & Sullivan, 2004

[84] Gaasbeek RDA, Groen BE, Hampsink B, van Heerwaarden RJ, Duysens J: Valgus bracing in patients with medial compartment osteoarthritis of the knee. A gait analysis study of a new brace. Gait Posture. 2007; 26: 3–10

[85] Gillquist J: Knee ligaments and proprioception. Acta Orthop Scand. 1996; 67: 533–535

[86] Glynn D, Kennedy F, Hood M, Greenwald R: A Comparative Evaluation of New and Conventional Knee Orthoses for Control of Anterior Tibial Displacement. Journal of Prosthetics and Orthotics. 2002; 14: 113–120

[87] Golenhofen K: Basislehrbuch Physiologie: Lehrbuch, Kompendium, Fragen und Antworten. Elsevier, Urban & Fischer Verlag, 2006.

[88] Good L, Roos H, Gottlieb DJ, Renström PA, Beynnon BD: Joint position sense is not changed after acute disruption of the anterior cruciate ligament. Acta Orthop Scand. 1999; 70: 194–198

[89] Graber F, van den Broeck M: SNM-Orthese und Knee Brace Analyzer. Orthopädie-Technik. 1988; 8: 480–482

[90] Greitemann B: Orthesen nach vorderen Kreuzbandrupturen – Wie steht es um die Evidenz? Medizinisch-Orthopädische Technik. 2007; 127: 25–35

[91] Grifka J: Systematik der Kniegelenkorthetik. Orthopädie-Technik. 1995; 5: 389–397

[92] Grifka J, Dullien S: Knie und Sport: Empfehlungen von Sportarten aus orthopädischer und sportwissenschaftlicher Sicht. Deutscher Ärzteverlag, 2008.

[93] Grob KR, Kuster MS, Higgins SA, Lloyd DG, Yata H: Lack of correlation between different measurements of proprioception in the knee. J Bone Joint Surg Br. 2002; 84: 614–618

[94] Harilainen A, Sandelin J, Vanhanen I, Kivinen A: Knee brace after bone-tendon-bone anterior cruciate ligament reconstruction. Randomized, prospective study with 2-year Follow-up. Knee Surg Sports Traumatol Arthrosc. 1997; 5: 10–13

[95] Harrington IJ: A bioengineering analysis of force actions at the knee in normal and pathological gait. Biomed Eng. 1976; 11: 167–172

[96] Hartung J, Mergl C, Henneke C, Madrid-Dusik R, Bubb H: Measuring Soft Tissue Compliance of the Human Thigh. In: Proceedings of Digital Human Modeling for Design and Engineering Symposium, 2004.

[97] Heider J: Entwicklung eines Kniegelenksimulators zur Beurteilung von Kniegelenksorthesen. Unveröffentlichte Diplomarbeit. Fachhochschule München, 1996.

[98] Henriksson M, Rockborn P, Good L: Range of motion training in brace vs. plaster immobilization after anterior cruciate ligament reconstruction: a prospective randomized comparison with a 2-year Follow-up. Scand J Med Sci Sports. 2002; 12: 73–80

[99] Herrington L, Simmonds C, Hatcher J: The effect of a neoprene sleeve on knee joint position sense. Research in sports medicine. 2005; 13: 37–46

[100] Hesse F: Temperaturmessungen bei Antidekubitussystemen. Auswertung verschiedener Untersuchungen. Pflegehilfsmittel-Telegramm. 1999; 14

[101] Hewett TE, Noyes FR, Barber-Westin SD, Heckmann TP: Decrease in knee joint pain and increase in function in patients with medial compartment arthrosis: a prospective analysis of valgus bracing. Orthopedics. 1998; 21: 131–138

[102] Hiemstra LA, Heard SM, Sasyniuk TM, Buchko GL, Reed JG, Monteleone BJ: Knee immobilization for pain control after a hamstring tendon anterior cruciate ligament reconstruction: a randomized clinical trial. Am J Sports Med. 2009; 37: 56–64

[103] Hiemstra LA, Veale K, Sasyniuk T: Knee immobilization in the immediate post-operative period following ACL reconstruction: a survey of practice patterns of Canadian orthopedic surgeons. Clin J Sport Med. 2006; 16: 199–202

[104] Hill PF, Vedi V, Williams A, Iwaki H, Pinskerova V, Freeman MA: Tibiofemoral movement 2: the loaded and unloaded living knee studied by MRI. J Bone Joint Surg Br. 2000; 82: 1196–1198

[105] Hofmaier A, Berschin G, Sommer M: Propriozeptive Fähigkeiten des Kniegelenks unter kritischer Betrachtung messtechnischer, methodischer und wissenschaftlicher Gesichtspunkte. Deutsche Zeitschrift für Sportmedizin. 2001; 52: 7–8

[106] Hohmann D, Uhlig R: Orthopädische Technik. Georg Thieme Verlag, 2004.

[107] Holden JP, Grood ES, Korvick DL, Cummings JF, Butler DL, Bylski-Austrow DI: In vivo forces in the anterior cruciate ligament: direct measurements during walking and trotting in a quadruped. J Biomech. 1994; 27: 517–526

[108] Honl M, Carrero V, Hille E, Schneider E, Morlock MM: Bone-patellar tendon-bone grafts for anterior cruciate ligament reconstruction: an in vitro comparison of mechanical behavior under failure tensile loading and cyclic submaximal tensile loading. Am J Sports Med. 2002; 30: 549–557

[109] Horlick S, Loomer R: Report on the efficact of a valgus force producing knee brace for the treatment of medial gonarthrosis. Clinical Journal of Sports Medicine. 1993; 3: 251–255

[110] Hosie A. Differentiating thermal from non-thermal eccrine sweating during exercise and heat stress. Dissertation, University of Wollongong, 2002.

[111] Hurwitz DE, Sumner DR, Andriacchi TP, Sugar DA: Dynamic knee loads during gait predict proximal tibial bone distribution. J Biomech. 1998; 31: 423–430

[112] ISO 8549-1: Prothetik und Orthetik; Vokabular; Teil 1: Allgemeine Begriffe für Gliedmaßen-Prothesen und -Orthesen. Beuth Verlag, 1989.

[113] ISO 8549-3: Prothetik und Orthetik; Vokabular; Teil 3: Bezeichnungen bezogen auf externe Orthesen. Beuth Verlag, 1989.

[114] Iwaki H, Pinskerova V, Freeman MA: Tibiofemoral movement 1: the shapes and relative movements of the femur and tibia in the unloaded cadaver knee. J Bone Joint Surg Br. 2000; 82: 1189–1195

[115] Jerosch J, Prymka M: Knee joint proprioception in normal volunteers and patients with anterior cruciate ligament tears, taking special account of the effect of a knee bandage. Arch Orthop Trauma Surg. 1996; 115: 162–166

[116] Jerosch K, Schmidt K, Prymka M: Beeinflussung der propriozeptiven Fähigkeit von Kniegelenken mit einer primären Gonarthrose. Der Unfallchirurg. 1997; 3: 219–224

[117] Johal P, Williams A, Wragg P, Hunt D, Gedroyc W: Tibio-femoral movement in the living knee. A study of weight bearing and non-weight bearing knee kinematics using interventional MRI. J Biomech. 2005; 38: 269–276

[118] Jonsson H, Kärrholm J: Brace effects on the unstable knee in 21 cases. A roentgen stereophotogrammetric comparison of three designs. Acta Orthop Scand. 1990; 61: 313–318

[119] Kaminski T, Perrin D: Effect of prophylactic knee bracing on balance and joint position sense. ournal of Athletic Training. 1996; 31: 131–136

[120] Kärrholm J, Jonsson H, Nilsson KG, Söderqvist I: Kinematics of successful knee prostheses during weight-bearing: three-dimensional movements and positions of screw axes in the Tricon-M and Miller-Galante designs. Knee Surg Sports Traumatol Arthrosc. 1994; 2: 50–59

[121] Kartus J, Stener S, Köhler K, Sernert N, Eriksson BI, Karlsson J: Is bracing after anterior cruciate ligament reconstruction necessary? A 2-year Follow-up of 78 consecutive patients rehabilitated with or without a brace. Knee Surg Sports Traumatol Arthrosc. 1997; 5: 157–161

[122] Khan WS, Jones RK, Nokes L, Johnson DS: How accurate are lockable orthotic knee braces? An objective gait analysis study. Knee. 2007; 14: 497–499

[123] Kiefer A: Verwendung von Orthesen und Bandagen bei Bandverletzungen am Knie- und oberen Sprunggelenk. In: GEK- Heil- und Hilfsmittel-Report 2007

[124] Kirkley A, Webster-Bogaert S, Litchfield R, Amendola A, MacDonald S, McCalden R et al.: The effect of bracing on varus gonarthrosis. J Bone Joint Surg Am. 1999; 81: 539–548

[125] Kirtley C: Clinical Gait Analysis. Churchill Livingstone, 2005.

[126] Kitamura N, Yasuda K, Yamanaka M, Tohyama H: Biomechanical comparisons of three posterior cruciate ligament reconstruction procedures with load-controlled and displacement-controlled cyclic tests. Am J Sports Med. 2003; 31: 907–914

[127] Klein B, Blaha J, Simons W: Anterior cruciate ligament deficient knees do not have altered proprioception. Trans. Orthop. Res. Soc. 1992; 17: 501

[128] Kocher MS, Sterett WI, Briggs KK, Zurakowski D, Steadman JR: Effect of functional bracing on subsequent knee injury in ACL-deficient professional skiers. J Knee Surg. 2003; 16: 87–92

[129] Komistek RD, Dennis DA, Northcut EJ, Wood A: An in-vivo Analysis of the Effectiveness of the Osteoarthritic Knee Brace During Heel Strike Of Gait. Journal of Arthroplasty. 1999; 14 (6): 738–742

[130] Koo S, Andriacchi TP: The knee joint center of rotation is predominantly on the lateral side during normal walking. J Biomech. 2008; 41: 1269–1273

[131] Krohn K: Footwear alterations and bracing as treatments for knee osteoarthritis. Curr Opin Rheumatol. 2005; 17: 653–656

[132] Kuehnegger W: Die Entwicklung eines Knieorthesensystems auf biomechanischer Grundlage. Orthopädie-Technik. 1995; 5: 417–419

[133] Kurz B, Heidinger F: Thermoregulatorisches Simulationsmodell für mikroklimatische Untersuchungen. Automobiltechnische Zeitschrift. 1993; 95: 74–78

[134] Kurz B, Uedelhoven W: Cybor concept for thermophysiological simulation of dry and wet heat flow. In: Proceedings of the eighth international conference on environmental ergonomics, 1998.

[135] Lafortune MA, Cavanagh PR, Sommer HJ3, Kalenak A: Three-dimensional kinematics of the human knee during walking. J Biomech. 1992; 25: 347–357

[136] Lastring L: Konzeptvarianten und Einteilungsmöglichkeiten in der aktuellen Fußversorgung. Orthopädie-Technik. 2008; 2: 85–89

[137] Liggins AB BP: A quantitative assessment of orthoses for stabilization of the anterior cruciate ligament deficient knee. Proceedings of the Institution of Mechanical Engineers. 1991; 205: 81–87

[138] Lindemann U: Methodische Entwicklung technischer Produkte. Springer-Verlag, 2007.

[139] Liu S, Daluiski A, Kabo M: The effects of thigh soft-tissue stiffness on the control of anterior tibial displacement by functional knee orthoses. Journal of Rehabilitation Research and Development. 1995; 32: 135–140

[140] Liu S, Lunsford T, Gude S, Vangsness CJ: Comparison of functional knee braces for control of anterior tibial displacement. Clinical orthopaedics and related research. 1994; 6: 203–210

[141] Liu SH MR: Current review. Functional knee bracing. Clinical orthopaedics and related research. 1995; 8: 273–281

[142] Luber M, Binder E, Schaff P: Stabilisierungseigenschaften von Hartrahmenorthesen und Bandagen mit Gelenkschienen gegen vordere Schublade – Erste Ergebnisse. Orthopädie-Technik. 1998; 5: 350–354

[143] Lunsford T, Lunsford B, Greenfield J, Ross S: Response of Eight Knee Orthoses to Valgus, Varus and Axial Rotation Loads. Journal of Prosthetics and Orthotics. 1990; 2: 274–288

[144] MacDonald PB, Hedden D, Pacin O, Sutherland K: Proprioception in anterior cruciate ligament-deficient and reconstructed knees. Am J Sports Med. 1996; 24: 774–778

[145] Mahar, A ; Oka, R ; Odell, T; Wedemeyer, M: Mechanical Evaluation of „Off the Shelf“ and Custom Knee Braces: Parameters of Stability and Component Failure. Research and Development at dj Orthopedics, 2004

[146] Markolf KL, Burchfield DM, Shapiro MM, Shepard MF, Finerman GA, Slauterbeck JL: Combined knee loading states that generate high anterior cruciate ligament forces. J Orthop Res. 1995; 13: 930–935

[147] Martin T: Technical Report: Knee Brace Use in the Young Athlete. Pediatrics. 2001; 108: 503–507

[148] Martinek V, Friederich NF: To brace or not to brace? How effective are knee braces in rehabilitation? Orthopade. 1999; 28: 565–570

[149] Mathewson P, Greenwald R: Reduction in Anterior Cruciate Ligament Load and Tibiofemoral Rotation under Applied Axial Rotation: A Surrogated Model Study of the Efficacy of a New Knee Derotation Brace Concept. Journal of Prosthetics and Orthotics. 2003; 15: 1–8

[150] Matsuno H, Kadowaki KM, Tsuji H: Generation II knee bracing for severe medial compartment osteoarthritis of the knee. Arch Phys Med Rehabil. 1997; 78: 745–749

[151] McDevitt ER, Taylor DC, Miller MD, Gerber JP, Ziemke G, Hinkin D et al.: Functional bracing after anterior cruciate ligament reconstruction: a prospective, randomized, multicenter study. Am J Sports Med. 2004; 32: 1887–1892

[152] McLean SG, Huang X, Su A, Van Den Bogert AJ: Sagittal plane biomechanics cannot injure the ACL during sidestep cutting. Clin Biomech (Bristol, Avon). 2004; 19: 828–838

[153] McNair PJ, Marshall RN, Matheson JA: Important features associated with acute anterior cruciate ligament injury. N Z Med J. 1990; 103: 537–539

[154] McNair PJ, Stanley SN, Strauss GR: Knee bracing: effects of proprioception. Arch Phys Med Rehabil. 1996; 77: 287–289

[155] McQuade KJ, Sidles JA, Larson RV: Reliability of the Genucom Knee Analysis System. A pilot study. Clin Orthop Relat Res. 1989; 245: 216–219

[156] Mecheels J, Umbach K: Thermo-physiological properties of clothing system. Melliand Textilberichte. 1977; 57: 1029–32

[157] Meinander H: Extraction of data from sweating manikin tests. In: Proc. 3rd Int. Meeting on Thermal Manikin Testing at the National Institute for Walking Life. 1999.

[158] Melegati G, Tornese D, Bandi M, Volpi P, Schonhuber H, Denti M: The role of the rehabilitation brace in restoring knee extension after anterior cruciate ligament reconstruction: a prospective controlled study. Knee Surg Sports Traumatol Arthrosc. 2003; 11: 322–326

[159] Menschik A: Mechanik des Kniegelenks. Z Orthop Ihre Grenzgeb. 1974; 112: 481–495

[160] Meyer S, Brown T, Jimenez M, Van Hoeck J, Anderson D, Brand R: Benchtop Mechanical Performance of Prophylactic Knee Braces Under Dynamic Valgus Loading: A Cadaver Study. Iowa Orthop J. 1989; 9: 92–97

[161] Mishra D, Daniel D, Stone M: The use of functional knee braces in the control of pathologic anterior knee laxity. Clinical orthopaedics and related research. 1989; 241: 213–220

[162] Mitternacht J: Ermittlung der stabilisierenden Eigenschaften der Knieorthese Bort OTS mit einem Kniesimulator. Prüfbericht. MRI TU München, 2007

[163] Möller E, Forssblad M, Hansson L, Wange P, Weidenhielm L: Bracing versus nonbracing in rehabilitation after anterior cruciate ligament reconstruction: a randomized prospective study with 2-year Follow-up. Knee Surg Sports Traumatol Arthrosc. 2001; 9: 102–108

[164] Morlock M, Schneider E, Bluhm A, Vollmer M, Bergmann G, Müller V et al.: Duration and frequency of every day activities in total hip patients. J Biomech. 2001; 34: 873–881

[165] Morrison JB: The mechanics of the knee joint in relation to normal walking. J Biomech. 1970; 3: 51–61

[166] Muellner T, Alacamlioglu Y, Nikolic A, Schabus R: No benefit of bracing on the early outcome after anterior cruciate ligament reconstruction. Knee Surg Sports Traumatol Arthrosc. 1998; 6: 88–92

[167] Nadaud M, Komistek R, Dennis D, Anderle M, Kubo M: In Vivo Three-Dimensional Determination of OA Brace Effectiveness: A Multiple Brace Analysis. J Bone Joint Surg Am. 2005; 87, Suppl 2: 114-9.

[168] Nagarkatti DG, McKeon BP, Donahue BS, Fulkerson JP: Mechanical evaluation of a soft tissue interference screw in free tendon anterior cruciate ligament graft fixation. Am J Sports Med. 2001; 29: 67–71

[169] Najibi S, Albright J: The Use of Knee Braces, Part1: Prophylactic Knee Braces in Contact Sports. The American Journal of Sports Medicine. 2005; 33: 602–611

[170] Nazem K, Mehrbod M, Borjian A, Sadeghian H: Anterior Cruciate Ligament Reconstruction with or without Bracing. Iranian Journal of Medical Sciences. 2006; 31(3): 151–155

[171] Niesche A. Auswertung einer Pilotstudie zur Bestimmung der Momentandrehachse von Kniegelenken mit und ohne angelegte Kniegelenkorthese in einem offenen Magnetresonanztomographen. Unveröffentlichte Studienarbeit. TU Berlin, 2009.

[172] Niesche A, Tettke M, Hochmann D, Kraft M: Numerical evaluation and comparison of instantaneous anatomical knee joint axes and orthotic joint axes using MRI data under weight-bearing condition. In: Proceedings of 4th European Conference of the International Federation for Medical and Biological Engineering, 2008.

[173] Nietert M: Untersuchungen zur Kinematik des menschlichen Kniegelenkes im Hinblick auf ihre Approximation in der Prothetik. Dissertation, TU Berlin, 1975

[174] Oehler S, Hochmann D, Kraft M: Field applications of a prosthetic mobile measuring system. 11th International Congress of the IUPESM, 2009

[175] Oehler S, Push M, Kraft M: Mobile measuring system for the mobility ob above-knee amputees. mst news. 2008; 8: 14–16

[176] Otomasu K, Yamauchi M, Ohwatari N, Matsumoto T, Tsuchiya K, Kosaka M: Analysis of sweat evaporation from clothing materials by the ventilated sweat capsule method. Eur J Appl Physiol Occup Physiol. 1997; 76: 1–7

[177] Pahl G, Beitz W, Feldhusen J, Grote, KH: Konstruktionslehre. Grundlagen erfolgreicher Produktentwicklung. Methoden und Anwendung. Springer, 7. Aufl., 2007.

[178] Paulos LE, France EP, Rosenberg TD, Jayaraman G, Abbott PJ, Jaen J: The biomechanics of lateral knee bracing. Part I: Response of the valgus restraints to loading. The American Journal of Sports Medicine. 1987; 15: 419–429

[179] Perlau R, Frank C, Fick G: The effect of elastic bandages on human knee proprioception in the uninjured population. Am J Sports Med. 1995; 23: 251–255

[180] Perry J: Ganganalyse – Norm und Pathologie des Gehens. Urban & Fischer Verlag, 2003.

[181] Pflum MA, Shelburne KB, Torry MR, Decker MJ, Pandy MG: Model prediction of anterior cruciate ligament force during drop-landings. Med Sci Sports Exerc. 2004; 36: 1949–1958

[182] Pietrosimone BG, Grindstaff TL, Linens SW, Uczekaj E, Hertel J: A systematic review of prophylactic braces in the prevention of knee ligament injuries in collegiate football players. J Athl Train. 2008; 43: 409–415

[183] Pinskerova V, Iwaki H, Freeman MA: The shapes and relative movements of the femur and tibia at the knee. Orthopade. 2000; 29 Suppl 1: 3–5

[184] Pleil T. Versuchsaufbau und Ermittlung der stabilisierenden Eigenschaften von Knieorthesen an einem Kniesimulator bei sequentieller Resektion von Bandstrukturen an einem menschlichen Beinpräparat. Unveröffentlichte Diplomarbeit. Fachhochschule Furtwangen, 1999.

[185] Pollo FE, Jackson RW: Knee bracing for unicompartmental osteoarthritis. J Am Acad Orthop Surg. 2006; 14: 5–11

[186] Pollo FE, Otis JC, Backus SI, Warren RF, Wickiewicz TL.: Reduction of Medial Compartment Loads with Valgus Bracing of the Osteoarthritic Knee. The American Journal of Sports Medicine. 2002; 30: 414–421

[187] Pschyrembel W: Klinisches Wörterbuch. 261. Auflage (CD-ROM). Walter de Gruyter, 2007

[188] Psikuta A, Richards M, Fiala D: Single-sector thermophysiological human simulator. Physiol Meas. 2008; 29: 181–192

[189] Radinger R, Sövegjarto H: Physiologisch optimiertes Kniegelenkprinzip. Orthopädie-Technik. 1995; 5: 420–421

[190] Ramsey DK, Briem K, Axe MJ, Snyder-Mackler L: A mechanical theory for the effectiveness of bracing for medial compartment osteoarthritis of the knee. J Bone Joint Surg Am. 2007; 89: 2398–2407

[191] Ramsey DK, Lamontagne M, Wretenberg PF, Valentin A, Engstrom B, Nemeth G.: Assessment of functional knee bracing: an in vivo three-dimensional kinematic analysis of the anterior cruciate deficient knee. Clinical Biomechanics. 2001; 16: 61–70

[192] Rebel M, Fleischer J, Pässler H, Thermann H: Einfluss einer Knieorthese auf ganganalytische Parameter bei Patienten mit Vorderer-Kreuzband-Plastik. Deutsche Zeitschrift für Sportmedizin. 2002; 53 (4): 114–118

[193] Rebel M, Pässler H: Auswirkungen einer Knieorthese auf die sensomotorischen Fähigkeiten bei Patienten mit einer VKB-Plastik. Sportverletzung Sportschaden. 2001; 15: 16–21

[194] Reer R, Nagel V, Braumann K: Welchen Einfluss haben Knieorthesen auf Stabilität und physische Leistungsfähigkeit beim Inline-Skating? Orthopädie-Technik. 2004; 11: 894–902

[195] Reer R, Nagel V, Paul, B. Edelmann, H., Braumann K: Werden durch den Einsatz von Orthesen die mechanische Stabilität bzw. die körperliche Leistungsfähigkeit beeinflußt? Orthopädie-Technik. 2002; 1: 46–53

[196] Regalbuto MA, Rovick JS, Walker PS: The forces in a knee brace as a function of hinge design and placement. Am J Sports Med. 1989; 17: 535–543

[197] Richards J, Sanchez-Ballester J, Jones R, Darke. N., Livingstone B: A comparison of knee braces during walking for the treatment of osteoarthritis of the medial compartment of the knee. Journal of bone and joint surgery. 2005; 87: 937–939

[198] Richards M, Mattle N: A sweating agile thermal manikin (SAM) developed to test complete clothing systems under normal and extreme conditions. In: Human Factors and Medicine Panel Symposium – Blowing Hot and Cold: Protection Against Climatic Extremes, 2001.

[199] Richards M, McCullough E: Revised Interlaboratory Study of Sweating Thermal Manikins Including Results from the Sweating Agile Thermal Manikin. Journal of ASTM International. 2005; 2 (4): 1–13

[200] Rietschel H, Esdorn H, Fitzner K: Raumklimatechnik. Springer, 1994.

[201] Risberg MA, Holm I, Steen H, Eriksson J, Ekeland A: The effect of knee bracing after anterior cruciate ligament reconstruction. A prospective, randomized study with two years' Follow-up. Am J Sports Med. 1999; 27: 76–83

[202] Rohland D: Postoperative Orthesenversorgung nach Ersatz des Vorderen Kreuzbandes im Spannungsfeld zwischen Evidenz und Eminenz. Medizinisch Orthopädische Technik. 2007; 3: 13–14

[203] Rugh J, Lustbader J: Application of a Sweating Manikin Controlled by a Human Physiological Model and Lessons Learned. In: 6th International Thermal Manikin and Modeling Meeting. Hong Kong, China, 2006.

[204] Saweeres ESB, Kuiper JH, Evans RO, Richardson JB, White SH: Predicting in vivo clinical performance of anterior cruciate ligament fixation methods from in vitro analysis: industrial tests of fatigue life and tolerance limits are more useful than other cyclic loading parameters. Am J Sports Med. 2005; 33: 666–673

[205] Schaff P, Luber M, Binder E: Was leisten Kniegelenksorthesen bei der Stabilisierung wirklich? Sportorthopädie – Sporttraumatologie. 1998; 14: 132–136

[206] Schlerka A. Bestimmung der belastungsrelevanten Zyklenzahlen und Winkelbereiche bei Knieorthesen abhängig vom Einsatzbereich. Unveröffentlichte Diplomarbeit. Technische Universität München, 1999.

[207] Schmalzried TP, Szuszczewicz ES, Northfield MR, Akizuki KH, Frankel RE, Belcher G et al.: Quantitative assessment of walking activity after total hip or knee replacement. J Bone Joint Surg Am. 1998; 80: 54–59

[208] Schmidt R: Physiologie des Menschen: mit Pathophysiologie. Springer Verlag, 2007.

[209] Schoebel H: Das Knieorthesengelenk Genu-Curve-Optima (GCO). Orthopädie-Technik. 2008; 7: 572–577

[210] Self BP, Greenwald RM, Pflaster DS: A biomechanical analysis of a medial unloading brace for osteoarthritis in the knee. Arthritis Care Res. 2000; 13: 191–197

[211] Serpas F, Yanagawa T, Pandy M: Forward-dynamics simulation of anterior cruciate ligament forces developed during isokinetic dynamometry. Comput Methods Biomech Biomed Engin. 2002; 5: 33–43

[212] Shelburne KB, Pandy MG: A dynamic model of the knee and lower limb for simulating rising movements. Comput Methods Biomech Biomed Engin. 2002; 5: 149–159

[213] Shelburne KB, Pandy MG: A musculoskeletal model of the knee for evaluating ligament forces during isometric contractions. J Biomech. 1997; 30: 163–176

[214] Shelburne KB, Pandy MG, Anderson FC, Torry MR: Pattern of anterior cruciate ligament force in normal walking. J Biomech. 2004; 37: 797–805

[215] Shelburne KB, Pandy MG, Torry MR: Comparison of shear forces and ligament loading in the healthy and ACL-deficient knee during gait. J Biomech. 2004; 37: 313–319

[216] Shelburne KB, Torry MR, Pandy MG: Contributions of muscles, ligaments, and the ground-reaction force to tibiofemoral joint loading during normal gait. J Orthop Res. 2006; 24: 1983–1990

[217] Shelburne KB, Torry MR, Pandy MG: Muscle, ligament, and joint-contact forces at the knee during walking. Med Sci Sports Exerc. 2005; 37: 1948–1956

[218] Silva M, Shepherd EF, Jackson WO, Dorey FJ, Schmalzried TP: Average patient walking activity approaches 2 million cycles per year: pedometers under-record walking activity. J Arthroplasty. 2002; 17: 693–697

[219] Sitler M, Ryan J, Hopkinson W, Wheeler J, Santomier J, Kolb R et al.: The efficacy of a prophylactic knee brace to reduce knee injuries in football. A prospective, randomized study at West Point. Am J Sports Med. 1990; 18: 310–315

[220] Soma C, Cawley P, Liu S, Vangness C: Custom-Fit Versus Premanufactured Braces. Orthopedics. 2004; 27: 307–310

[221] Speth K, Böckelmann J: Warum sind Softbraces eine Alternative zu Hartrahmenorthesen? Orthopädie-Technik. 2008; 4: 248–251

[222] Speth K, Böckelmann JW, Peikenkamp K: Erfassung der Tagesaktivität und der Kniewinkelverläufe anhand einer achtstündigen Bewegungsanalyse. Medizinisch-Orthopädische Technik. 2007; 127: 49–52

[223] Spitzenverbände der Krankenkassen: Definition und Indikation der Produktgruppe 23. Juni 2008.

[224] Sterett WI, Briggs KK, Farley T, Steadman JR: Effect of functional bracing on knee injury in skiers with anterior cruciate ligament reconstruction: a prospective cohort study. Am J Sports Med. 2006; 34: 1581–1585

[225] Swirtun LR, Jansson A, Renström P: The effects of a functional knee brace during early treatment of patients with a nonoperated acute anterior cruciate ligament tear: a prospective randomized study. Clin J Sport Med. 2005; 15: 299–304

[226] Tegner Y, Lorentzon R: Evaluation of knee braces in Swedish ice hockey players. Br J Sports Med. 1991; 25: 159–161

[227] Teitz CC, Hermanson BK, Kronmal RA, Diehr PH: Evaluation of the use of braces to prevent injury to the knee in collegiate football players. J Bone Joint Surg Am. 1987; 69: 2–9

[228] Tettke M, Kraft M: Functional Assessment of Orthopedic Aids Using Open Vertical MRIs. In: IFMBE Proceedings. Vol. 25, 2009.

[229] Thomsen M, Mannel H, Spiering S, Dathe H, Kubein-Meesenburg D, Nägerl H: Zur Biomechanik des Tibiofemoralgelenks und deren Umsetzung bei Knieorthesen. Orthopäde. 2002; 31: 914–920

[230] Tochihara Y, Ohnaka T, Nagai Y: Thermal responses of 6- to 8-year-old children during immersion of their legs in a hot water bath. Appl Human Sci. 1995; 14: 23–28

[231] Torzilli PA, Panariello RA, Forbes A, Santner TJ, Warren RF: Measurement reproducibility of two commercial knee test devices. J Orthop Res. 1991; 9: 730–737

[232] Toutoungi DE, Lu TW, Leardini A, Catani F, O'Connor JJ: Cruciate ligament forces in the human knee during rehabilitation exercises. Clin Biomech (Bristol, Avon). 2000; 15: 176–187

[233] Uedelhoven W, Kurz B: Reliable Prediction of wearing comfort using improved simulation techniques. In: Proceedings of the eighth international conference on environmental ergonomics, 1998.

[234] Ulmer M, Imhoff A: Bandverletzungen am Kniegelenk. Orthopädie und Unfallchirurgie up2date. 2006; 4: 303–328

[235] Ulrich H: Knieorthesen bei Kreuzbandverletzungen. Der Unfallchirurg. 1994; 236

[236] Ulrich H, Hassenpflug J: Nachbehandlung nach VKB-Plastik – Schaden oder Nutzen der Knieorthese? In: Imhoff A (Ed): Knie. Birkhäuser, 2000

[237] VDI-Richtlinie 2206: Entwicklungsmethodik für Mechatronische Systeme. Beuth Verlag, 2004.

[238] VDI-Richtlinie 2221: Methodik zum Entwickeln und Konstruieren technischere Systeme und Produkte. VDI-Verlag, 1993.

[239] Waldmann D. Biomechanik des Gehens auf veschiedenen Neigungen – eine kinetische, kinematische und elektromyographische Untersuchung. Unveröffentlichte Diplomarbeit. Universität Göttingen, 2006.

[240] Walker PS, Rovick JS, Robertson DD: The effects of knee brace hinge design and placement on joint mechanics. J Biomech. 1988; 21: 965–974

[241] Wascher DC, Markolf KL, Shapiro MS, Finerman GA: Direct in vitro measurement of forces in the cruciate ligaments. Part I: The effect of multiplane loading in the intact knee. J Bone Joint Surg Am. 1993; 75: 377–386

[242] Wetz H, Jacob H: Funktionelle Anatomie und Kinematik des Femurotibialgelenks: Forschungsergebnisse von 1836–1950. Orthopäde. 2001; 30: 135–144

[243] Wetz H, Jacob H: Die Bedeutung des dreidimensionalen Bewegungsablaufs des Femurotibialgelenks für die Ausrichtung von Knieführungsorthesen. Orthopäde. 2001; 30: 196–207

[244] Wexler G, Hurwitz DE, Bush-Joseph CA, Andriacchi TP, Bach BRJ: Functional gait adaptations in patients with anterior cruciate ligament deficiency over time. Clin Orthop Relat Res. 1998; 348: 166–175

[245] Wilcke A: Vordere Kreuzbandläsion: Anatomie, Pathophysiologie, Diagnose, Therapie, Trainingslehre, Rehabilitation. Birkhäuser, 2004.

[246] Wilke C, Froböse I: Quantifizierung propriozeptiver Leistungen von Kniegelenken. Deutsche Zeitschrift für Sportmedizin. 2003; 54: 49–54

[247] Witzel U. Gutachten: Mechanische Aspekte beim Wiedereinsatz von Knie-Orthesen. Ruhr-Universität Bochum, 2006.

[248] Wojtys EM, Kothari SU, Huston LJ: Anterior cruciate ligament functional brace use in sports. Am J Sports Med. 1996; 24: 539–546

[249] Wojtys EM, Loubert PV, Samson SY, Viviano DM: Use of a knee-brace for control of tibial translation and rotation. A comparison, in cadavera, of available models. J Bone Joint Surg Am. 1990; 72: 1323–1329

[250] Wright RW, Fetzer GB: Bracing after ACL reconstruction: a systematic review. Clin Orthop Relat Res. 2007; 455: 162–168

[251] Wright SA, Tearse DS, Brand RA, Gabel RH: Proprioception in the anteriorly unstable knee. Iowa Orthop J. 1995; 15: 156–161

[252] Wroble RR, Grood ES, Noyes FR, Schmitt DJ: Reproducibility of Genucom knee analysis system testing. Am J Sports Med. 1990; 18: 387–395

[253] Wu GK, Ng GY, Mak AF.: Effects of Knee Bracing on the Sensorimotor Function of Subjects with Anterior Cruciate Ligament Reconstruction. Am J Sports Med. 2001; 29: 641–645

[254] Yamanaka M, Yasuda K, Tohyama H, Nakano H, Wada T: The effect of cyclic displacement on the biomechanical characteristics of anterior cruciate ligament reconstructions. Am J Sports Med. 1999; 27: 772–777

[255] Yasuda K, Sasaki T: Exercise after anterior cruciate ligament reconstruction. The force exerted on the tibia by the separate isometric contractions of the quadriceps or the hamstrings. Clin Orthop Relat Res. 1987; 220: 275–283

[256] Yasuhiko D, Yoshio A, Toshitada S, Kazuyoshi T, Kazuto H, Soichiro T: A model of sweating thermal manikin. Journal of the Textile Machinery Society of Japan. 1992; 4: 101–112

[257] Yu B, Herman D, Preston J, Lu W, Kirkendall D, Garrett W: Immediate Effects of a Knee Brace With a Constraint to Knee Extension on Knee Kinematics and Ground Reaction Forces in a Stop-Jump Tast. Am J Sports Med. 2004; 32: 1136–1143

[258] Zimmerli T: Standardized and Practice Oriented Tests; Comfort and Protection of Clothing: Two Contradictions in one? In: Proceeding of the International Conference on Enviromental Ergonomics, Jeruzalem, 1996.

[259] The National Library of Medicine's Visible Human Project. http://www.nlm.nih.gov/research/visible/visible_human.html (abgerufen am 24. 07. 2008)

[260] Biomechanics Lab. http://www.djortho.com/rd/research/bio_lab.html (abgerufen am 23. 1. 2009)

[261] IKK Bundesverband: Verfahrenshandbuch Strukturgegebenheiten und Prozessabläufe im Hilfsmittel- und Pflegehilfsmittelbereich. 2007.

[262] Škultétyová Z: Erarbeitung konstruktionsmethodischer Grundlagen für die Entwicklung von Produkten in der Medizintechnik. Shaker Verlag, 2008.

7 Anhang

A. Ergebnisse der klinischen und Laboruntersuchungen

- I. Untersuchung des Komfort-Empfindens
- a. Boxplots der gemessenen Parameter
- II. Untersuchungen der Druckverteilung beim Gehen
- a. Ergebnisse der Messreihen am Unterschenkel
- b. Ergebnisse der Messreihen am Oberschenkel
- III. Klinische Untersuchung bei isolierter ACL-Ruptur
- a. Untersuchungsablauf
- b. Zeitliche Verläufe der Migration und der Gurtkräfte bei untersuchten Aktivitäten
- c. Boxplots der maximalen Gurtkräfte bei untersuchten Aktivitäten
- d. Normierte Verläufe der Gurtkräfte beim Gehen
- IV. Untersuchungen mit instrumentierten Anschlägen
- a. Verläufe der Biegemomente und Orthesenwinkel beim Gehen
- V. Untersuchungen mit der instrumentierten Immobilisierungsschiene
- a. Verlauf der Biegemomente und Verformungswinkel beim Gehen

B. Ergebnisse der Laborprüfung

- I. Messergebnisse der vergleichenden Untersuchung der funktionellen Eigenschaften
- II. Ereignisprotokoll der Betriebsfestigkeitsuntersuchung

C. Ermittlung der Verfahrenskennwerte

- I. Ergebnisse der Untersuchungen zur Ermittlung der Wiederholpräzision
- II. Ergebnisse der Untersuchungen zur Abschätzung der Laborpräzision

D. Veröffentlichungen

- I. Verzeichnis studentischer projektgebundener Arbeiten
- II. Verzeichnis projektbezogener Veröffentlichungen

Anhang A-I: Untersuchung des Komfort-Empfindens

a) Boxplots der gemessenen Parameter

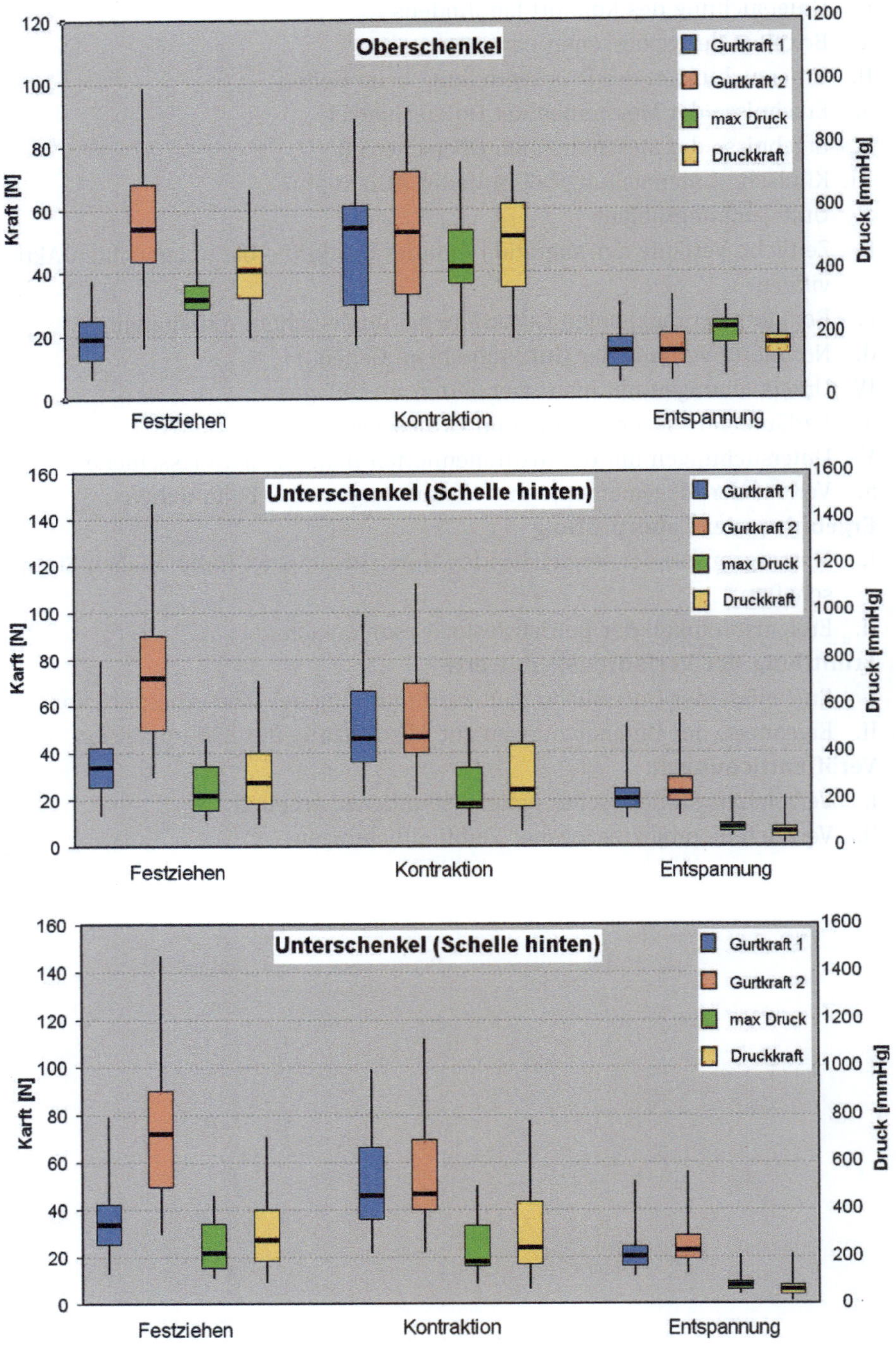

Anhang A-II: Untersuchung der Druckverteilung beim Gehen

a) Ergebnisse der Messreihen am Unterschenkel

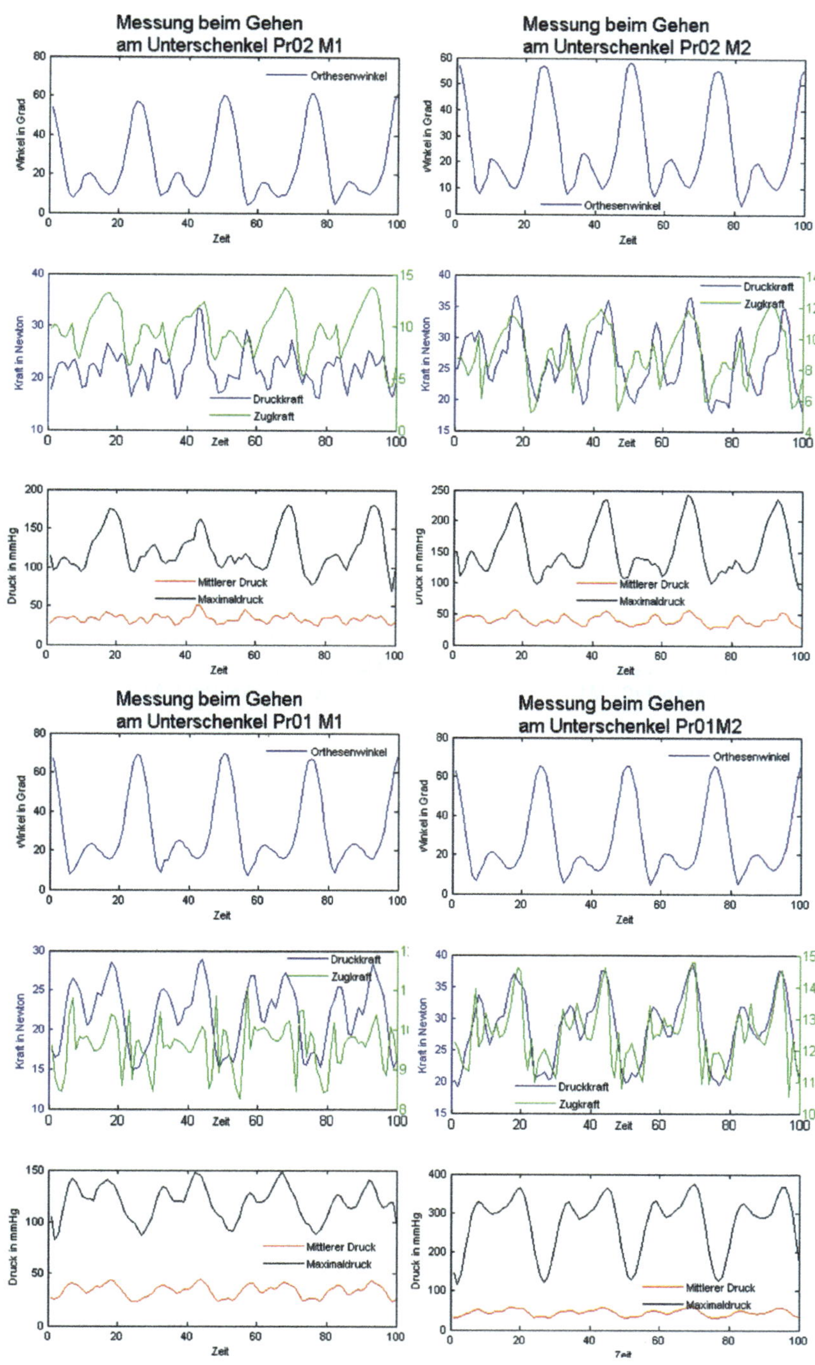

b) Ergebnisse der Messreihen am Oberschenkel

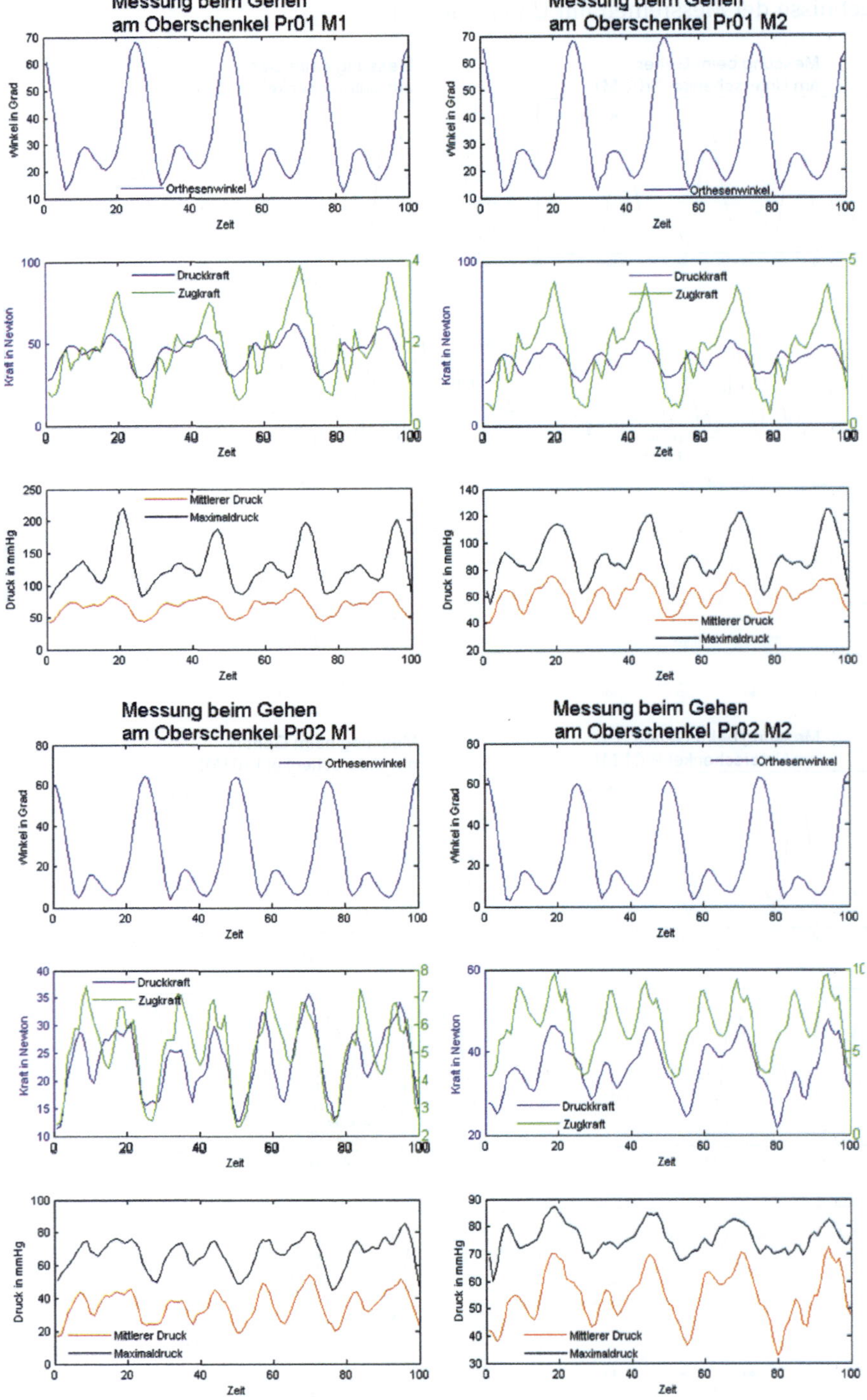

Anhang A-III: Klinische Untersuchung bei isolierter ACL-Ruptur

a) Ablauf der Untersuchung (ca. 1,5 Stunden)

1. Vorbereitung:
   a) Patientendaten erfassen: Patientenangaben registrieren, Beinumfänge messen, Patienten wiegen
   b) Patient legt die instrumentierte Orthese nach Anleitung an
   c) Marker anbringen
2. Durchführung der Messung (alle Übungen werden mit dem verletzten Bein mit angelegter Orthese und anschließend mit dem gesunden Bein ohne Orthese durchgeführt)
   a) statische Aufnahme im Liegen auf einem Bett
   b) 3-mal passive (durch den Untersucher) Extension und Flexion im Liegen
   c) 3-mal aktive Extension und Flexion im Liegen
   d) 3-mal aufstehen und hinsetzen von einem Stuhl
   e) statische Aufnahme im Stehen
   f) 3-mal aktive Extension und Flexion im Stehen
   g) 3-mal Gehen
   h) Nachziehen der Orthesengurte gemäß Herstelleranleitung
   i) Statische Aufnahme im Stehen zur Kontrolle der Gurtkräfte
   j) 3-mal Step-up
   k) 3-mal Treppe aus zwei Stufen auf- und absteigen
   l) 3-mal Kniebeuge
3. Die Messung wird noch einmal mit dem verletzten Bein ohne Orthese durchgeführt.

b) Zeitliche Verläufe der Migration und der Gurtkräfte bei untersuchten Aktivitäten

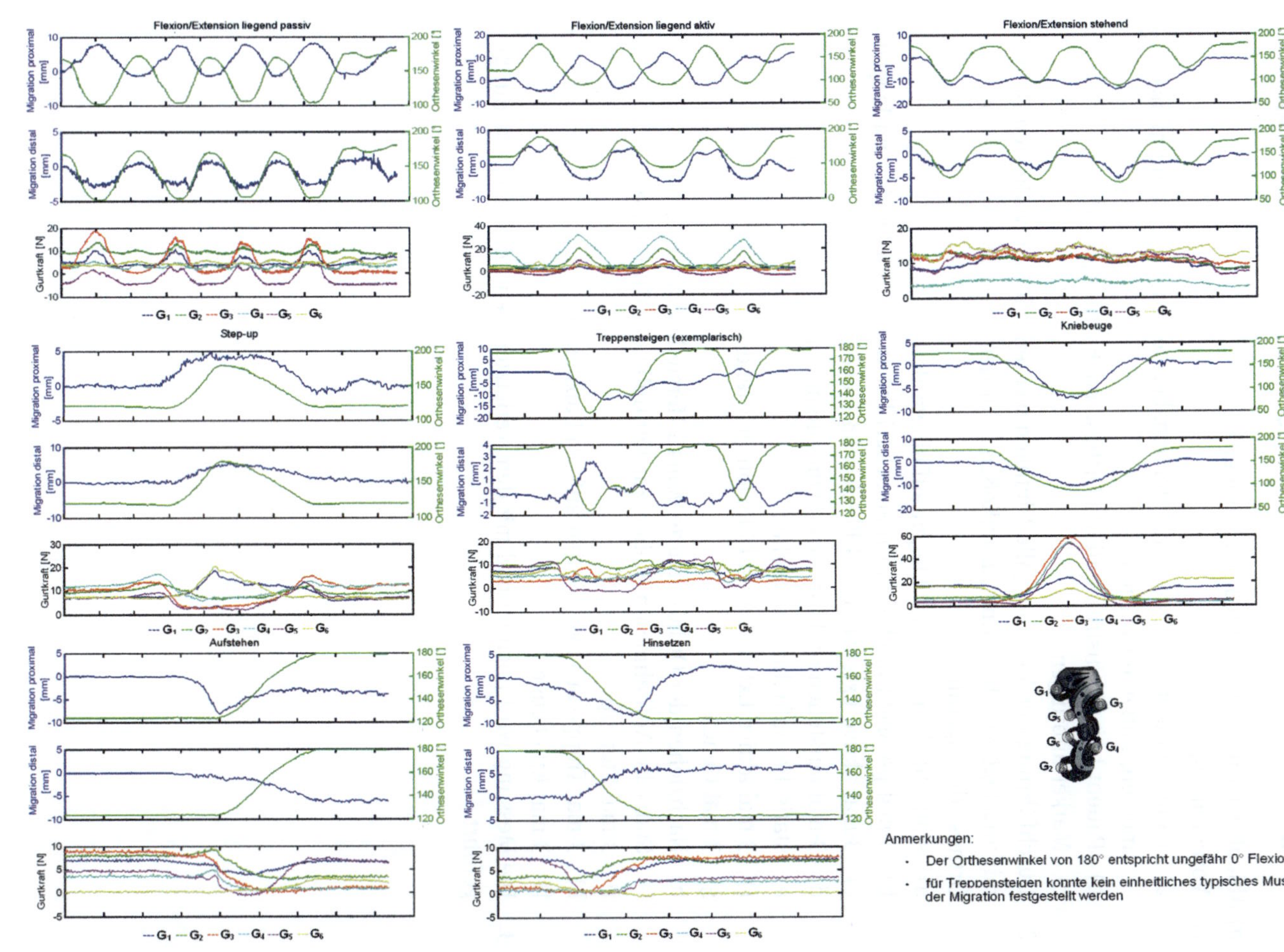

c) Boxplots der maximalen Gurtkräfte bei untersuchten Aktivitäten für Probanden

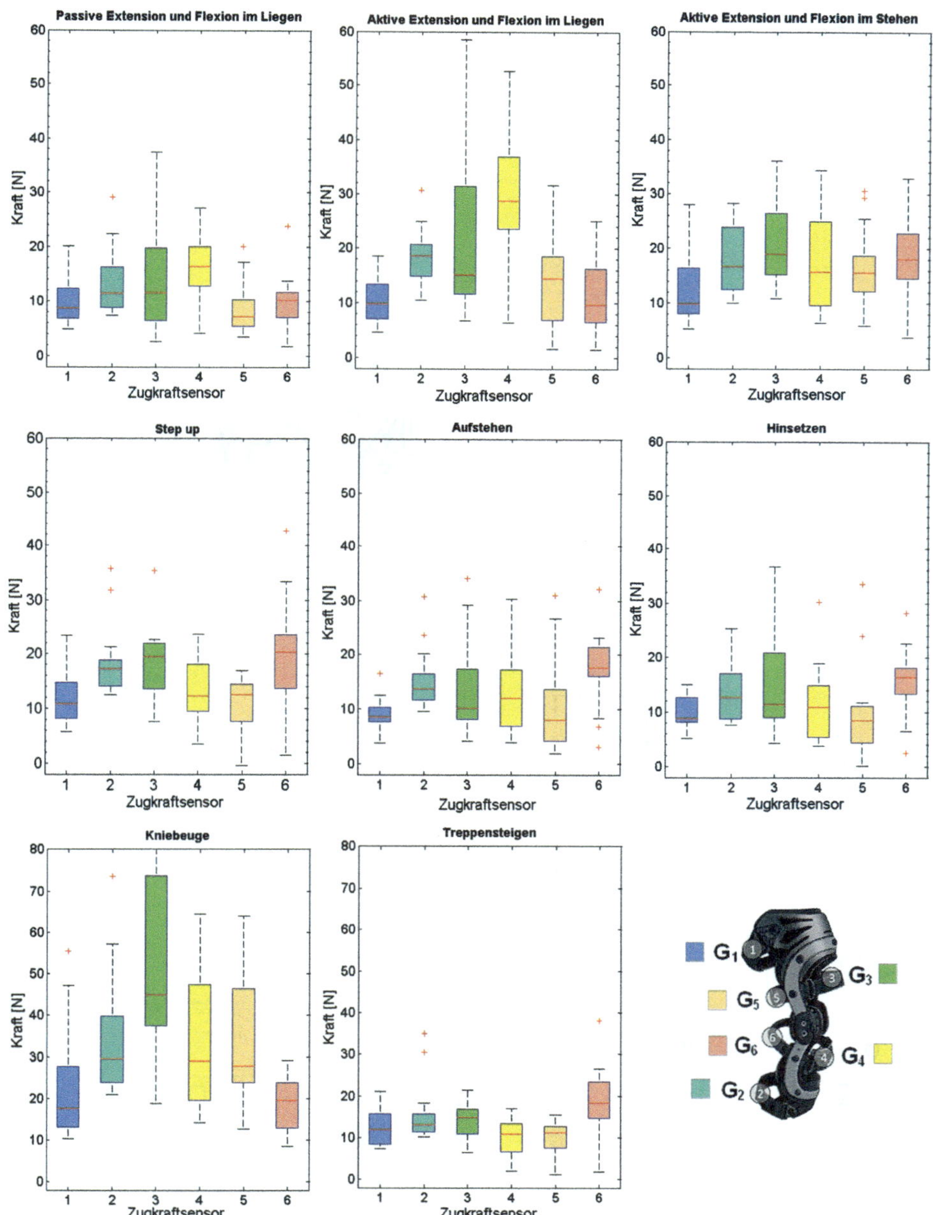

d) Normierte Verläufe der Gurtkräfte beim Gehen

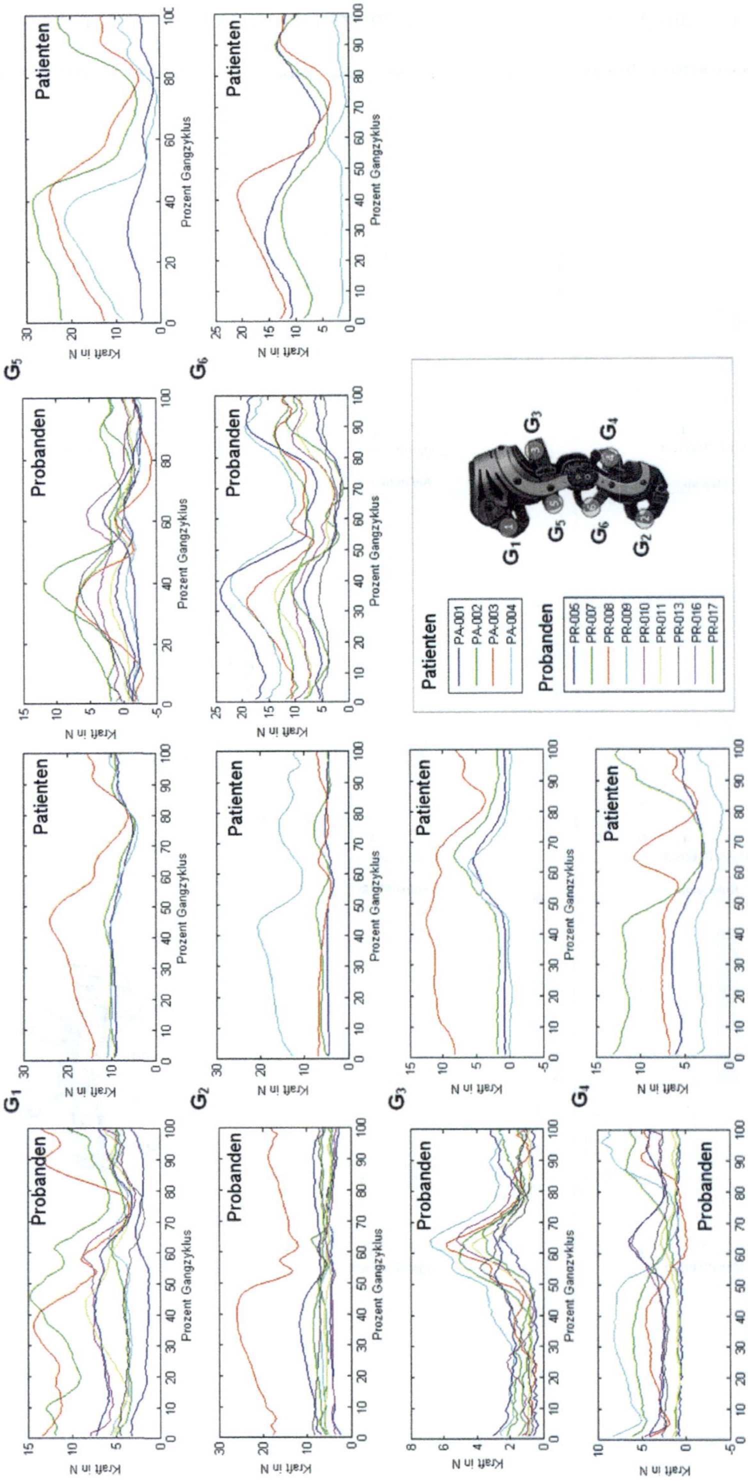

Anhang A-IV: Untersuchungen mit instrumentierten Anschlägen

a) Verläufe der Biegemomente und Orthesenwinkel beim Gehen

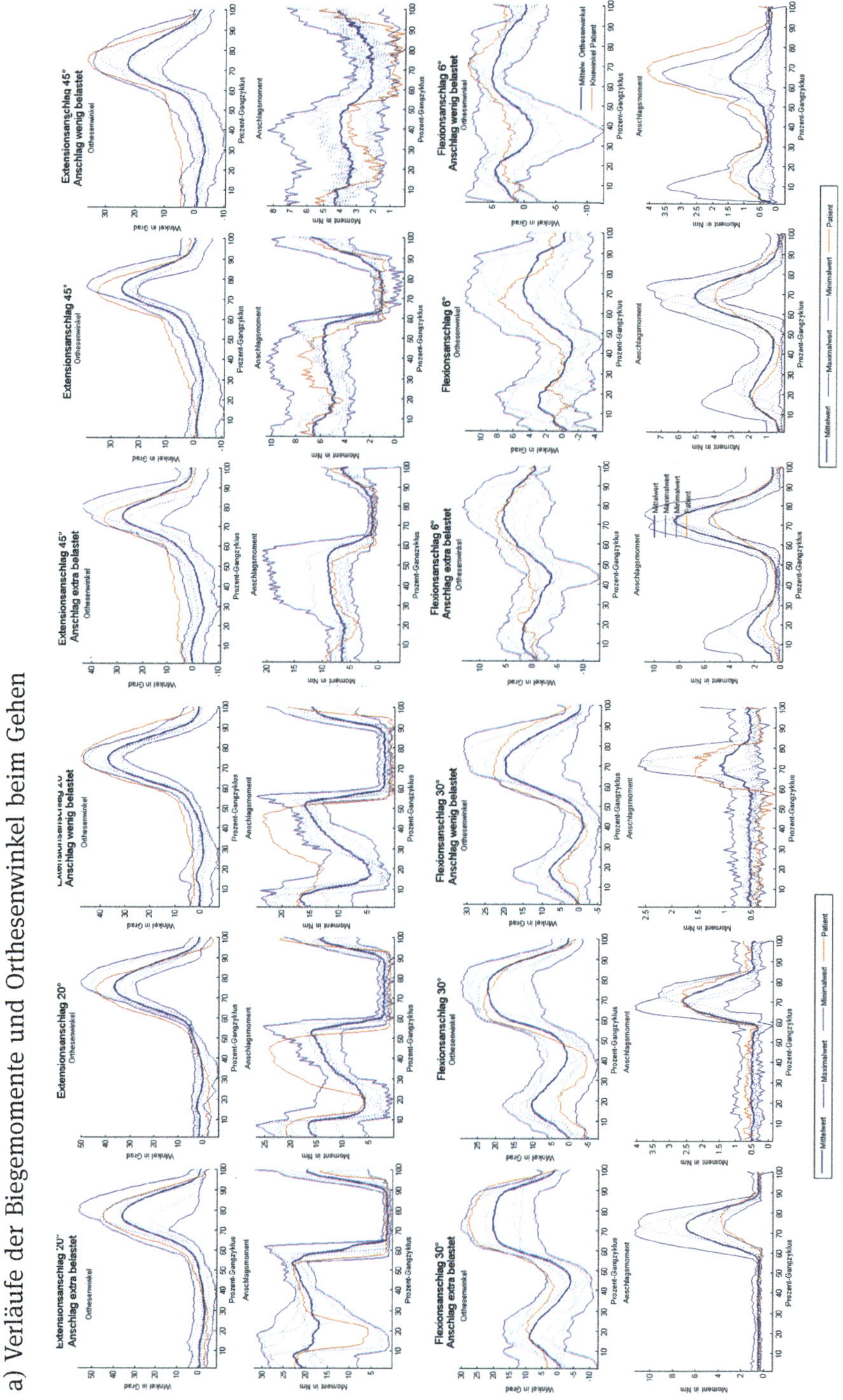

Anhang A-V: Untersuchungen mit der instrumentierten Immobilisierungsschiene

a) Verlauf der Biegemomente und Verformungswinkel beim Gehen
(nicht modifizierte Orthese)

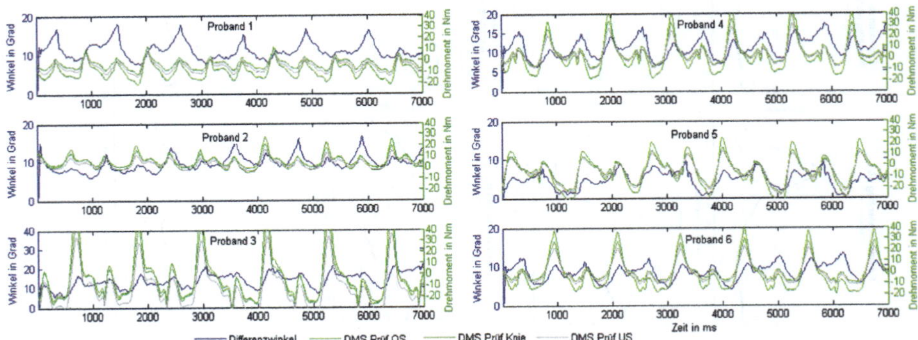

(modifizierte Orthese)

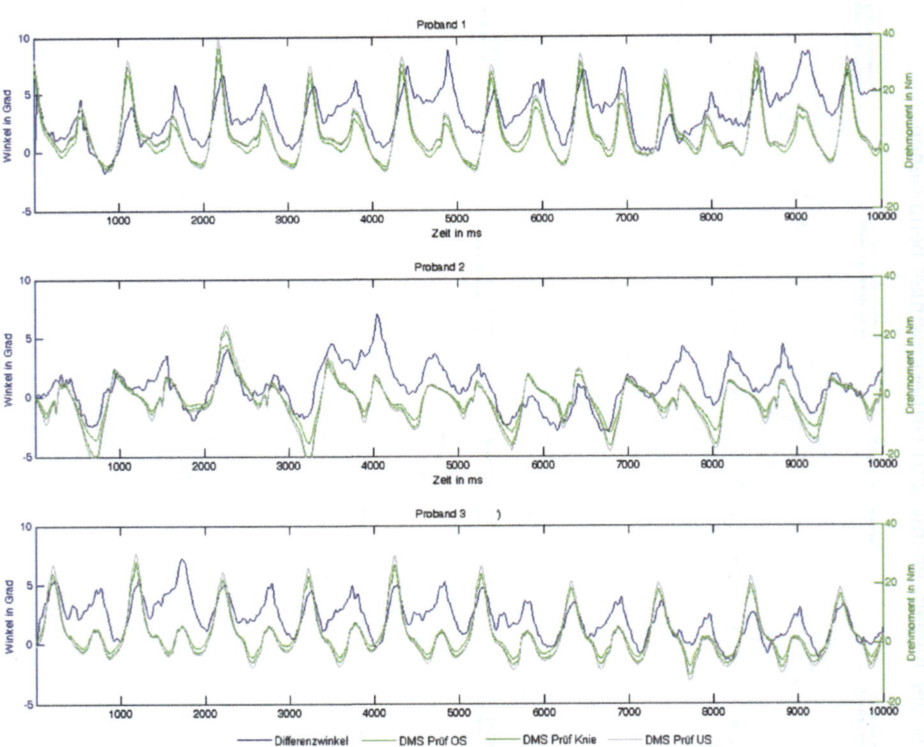

Anmerkungen: Der Winkelverlauf ist mit Grad 5 Butterworth-Filter mit Grenzfrequenz 20 geglättet.

Anhang B-I: Messergebnisse der vergleichenden Untersuchung der funktionellen Eigenschaften von Knieorthesen

Orthese A1 Messungen vom 14.05.09	vordere Schublade Vergleichswert [N] bei 20 mm		hintere Schublade Vergleichswert [N] bei 20 mm		innen Rotation Vergleichswert [Nm] bei 20°		außen Rotation Vergleichswert [Nm] bei 20°		Varus Vergleichswert [Nm] bei 6°		Valgus Vergleichswer [Nm] bei 6°	
	best case	real case	best case	real case	best case	real case	best case	real case	best case	real case	best case	real case
Vergleichswert Versuch 2	61,9799	56,4822	69,3543	61,3854	14,7368	12,8890	14,7939	12,9914	16,7968	12,8928	19,7483	17,3665
Vergleichswert Versuch 3	61,7444	63,6032	70,4601	62,9909	14,7076	13,0688	14,7008	13,1183	16,8599	12,8080	19,7143	17,5055
Vergleichswert Versuch 4	37,4786*	60,8392	73,1385	62,0437	14,7615	13,0034	14,7861	13,1618	16,9654	12,7354	19,7157	17,3448
Vergleichswert Versuch 5	56,9656	58,7167	73,3563	63,6825	14,3056	13,0623	14,7266	13,2070	16,7747	12,6186	19,4505	17,4598
Vergleichswert Versuch 6	66,5822	61,7090	73,6163	63,5572	14,6546	12,9521	14,9657	13,3731	16,7356	12,4182	19,5343	17,4669
Mittelwert	61,8180	60,2701	71,9851	62,7319	14,6332	12,9951	14,7946	13,1703	16,8265	12,6946	19,6326	17,4287
Standardabweichung	3,9275	2,7507	1,9441	0,9923	0,1874	0,0760	0,1034	0,1390	0,0898	0,1844	0,1321	0,0693
Variationskoeffizient Vergleichswert	0,0635	0,0456	0,0270	0,0158	0,0128	0,0059	0,0070	0,0106	0,0053	0,0159	0,0067	0,0040

* Ausreißer

Orthese A2 Messungen vom 19. u. 20.05.09	vordere Schublade Vergleichswert [N] bei 20 mm		hintere Schublade Vergleichswert [N] bei 20 mm		innen Rotation Vergleichswert [Nm] bei 20°		außen Rotation Vergleichswert [Nm] bei 20°		Varus Vergleichswert [Nm] bei 6°		Valgus Vergleichswer [Nm] bei 6°	
	best case	real case	best case	real case	best case	real case	best case	real case	best case	real case	best case	real case
Vergleichswert Versuch 2	63,1737	32,9706	68,7229	54,0096	10,9140	9,2730	11,3544	9,4809	12,6783	9,9745	17,1503	13,1143
Vergleichswert Versuch 3	56,5893	36,7159	69,7360	50,9809	10,4857	9,1366	11,2588	9,5472	12,7768	9,8719	17,2655	13,0468
Vergleichswert Versuch 4	62,7426	36,5811	68,6555	50,9685	10,1411	9,0642	11,0044	9,6230	12,6032	9,7715	17,0320	12,8979
Vergleichswert Versuch 5	58,5938	36,4876	74,1907	50,7343	9,9661	8,9726	10,9095	9,6003	12,6355	9,5921	17,0623	12,7356
Vergleichswert Versuch 6	60,1133	36,8545	68,2856	51,1377	9,7873	9,0567	10,7869	9,5846	12,5739	9,5709	16,9987	12,3199
Mittelwert	60,2425	35,9219	69,9181	51,5662	10,2588	9,1006	11,0628	9,5672	12,6535	9,7562	17,1018	12,8229
Standardabweichung	2,7804	1,6557	2,4483	1,3735	0,4479	0,1125	0,2379	0,0556	0,0791	0,1750	0,1075	0,3167
Variationskoeffizient Vergleichswert	0,0462	0,0461	0,0350	0,0266	0,0437	0,0124	0,0215	0,0058	0,0062	0,0179	0,0063	0,0247

Orthese B1 Vom 23-30.06.09	vordere Schublade Vergleichswert [N] bei 20 mm		hintere Schublade Vergleichswert [N] bei 20 mm		innen Rotation Vergleichswert [Nm] bei 20°		außen Rotation Vergleichswert [Nm] bei 20°		Varus Vergleichswert [Nm] bei 6°		Valgus Vergleichswer [Nm] bei 6°	
	best case	real case	best case	real case	best case	real case	best case	real case	best case	real case	best case	real case
Vergleichswert Versuch 2												
Vergleichswert Versuch 3												
Vergleichswert Versuch 4					Mittelwerte der Wiederholbarkeitsmessungen							
Vergleichswert Versuch 5												
Vergleichswert Versuch 6												
Mittelwert	46,7541	31,6122	52,7415	36,0302	9,9493	5,6875	10,3838	5,7042	10,0168	5,1671	12,8608	6,5679
Standardabweichung	3,9018	2,8228	3,3217	2,5318	0,4751	0,4356	0,7141	0,2148	0,2940	0,3505	0,2046	0,5731
Variationskoeffizient Vergleichswert	0,0835	0,0893	0,0630	0,0703	0,0478	0,0766	0,0688	0,0376	0,0293	0,0678	0,0159	0,0873

Orthese B2 Messungen vom 09.07.09	vordere Schublade Vergleichswert [N] bei 20 mm		hintere Schublade Vergleichswert [N] bei 20 mm		innen Rotation Vergleichswert [Nm] bei 20°		außen Rotation Vergleichswert [Nm] bei 20°		Varus Vergleichswert [Nm] bei 6°		Valgus Vergleichswer [Nm] bei 6°	
	best case	real case	best case	real case	best case	real case	best case	real case	best case	real case	best case	real case
Vergleichswert Versuch 2	44,6980	23,9404	47,8647	27,4520	9,8639	6,5973	11,0688	6,7589	9,0260	5,4556	10,9727	6,2522
Vergleichswert Versuch 3	43,9557	25,0820	43,5851	30,7005	9,8055	6,4404	10,9517	6,7868	9,1435	5,4905	10,8671	6,2349
Vergleichswert Versuch 4	43,2851	25,4968	42,0753	30,1582	9,8618	6,5189	10,7704	6,7736	9,0576	5,4368	10,8834	6,2261
Vergleichswert Versuch 5	42,6945	24,8835	39,7379	28,4887	9,9043	6,5262	10,9388	6,6831	9,2122	5,2286	10,6909	6,0574
Vergleichswert Versuch 6	41,7139	26,8491	36,5033	26,2593	10,0309	6,4670	10,9019	6,7375	9,2517	5,3184	10,7553	5,8529
Mittelwert	43,2694	25,2504	41,9533	28,6117	9,8933	6,5100	10,9263	6,7480	9,1382	5,3860	10,8339	6,1247
Standardabweichung	1,1470	1,0601	4,2495	1,8472	0,0846	0,0605	0,1072	0,0406	0,0968	0,1092	0,1112	0,1711
Variationskoeffizient Vergleichswert	0,0265	0,0420	0,1013	0,0646	0,0085	0,0093	0,0098	0,0060	0,0106	0,0203	0,0103	0,0279

Orthese C1 Messungen vom 04.07.09	vordere Schublade Vergleichswert [N] bei 20 mm		hintere Schublade Vergleichswert [N] bei 20 mm		innen Rotation Vergleichswert [Nm] bei 20°		außen Rotation Vergleichswert [Nm] bei 20°		Varus Vergleichswert [Nm] bei 6°		Valgus Vergleichswer [Nm] bei 6°	
	best case	real case	best case	real case	best case	real case	best case	real case	best case	real case	best case	real case
Vergleichswert Versuch 2	61,8459	34,8635	71,4650	47,4903	12,1980	6,7033	11,0951	6,6200	14,4030	6,8878	18,3002	9,4229
Vergleichswert Versuch 3	54,2436	32,4689	71,0875	42,2139	12,1881	6,6518	11,0536	6,6008	14,5453	6,6857	18,2765	9,0509
Vergleichswert Versuch 4	55,6934	28,8268	69,0458	43,4278	12,0395	6,5019	11,0402	6,2769	14,7602	6,7090	18,2375	8,8085
Vergleichswert Versuch 5	54,9288	30,2454	65,6590	40,0471	12,0324	6,4161	11,1847	6,1033	14,8112	6,3726	18,1747	8,4763
Vergleichswert Versuch 6	60,4087	32,4945	63,6849	38,9456	11,9575	6,0303	11,0679	5,9522	14,8849	6,3882	18,0832	8,3515
Mittelwert	57,4241	31,7798	68,1884	42,4249	12,0831	6,4607	11,0883	6,3106	14,6809	6,6087	18,2144	8,8220
Standardabweichung	3,4568	2,3221	3,4116	3,3342	0,1054	0,2666	0,0576	0,2969	0,2003	0,2226	0,0874	0,4343
Variationskoeffizient Vergleichswert	0,0602	0,0731	0,0500	0,0786	0,0087	0,0413	0,0052	0,0470	0,0136	0,0337	0,0048	0,0492

Orthese C2 Messungen vom 06.07.09	vordere Schublade Vergleichswert [N] bei 20 mm		hintere Schublade Vergleichswert [N] bei 20 mm		innen Rotation Vergleichswert [Nm] bei 20°		außen Rotation Vergleichswert [Nm] bei 20°		Varus Vergleichswert [Nm] bei 6°		Valgus Vergleichswer [Nm] bei 6°	
	best case	real case	best case	real case	best case	real case	best case	real case	best case	real case	best case	real case
Vergleichswert Versuch 2	48,6599	25,0078	63,2012	31,4351	10,8560	5,7017	10,0684	4,8530	13,7051	4,7674	14,7402	6,7458
Vergleichswert Versuch 3	50,3805	24,7850	55,1005	29,1003	10,8829	5,1934	10,1160	4,3505	13,5332	4,3229	14,5556	6,3002
Vergleichswert Versuch 4	48,7646	27,2012	56,1494	24,0401	10,8294	4,8419	10,0289	4,0777	13,3464	4,1056	14,5826	6,0012
Vergleichswert Versuch 5	47,2704	29,1803	58,9752	26,2920	10,7897	4,4246	10,0901	3,8995	13,1437	4,0535	14,5281	5,9131
Vergleichswert Versuch 6	47,2681	26,0112	60,1454	25,9323	10,8177	4,2033	10,0395	3,6975	13,1358	3,9306	14,4249	5,8740
Mittelwert	48,4687	26,4371	58,7143	27,3600	10,8351	4,8730	10,0686	4,1756	13,3728	4,2360	14,5663	6,1669
Standardabweichung	1,2900	1,8071	3,2360	2,9084	0,0358	0,6000	0,0358	0,4483	0,2477	0,3292	0,1141	0,3642
Variationskoeffizient Vergleichswert	0,0266	0,0684	0,0551	0,1063	0,0033	0,1231	0,0036	0,1074	0,0185	0,0777	0,0078	0,0591

Orthese D Messungen vom 07.07.09	vordere Schublade Vergleichswert [N] bei 20 mm		hintere Schublade Vergleichswert [N] bei 20 mm		innen Rotation Vergleichswert [Nm] bei 20°		außen Rotation Vergleichswert [Nm] bei 20°		Varus Vergleichswert [Nm] bei 6°		Valgus Vergleichswer [Nm] bei 6°	
	best case	real case	best case	real case	best case	real case	best case	real case	best case	real case	best case	real case
Vergleichswert Versuch 2	48,4203	39,0416	63,0722	39,7725	11,5571	8,1992	12,0052	8,2695	15,8880	10,2094	17,3882	9,8710
Vergleichswert Versuch 3	47,1787	40,5066	70,9639	40,9991	11,7214	8,1265	12,1214	8,2462	15,9232	10,3129	17,3931	9,7220
Vergleichswert Versuch 4	54,2880	43,7987	62,1447	35,5271	11,8006	8,0609	12,0347	8,1881	15,9670	10,3024	17,3863	9,5816
Vergleichswert Versuch 5	53,9267	39,7436	60,9383	37,0690	11,8664	8,1391	12,0956	7,9006	16,0785	10,2090	17,5969	9,5283
Vergleichswert Versuch 6	52,2063	37,0094	61,9388	37,6523	11,9361	8,0527	12,1263	7,9781	15,9861	10,2706	17,6435	9,8425
Mittelwert	51,2040	40,0200	63,8116	38,2040	11,7763	8,1157	12,0766	8,1165	15,9686	10,2609	17,4816	9,7091
Standardabweichung	3,2358	2,4806	4,0695	2,1812	0,1460	0,0604	0,0541	0,1667	0,0724	0,0497	0,1276	0,1526
Variationskoeffizient Vergleichswert	0,0632	0,0620	0,0638	0,0571	0,0124	0,0074	0,0045	0,0205	0,0045	0,0048	0,0073	0,0157

Anhang B-II: Ereignisprotokoll der Betriebsfestigkeitsuntersuchung

Beginn 21. 4. 2009 16:00
Anschläge: Extensionsanschlag 10°, Flexionsanschlag 30°

Datum, Zeitpunkt	Zyklen	Ereignis	Maßnahme	Anmerkung
21.4.09 16:00	0	Beginn der Prüfung		
21.4.09 16:45	2000	Extensionsmoment wird nicht erreicht	Orthese neu angelegt	SPS neu gestartet
22.4.09 10:12	5250	Extensionsmoment wird nicht erreicht	Orthese neu angelegt	
22.4.09 19:30	27758	Extensionsmoment wird nicht erreicht	Orthese neu angelegt	
23.4.09 19:30	40260	Extensionsmoment wird nicht erreicht	Orthese neu angelegt	
24.4.09 13:10	58268	Flexionsmoment unterschreitet 80 %	Orthese neu angelegt	
24.4.09 17:59	59671	OS Gurt hat sich gelöst		Prüfung über das Wochenende gestoppt
27.4.09 10:00	59671		Orthese neu angelegt	Prüfung erneut gestartet
27.4.09 17:00	69902	Rissbildung detektiert		Prüfung abgebrochen

Anhang C-I: Ergebnisse der Untersuchungen zur Ermittlung der Wiederholpräzision

	vordere Schublade best case, Vergleichswert bei 20 mm [N]							
Muskeldruck Einstellung	kontrahiert						entspannt	
	Reihe 1	Reihe 2	Reihe 3	Reihe 4	Reihe 5	Reihe 6	Reihe 1	
Vergleichswert Versuch 2	50,8851	35,7014	47,6914	42,0720	43,3325	36,9875	40,7179	Mittelwert und
Vergleichswert Versuch 3	52,9629	40,9190	49,0126	48,0314	47,3300	41,1763	44,0761	Standardabweichung
Vergleichswert Versuch 4	49,8416	44,8263	52,4009	46,2503	50,8592	41,4091	48,1638	der Mittelwerte
Vergleichswert Versuch 5	50,3774	46,0465	52,4301	51,0317	50,5249	42,6918	48,6081	aus den kontrahierten
Vergleichswert Versuch 6	47,7812	49,5821	53,5761	47,6227	46,3780	42,8908	49,5863	Reihen 1-6
Mittelwert	50,3696	43,4151	51,0222	47,0016	47,6849	41,0311	46,2304	46,7541
Standardabweichung	1,8688	5,3075	2,5268	3,2616	3,1193	2,3839	3,7310	3,9018
Variationskoeffizient Vergleichswert	0,0371	0,1223	0,0495	0,0694	0,0654	0,0581	0,0807	0,0835
gemessen am	30.06.09	30.06.09	30.06.09	30.06.09	30.06.09	30.06.09	30.06.09	

	vordere Schublade real case, Vergleichswert bei 20 mm [N]							
Muskeldruck Einstellung	entspannt						kontrahiert	
	Reihe 1	Reihe 2	Reihe 3	Reihe 4	Reihe 5	Reihe 6	Reihe 1	
Vergleichswert Versuch 2	31,0908	32,4015	23,7517	28,8999	20,3042	29,0057	18,2257	Mittelwert und
Vergleichswert Versuch 3	30,5713	39,6758	29,2454	35,1676	27,6472	32,2943	25,2642	Standardabweichung
Vergleichswert Versuch 4	33,6029	36,0274	32,9328	34,0864	31,6783	28,1032	21,0372	der Mittelwerte
Vergleichswert Versuch 5	30,4635	37,1082	37,7788	37,1390	29,1604	25,2857	20,7096	aus den entspannten
Vergleichswert Versuch 6	27,4512	30,7358	32,5922	39,1233	36,0908	28,9517	25,6247	Reihen 1-6
Mittelwert	30,6359	35,1897	31,2602	34,8832	28,9762	28,7281	22,1723	31,6122
Standardabweichung	2,1901	3,6097	5,1841	3,8595	5,8078	2,5043	3,1813	2,8228
Variationskoeffizient Vergleichswert	0,0715	0,1026	0,1658	0,1106	0,2004	0,0872	0,1435	0,0893

	hintere Schublade best case, Vergleichswert bei 20 mm [N]							
Muskeldruck Einstellung	kontrahiert						entspannt	
	Reihe 1	Reihe 2	Reihe 3	Reihe 4	Reihe 5	Reihe 6	Reihe 1	
Vergleichswert Versuch 2	52,1835	48,1052	56,3384	55,7252	44,8517	59,7670	46,0923	Mittelwert und
Vergleichswert Versuch 3	52,5810	47,9267	57,7362	54,1816	51,6213	54,8634	44,5269	Standardabweichung
Vergleichswert Versuch 4	49,3431	48,7877	58,1103	53,3386	51,7731	53,7445	44,9549	der Mittelwerte
Vergleichswert Versuch 5	51,4905	48,9009	58,5864	54,4857	50,2671	52,9569	41,8981	aus den kontrahierten
Vergleichswert Versuch 6	50,7909	48,6831	58,6775	51,8941	54,4695	50,0652	43,7205	Reihen 1-6
Mittelwert	51,2778	48,4807	57,8898	53,9250	50,5965	54,2794	44,2385	52,7415
Standardabweichung	1,2791	0,4358	0,9467	1,4221	3,5548	3,5443	1,5636	3,3217
Variationskoeffizient Vergleichswert	0,0249	0,0090	0,0164	0,0264	0,0703	0,0653	0,0353	0,0630
gemessen am	29.06.09	29.06.09	29.06.09	29.06.09	29.06.09	29.06.09	29.06.09	

	hintere Schublade real case, Vergleichswert bei 20 mm [N]							
Muskeldruck Einstellung	entspannt						kontrahiert	
	Reihe 1	Reihe 2	Reihe 3	Reihe 4	Reihe 5	Reihe 6	Reihe 1	
Vergleichswert Versuch 2	48,5651	19,1443	36,7198	37,6445	32,7732	35,0278	40,1303	Mittelwert und
Vergleichswert Versuch 3	38,1198	35,5939	36,3912	35,8059	33,9418	31,0301	40,2592	Standardabweichung
Vergleichswert Versuch 4	36,4901	34,9482	41,5505	35,5257	33,5935	39,3518	39,0473	der Mittelwerte
Vergleichswert Versuch 5	36,5426	34,0982	36,2656	33,8173	36,5626	38,3442	39,0608	aus den entspannten
Vergleichswert Versuch 6	36,7668	35,9315	36,9128	34,5305	37,9253	40,9922	39,5016	Reihen 1-6
Mittelwert	39,2969	31,9432	37,5680	35,4648	34,9593	36,9492	39,5998	36,0302
Standardabweichung	5,2238	7,1889	2,2411	1,4542	2,1822	3,9621	0,5748	2,5318
Variationskoeffizient Vergleichswert	0,1329	0,2251	0,0597	0,0410	0,0624	0,1072	0,0145	0,0703

	innen Rotation best case, Vergleichswert bei 20° [Nm]							
Muskeldruck Einstellung	kontrahiert						entspannt	
	Reihe 1	Reihe 2	Reihe 3	Reihe 4	Reihe 5	Reihe 6	Reihe 1	
Vergleichswert Versuch 2	10,7014	9,8542	10,2685	9,7368	9,5626	9,6404	7,7496	Mittelwert und
Vergleichswert Versuch 3	10,8580	9,7855	10,2861	9,8369	9,5890	9,6654	7,6886	Standardabweichung
Vergleichswert Versuch 4	10,6861	9,7550	10,1267	9,6318	9,4562	9,5275	7,6183	der Mittelwerte
Vergleichswert Versuch 5	10,8148	9,8429	10,1047	9,7373	9,4167	9,5934	7,7016	aus den kontrahierten
Vergleichswert Versuch 6	10,8964	9,8427	10,2502	9,7319	9,5594	9,7216	7,7960	Reihen 1-6
Mittelwert	10,7913	9,8161	10,2072	9,7349	9,5168	9,6297	7,7108	9,9493
Standardabweichung	0,0938	0,0434	0,0849	0,0725	0,0755	0,0735	0,0669	0,4751
Variationskoeffizient Vergleichswert	0,0087	0,0044	0,0083	0,0075	0,0079	0,0076	0,0087	0,0478
gemessen am	26.06.09	26.06.09	26.06.09	26.06.09	26.06.09	26.06.09	26.06.09	

	innen Rotation real case, Vergleichswert bei 20° [Nm]							
Muskeldruck Einstellung	entspannt						kontrahiert	
	Reihe 1	Reihe 2	Reihe 3	Reihe 4	Reihe 5	Reihe 6	Reihe 1	
Vergleichswert Versuch 2	5,7096	5,7107	6,4909	6,5462	6,2610	6,2687	8,0233	Mittelwert und
Vergleichswert Versuch 3	5,3717	5,3279	6,2374	6,3422	5,7948	5,9065	7,7763	Standardabweichung
Vergleichswert Versuch 4	5,2285	5,0642	6,1217	6,2798	5,4641	5,8886	7,6167	der Mittelwerte
Vergleichswert Versuch 5	4,8167	4,8601	5,9779	5,9407	5,1700	5,6550	7,3167	aus den entspannten
Vergleichswert Versuch 6	4,9566	4,9253	5,7752	5,7859	5,2155	5,5312	7,3847	Reihen 1-6
Mittelwert	5,2166	5,1776	6,1206	6,1790	5,5811	5,8500	7,6235	5,6875
Standardabweichung	0,3517	0,3479	0,2695	0,3094	0,4540	0,2827	0,2891	0,4356
Variationskoeffizient Vergleichswert	0,0674	0,0672	0,0440	0,0501	0,0813	0,0483	0,0379	0,0766

	außen Rotation best case, Vergleichswert bei 20° [Nm]							
Muskeldruck Einstellung	kontrahiert						entspannt	
	Reihe 1	Reihe 2	Reihe 3	Reihe 4	Reihe 5	Reihe 6	Reihe 1	
Vergleichswert Versuch 2	11,2769	11,1950	10,1716	10,0862	10,1924	9,9370	7,3113	Mittelwert und
Vergleichswert Versuch 3	11,3441	11,3672	10,2836	10,2150	10,4275	9,9523	7,2732	Standardabweichung
Vergleichswert Versuch 4	11,2498	11,3823	10,1915	7,3819	10,2946	9,8718	7,1941	der Mittelwerte
Vergleichswert Versuch 5	11,2046	11,2460	10,1074	9,9777	10,2427	9,8420	7,1384	aus den kontrahierten
Vergleichswert Versuch 6	11,0467	11,1256	10,1106	9,9770	10,1210	9,6917	7,0822	Reihen 1-6
Mittelwert	11,2244	11,2632	10,1729	9,5276	10,2556	9,8590	7,1998	10,3838
Standardabweichung	0,1115	0,1105	0,0721	1,2034	0,1155	0,1040	0,0941	0,7141
Variationskoeffizient Vergleichswert	0,0099	0,0098	0,0071	0,1263	0,0113	0,0105	0,0131	0,0688
gemessen am	26.06.09	26.06.09	26.06.09	26.06.09	26.06.09	26.06.09	26.06.09	

	außen Rotation real case, Vergleichswert bei 20° [Nm]							
Muskeldruck Einstellung	entspannt						kontrahiert	
	Reihe 1	Reihe 2	Reihe 3	Reihe 4	Reihe 5	Reihe 6	Reihe 1	
Vergleichswert Versuch 2	5,6070	5,9872	6,0749	6,1607	6,6275	6,3970	7,4375	Mittelwert und
Vergleichswert Versuch 3	5,6929	5,5398	5,6803	5,8606	6,0308	5,9070	7,2807	Standardabweichung
Vergleichswert Versuch 4	5,5139	5,3248	5,5639	5,6961	5,7957	5,6199	7,2727	der Mittelwerte
Vergleichswert Versuch 5	5,3577	5,2260	5,4686	5,8094	5,8121	5,6229	7,2664	aus den entspannten
Vergleichswert Versuch 6	5,1930	5,1875	5,4688	5,7761	5,6345	5,4899	7,2155	Reihen 1-6
Mittelwert	5,4729	5,4531	5,6513	5,8606	5,9801	5,8073	7,2946	5,7042
Standardabweichung	0,1998	0,3284	0,2523	0,1781	0,3884	0,3632	0,0839	0,2148
Variationskoeffizient Vergleichswert	0,0365	0,0602	0,0446	0,0304	0,0649	0,0625	0,0115	0,0376

	Valgus best case, Vergleichswert bei 6° [Nm]							
Muskeldruck Einstellung	kontrahiert						entspannt	
	Reihe 1	Reihe 2	Reihe 3	Reihe 4	Reihe 5	Reihe 6	Reihe 1	
Vergleichswert Versuch 2	13,4747	13,2337	12,7806	12,9202	12,9497	13,0837	11,2749	Mittelwert und
Vergleichswert Versuch 3	13,2653	13,1361	12,6912	12,6849	12,8755	13,0110	11,2382	Standardabweichung
Vergleichswert Versuch 4	13,0686	13,0759	12,5271	12,6179	12,8877	12,8718	11,1345	der Mittelwerte
Vergleichswert Versuch 5	12,8648	12,9467	12,4248	12,6562	12,8755	12,8205	10,9842	aus den kontrahierten
Vergleichswert Versuch 6	12,7454	12,8623	12,3903	12,5295	12,8010	12,7510	10,9129	Reihen 1-6
Mittelwert	13,0838	13,0509	12,5628	12,6817	12,8779	12,9076	11,1089	12,8608
Standardabweichung	0,2951	0,1481	0,1688	0,1456	0,0529	0,1370	0,1572	0,2046
Variationskoeffizient Vergleichswert	0,0226	0,0113	0,0134	0,0115	0,0041	0,0106	0,0142	0,0159
gemessen am	23.06.09	23.06.09	23.06.09	24.06.09	24.06.09	24.06.09	24.06.09	

	Valgus real case, Vergleichswert bei 6° [Nm]							
Muskeldruck Einstellung	entspannt						kontrahiert	
	Reihe 1	Reihe 2	Reihe 3	Reihe 4	Reihe 5	Reihe 6	Reihe 1	
Vergleichswert Versuch 2	7,0535	5,9375	6,5685	7,5943	7,1486	7,0186	8,1804	Mittelwert und
Vergleichswert Versuch 3	6,8160	5,6599	6,5689	7,2576	6,9694	6,8637	8,0157	Standardabweichung
Vergleichswert Versuch 4	6,6812	5,4042	6,3012	7,0475	6,7883	6,8940	7,8935	der Mittelwerte
Vergleichswert Versuch 5	6,5182	5,2983	6,1851	6,9747	6,6727	6,9778	7,8286	aus den entspannten
Vergleichswert Versuch 6	6,3854	5,3793	6,0113	6,8690	6,4372	6,7553	7,7851	Reihen 1-6
Mittelwert	6,6909	5,5358	6,3270	7,1486	6,8032	6,9019	7,9407	6,5679
Standardabweichung	0,2600	0,2622	0,2436	0,2869	0,2730	0,1029	0,1598	0,5731
Variationskoeffizient Vergleichswert	0,0389	0,0474	0,0385	0,0401	0,0401	0,0149	0,0201	0,0873

	Varus best case, Vergleichswert bei 6° [Nm]							
Muskeldruck Einstellung	kontrahiert						entspannt	
	Reihe 1	Reihe 2	Reihe 3	Reihe 4	Reihe 5	Reihe 6	Reihe 1	
Vergleichswert Versuch 2	9,6306	9,6667	10,4254	10,1193	10,5185	10,2561	9,4272	Mittelwert und
Vergleichswert Versuch 3	9,5422	9,8739	10,4100	10,1644	10,3452	10,2203	9,3766	Standardabweichung
Vergleichswert Versuch 4	9,4998	9,8592	10,2042	10,0407	10,2272	10,0939	9,2354	der Mittelwerte
Vergleichswert Versuch 5	9,4454	9,7784	10,2733	10,0985	10,1657	10,1128	9,2743	aus den kontrahierten
Vergleichswert Versuch 6	9,5854	9,7578	10,1359	9,9792	10,0261	10,0470	9,2644	Reihen 1-6
Mittelwert	9,5407	9,7872	10,2898	10,0804	10,2565	10,1460	9,3156	10,0168
Standardabweichung	0,0722	0,0839	0,1266	0,0720	0,1862	0,0884	0,0821	0,2940
Variationskoeffizient Vergleichswert	0,0076	0,0086	0,0123	0,0071	0,0182	0,0087	0,0088	0,0293
gemessen am	25.06.09	25.06.09	25.06.09	25.06.09	25.06.09	25.06.09	25.06.09	

	Varus real case, Vergleichswert bei 6° [Nm]							
Muskeldruck Einstellung	entspannt						kontrahiert	
	Reihe 1	Reihe 2	Reihe 3	Reihe 4	Reihe 5	Reihe 6	Reihe 1	
Vergleichswert Versuch 2	5,7343	5,2217	5,6954	4,8737	5,5364	5,1534	6,3800	Mittelwert und
Vergleichswert Versuch 3	5,8023	5,2627	5,4780	4,8057	5,2782	5,0903	6,4775	Standardabweichung
Vergleichswert Versuch 4	5,6887	5,1369	5,3661	4,5813	5,2332	4,8480	6,3052	der Mittelwerte
Vergleichswert Versuch 5	5,5320	5,1001	5,3766	4,5081	5,0548	4,8822	6,1650	aus den entspannten
Vergleichswert Versuch 6	5,3397	5,0245	5,3073	4,4412	4,9666	4,6938	6,1339	Reihen 1-6
Mittelwert	5,6194	5,1492	5,4447	4,6420	5,2138	4,9335	6,2923	5,1671
Standardabweichung	0,1853	0,0952	0,1530	0,1887	0,2208	0,1873	0,1444	0,3505
Variationskoeffizient Vergleichswert	0,0330	0,0185	0,0281	0,0406	0,0423	0,0380	0,0230	0,0678

Anhang C-II: Ergebnisse der Untersuchungen zur Abschätzung der Laborpräzision

Reproduzierbarkeitsmessungen												
Messungen vom 14.05.09	vordere Schublade Vergleichswert [N] bei 20 mm		hintere Schublade Vergleichswert [N] bei 20 mm		innen Rotation Vergleichswert [Nm] bei 20°		außen Rotation Vergleichswert [Nm] bei 20°		Varus Vergleichswert [Nm] bei 6°		Valgus Vergleichswert [Nm] bei 6°	
	best case	real case	best case	real case	best case	real case	best case	real case	best case	real case	best case	real case
Vergleichswert Versuch 2	61,9799	56,4822	69,3543	61,3854	14,7368	12,8890	14,7939	12,9914	16,7968	12,8928	19,7483	17,3665
Vergleichswert Versuch 3	61,7444	63,6032	70,4601	62,9909	14,7076	13,0688	14,7008	13,1183	16,8599	12,8080	19,7143	17,5055
Vergleichswert Versuch 4	37,4786	60,8392	73,1385	62,0437	14,7615	13,0034	14,7861	13,1618	16,9654	12,7354	19,7157	17,3448
Vergleichswert Versuch 5	56,9656	58,7167	73,3563	63,6825	14,3056	13,0623	14,7266	13,2070	16,7747	12,6186	19,4505	17,4598
Vergleichswert Versuch 6	66,5822	61,7090	73,6163	63,5572	14,6546	12,9521	14,9657	13,3731	16,7356	12,4182	19,5343	17,4669
Mittelwert	61,8180	60,2701	71,9851	62,7319	14,6332	12,9951	14,7946	13,1703	16,8265	12,6946	19,6326	17,4287
Standardabweichung	3,9275	2,7507	1,9441	0,9923	0,1874	0,0760	0,1034	0,1390	0,0898	0,1844	0,1321	0,0693
Variationskoeffizient Vergleichswert	0,0635	0,0456	0,0270	0,0158	0,0128	0,0059	0,0070	0,0106	0,0053	0,0145	0,0067	0,0040
Messungen vom 02.07.09	vordere Schublade Vergleichswert [N] bei 20 mm		hintere Schublade Vergleichswert [N] bei 20 mm		innen Rotation Vergleichswert [Nm] bei 20°		außen Rotation Vergleichswert [Nm] bei 20°		Varus Vergleichswert [Nm] bei 6°		Valgus Vergleichswert [Nm] bei 6°	
	best case	real case	best case	real case	best case	real case	best case	real case	best case	real case	best case	real case
Vergleichswert Versuch 2	65,7083	50,4769	58,2557	52,5670	12,3405	10,8006	11,8036	10,2238	13,1788	9,9752	17,2960	13,9137
Vergleichswert Versuch 3	68,4011	52,1589	60,4077	55,8668	12,2646	10,8881	11,8505	10,2840	13,3176	10,0113	17,1871	13,7846
Vergleichswert Versuch 4	68,0449	52,3955	59,3794	59,1429	12,2119	10,7645	11,7823	10,1659	13,2138	9,8023	17,0840	13,6482
Vergleichswert Versuch 5	68,8436	51,0856	61,1167	60,8500	12,2292	10,8344	11,8708	10,3476	13,1376	9,6400	16,7605	13,6338
Vergleichswert Versuch 6	65,1649	51,9625	63,1065	58,9272	12,2589	10,7571	11,7916	10,4065	13,1085	9,6207	16,9534	13,5804
Mittelwert	67,2326	51,6159	60,4532	57,4708	12,2610	10,8089	11,8198	10,2856	13,1913	9,8099	17,0562	13,7121
Standardabweichung	1,6748	0,8064	1,8347	3,2770	0,0494	0,0540	0,0388	0,0957	0,0812	0,1821	0,2082	0,1355
Variationskoeffizient Vergleichswert	0,0249	0,0156	0,0303	0,0570	0,0040	0,0050	0,0033	0,0093	0,0062	0,0186	0,0122	0,0099

Anhang D: Veröffentlichungen

Anhang D-I: Verzeichnis projektgebundener studentischer Arbeiten

Studien- und Projektarbeiten

Arnold, J. Mandrochalos, N.: Entwicklung einer Belastungsvorrichtung zur Funktionsprüfung von Hartrahmen-Knieorthesen. Technische Universität Berlin, 2007
(Ergebnisse enthalten in Kapitel 4.5.1.2)

Bunke, S., Pramschiefer, K.: Entwicklung eines Beinphantoms zur Prüfung und Bewertung von Hartrahmen-Knieorthesen. Technische Universität Berlin, 2007
(Ergebnisse enthalten in Kapitel 4.5.1.1)

Kröger, M., Thieme, L.: Entwicklung eines mobilen Messsystems zur Erfassung der Orthesenbeanspruchung. Technische Universität Berlin, 2006
(Ergebnisse enthalten in Kapitel 4.3.1)

Diplomarbeiten

Arnold, J.: Experimentelle Untersuchungen an Knieorthesen mit einem Funktionsprüfstand. Technische Universität Berlin, 2009
(Ergebnisse enthalten in Kapitel 4.7.1)

Bunke, S.: Entwicklung eines Prüfstandes zur Dauerfestigkeitsprüfung von Knieorthesen. Technische Universität Berlin, 2008
(Ergebnisse enthalten in Kapitel 4.5.2)

Kracht, M.: Ganganalytische Untersuchung der Orthesen-Migration. Fachhochschule Lübeck, 2008
(Ergebnisse enthalten in Kapitel 4.4.3)

Kröger, M.: Experimentelle Bewertung der Wechselwirkungen zwischen Proband und Knieorthese. Technische Universität Berlin, 2008
(Ergebnisse enthalten in Kapitel 4.4.2 und Kapitel 4.4.3)

Schwittau, D.: Experimentelle Untersuchung des Tragekomforts von Hartrahmen-Knieorthesen. Technische Universität Berlin, 2008
(Ergebnisse enthalten in Kapitel 4.4.1)

Thieme, L.: Entwicklung einer standardisierten Prüfvorrichtung zur mikroklimatischen Prüfung von Orthesen und Bandagen. Technische Universität Berlin, 2009
(Ergebnisse enthalten in Kapitel 4.5.3 und Kapitel 4.7.4)

Anhang D-II: Verzeichnis projektbezogener Veröffentlichungen

Zeitschriftenartikel

Hochmann D., Kraft M.: Prüfung und Bewertung von Knieorthesen. Orthopädie-Technik Band 7, Vol. 59, 2008 S. 564–571

Hochmann D., Kraft M.: Entwicklung von Laborprüfverfahren für Hilfsmittel. Medizinisch-Technischer Dialog, Band 10, 2008, S. 64–67

Hochmann D., Tettke M., Kröger M., Thieme L., Kraft M.: Moderne Verfahren zur Bewertung der Wechselwirkungen zwischen Mensch und Orthese. Medizinisch-Orthopädische Technik, Band 5, 2008, S. 65–72

Kongressvorträge

Hochmann D.: Funktionelle Parameter von Hartrahmen-Knieorthesen. Deutsche Gesellschaft für Biomedizinische Technik (DGBMT), 41. Jahrestagung der DGBMT, Aachen 2007

Hochmann D.: Development of test procedures for knee braces. International Society for Prosthetics and Orthotics (ISPO). ORTHOPÄDIE+REHA-TECHNIK, Leipzig 2008

Hochmann D.: Development of validated testing procedures for knee braces. Technically Assisted Rehabilitation (TAR), Berlin 2009

Printed and bound by CPI Group (UK) Ltd, Croydon, CR0 4YY
19/07/2026
14924092-0001